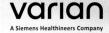

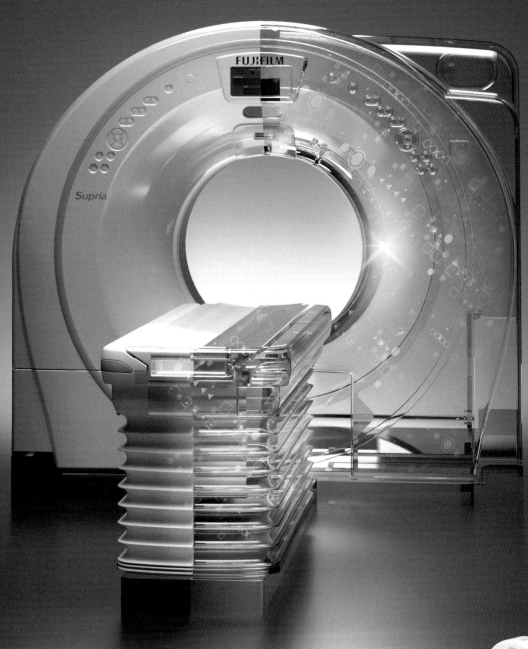

FUJIFILM
Value from Innovation

富士フイルムの
AI技術で経営を革新する。

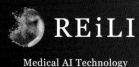

REiLI

Medical AI Technology

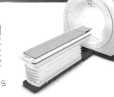

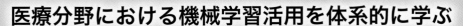

NVIDIA 監修

医療分野における機械学習活用を体系的に学ぶ

医療 AI 講座

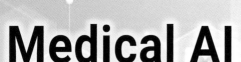

Medical AI

近年、医療分野においても AI 活用が進んでいます。例えば、CT 画像や X 線画像のような医用画像を対象とするタスクにおいては、畳み込みニューラルネットワーク（CNN）の技術が活用されています。医療分野のデータは個人情報であることが多く、データの利用にあたっては個人情報保護法をしっかりと確認し、倫理面にも配慮する必要があります。本講座では医療分野において用いられる AI 技術だけでなく、AI 技術を活用する際に関わる法律や倫理までを体系的に学びます。医療機器メーカーで製品に AI を活用したい方や、医療従事者でデータ分析や AI に取り組みたい方にご受講いただきたい講座です。

■ 講座で得られる知識・スキル

医療 AI に関する知識や技術を得ることで、現場のデータを用いたデータ分析や AI 開発ができるようになります。
医用画像向けフレームワークである MONAI を体系的に学べます。

■ 講座概要

講座名	医療 AI 講座
受講形式	オンライン講座（e ラーニング形式+ライブ配信形式）
講座時間	e ラーニング（動画講義）5 時間 ライブ講義 3 時間
料金	275,000 円／1 名（税込）
料金に含まれるもの	1. e ラーニング（動画講義） 2. ライブ講義 3. 講座資料 4. チャット質問対応
チャットの質問期間	講座チャンネルへの招待日から 3 ヶ月間

■ 開催日程

第 1 期　2023 年 1 月 27 日（金）13:00 - 16:00

ライブ講義では、質問会を中心に復習やポイント解説を行います。ライブ講義当日までに e ラーニング（動画講義）を学習の上、ご参加ください。

講師：佐野 博之・小縣 信也

※ ご都合がつかない場合、e ラーニング形式のみの申込みも可能です。詳しくは詳細ページをご確認ください。

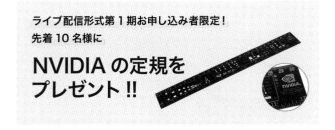

ライブ配信形式第 1 期お申し込み者限定！
先着 10 名様に
NVIDIA の定規をプレゼント !!

お申し込み・詳しい講座の情報はこちら

医療 AI 講座

https://www.skillupai.com/medical-ai/

法人研修のご相談も承ります。
お気軽にお問い合わせください。

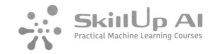

スキルアップ AI 株式会社　https://www.skillupai.com
〒101-0061 東京都千代田区神田三崎町 3-3-20 VORT 水道橋Ⅱ 5F
TEL 03-4405-3379

優しい放射線治療を実現するトーレック

X線診断装置精度管理機器　　RaySafe X2（レイセイフ エックス ツー）

タッチパネル採用オールインワン測定器。日本語対応。

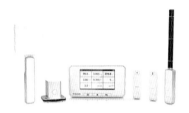

Bluetooth 対応

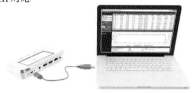

■ 一般撮影からCT、マンモまで幅広く対応し、線量、
　管電圧、半価層、時間、波形等が簡単に測定できます。

■ 約1万件もの測定データ保存メモリを内蔵しています
　が、PCにデータを転送することも可能です。
■ Excel出力に対応していますので、各種データの管理
　も非常に簡単です。

被ばく管理機器　　面積線量計 PD-9100

コリメータ前面レール取付

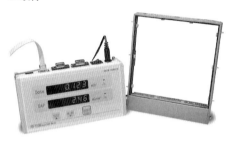

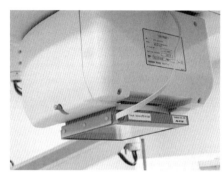

検出器取付例

■ 入射線量、面積線量をリアルタイムで同時測定ができます。
■ 線量管理システム（ソフトウェア）を使用することで、
　受診者毎の線量管理が可能です。

被ばく管理機器　　光ファイバー式リアルタイム線量計 RD-1000

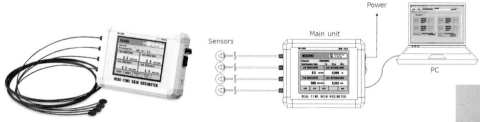

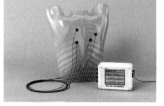

センサー取付例

■ 受診者にセンサーを装着し、直接測定で入射線量をリアルタイム測定します。
　4センサー搭載。
■ PCに接続することでデータのモニタ、編集、保存が可能です。

お問い合わせ先

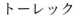 トーレック株式会社

〒223-0052　横浜市港北区綱島東 5-6-20
TEL：045-531-8041　FAX：045-718-6334
URL：https://toreck.co.jp　E-Mail：toreck@toreck.co.jp

その他、多種製品をラインナップ。詳しくは…

トーレック　　検索

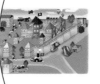
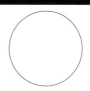
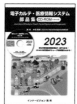

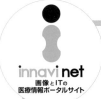

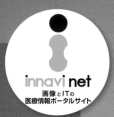

Say hello again.

インナビネット

RSNA 2022
スペシャル

Empowering Patients and Partners in Care

ニューノーマル時代の RSNA も
インナビネットで。
もちろん，スマホでも。

http://www.innervision.co.jp

インナビネット

株式会社インナービジョン
〒113-0033　東京都文京区本郷3-15-1　TEL：03-3818-3502　FAX：03-3818-3522　E-mail：info@innervision.co.jp　URL：http://www.innervision.co.jp

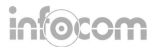

放射線科向けiRad®パッケージがリニューアル
─Information SystemからIntelligence Systemへ─

情報を確実に共有することはもちろん、必要な情報を必要なときに提供
インフォコムは多岐にわたる放射線業務サポートのため、これからも進化を続けます

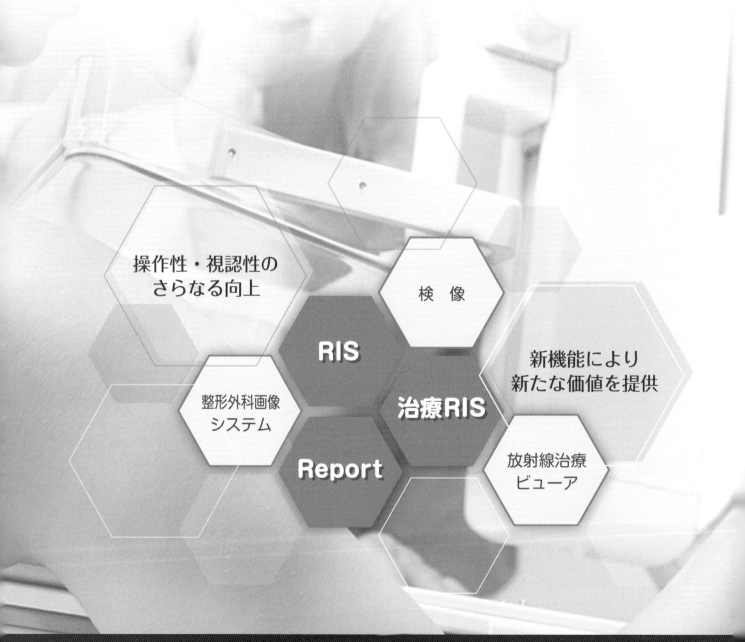

操作性・視認性の
さらなる向上

検 像

RIS

新機能により
新たな価値を提供

整形外科画像
システム

治療RIS

Report

放射線治療
ビューア

インフォコム株式会社

〒107-0052　東京都港区赤坂9丁目7番2号　東京ミッドタウン・イースト10階
TEL:03-6866-3790(受付) URL:http://www.infocom.co.jp/healthcare/　E-mail:iRad-sales@infocom.co.j

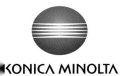
KONICA MINOLTA

Giving Shape to Ideas

多様な視点で未来をデザインする
RETHINK WHAT'S POSSIBLE

Dynamic Digital Radiography
デジタルX線動画撮影システム

ポータブル撮影の可能性を広げる
ワイヤレス動画撮影を実現

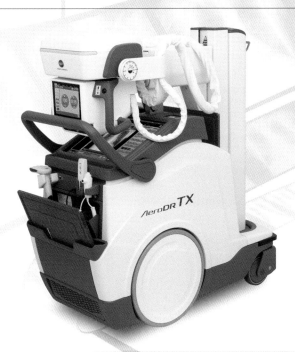

AeroDR TX

撮影した動画像は、X線動画解析ワークステーション「KINOSIS」へ送信することにより、視認性の向上や定量化を目的とした様々な画像解析処理を実施することができます。

左の二次元コードから動画像をご覧頂けます

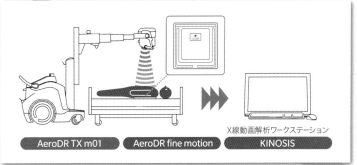

| AeroDR TX m01 | AeroDR fine motion | X線動画解析ワークステーション KINOSIS |

Mobile X-Ray System

AeroDR TX m01

販売名：移動型汎用X線装置 AeroDR TX m01（製造販売認証番号：303ABBZX00055000）
★AeroDR fine motion/fineは、『デジタルラジオグラフィー SKR 3000』（製造販売認証番号：228ABBZX00115000）の呼称です。
★X線動画解析ワークステーション KINOSIS、及びKINOSISは、『画像診断ワークステーション コニカミノルタ DI-X1』（製造販売認証番号：230ABBZX00092000）の呼称です。
★記載の会社名、製品名は、各社の商標または登録商標です。

製造販売元：コニカミノルタ株式会社　　販売元：コニカミノルタ ジャパン株式会社　105-0023 東京都港区芝浦1-1-1　http://www.konicaminolta.jp/healthcare

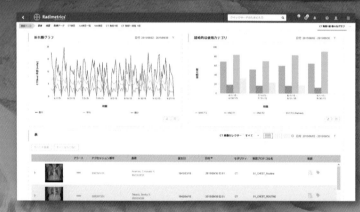

Webinar Suite
ェビナー@スイート　インナビネットが提供する Web セミナー

innavi net
画像とITの
医療情報ポータルサイト

第7回 医療革新セミナー　　　視聴無料

放射線部門DXの最新トレンド2023
ワークステーション&医療被ばく管理のトピックス

2023年　*アーカイブ配信あり
1/26 木
18：30〜20：00

視聴登録
受付中
http://www.innervision.
co.jp/congress-event/
event/webinar07

●講演
「医用画像ワークステーションの進化と将来展望」
井田義宏 先生（藤田医科大学病院放射線部）

「医療被ばくの線量管理と記録―まずはできることから始めよう」
奥田保男 先生（量子科学技術研究開発機構情報基盤部）

●ユーザー報告&企業プレゼンテーション
ワークステーション&線量管理システムの最新トレンド

ユーザー報告：ザイオソフト
「熊本大学病院における『REVORAS』の使用経験」
榎本隆文 先生（熊本大学病院医療技術部診療放射線技術部門）

企業プレゼンテーション①：インフォコム
「最新バージョン（Ver.10）で進化した被ばく管理機能のご紹介」

企業プレゼンテーション②：コニカミノルタジャパン
「被ばく線量管理システム『FINO.XManage』の紹介」

＊ Web セミナーの視聴には，ログイン ID・パスワードが必要となります。QR コードやインナビネットのトップページに表示される告知バナーなどから，登録ページ
　にアクセスしてご登録をお願いします。
＊すでにウェビナー@スイートに会員登録いただいている方は，同一のログイン ID・パスワードにてご視聴いただけます。2020年9月30日以前に登録された方は，
　再登録が必要となる場合があります。詳しくは事務局にお問い合わせください。
＊ご登録いただきますと，過去に開催したインナビネット主催 Web セミナーをいつでもオンデマンドでご視聴いただけます。

株式会社インナービジョン　ウェビナー@スイート事務局
TEL：03-3818-3502　E-mail：webinar@innervision.co.jp　URL：http://www.innervision.co.jp

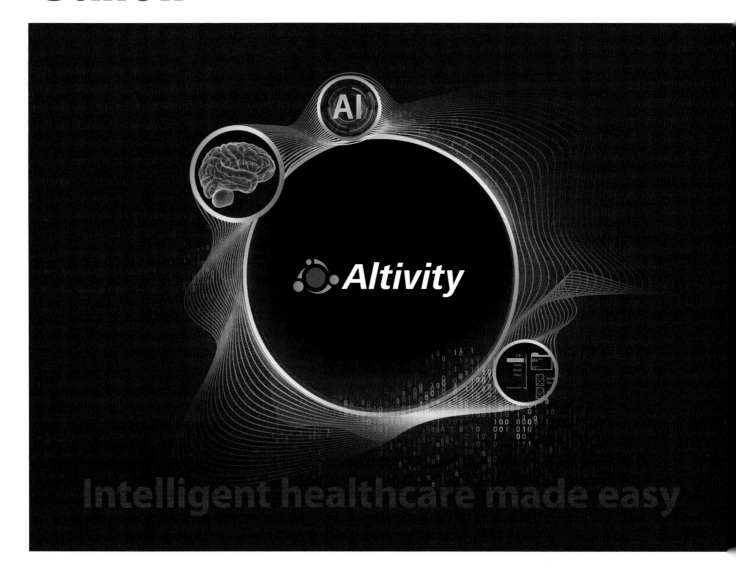

Canon

キヤノンメディカルシステムズ株式会社   Made For *life*

Introducing our new approach to AI in healthcare

AIテクノロジーを活用した、新しい医療価値の創出――。
その世界の起点を
私たちは変わることなく、尊い「いのち」への貢献であると考えています。

一人ひとりの患者さんのペーシェント・ジャーニー。
さまざまなシーンで、よりパーソナライズされた高精度な診断を支えるのは、高精度データです。

高精細検出器をはじめとする独自技術を、機械学習・深層学習の技術と融合させる。
私たちのアプローチから生まれたソリューションはすでに、
診断の「質」の向上、CTにおける被ばく量の低減など、新たな医療の世界をかたちづくっています。

<Altivity>は、キヤノンメディカルシステムズのAIソリューション・ブランドです。

Z00002.

キヤノンメディカルシステムズ株式会社   https://jp.medical.canon   Made For *life*

2023
January
1

CONTENTS

画像とITの
医療情報ポータルサイト

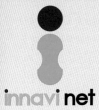

innavi net

http://www.innervision.co.jp

INERVISION
http://www.innervision.co.jp
mail info@innervision.co.jp
ver CG : Makoto Ishitsuka

滋賀県立総合病院

1.5TのDLR-MRIがもたらす画質の向上と撮像時間短縮により広がる選択肢

シーリングカメラによるポジショニング
サポート機能など AI を活用した技術で
検査ワークフローを支援

＊AI技術は設計段階で用いており、自己学習機能を有しません。

一般的名称：超電導磁石式全身用MR装置
販売名：MR装置 Vantage Orian MRT-1550
認証番号：230ADBZX00021000
類型：Vantage Fortian

一般的名称：MR装置用高周波コイル
販売名：16ch フレキシブル SPEEDER L MJAJ-227A
認証番号：224ACBZX00038000
販売名：16ch フレキシブル SPEEDER M MJAJ-217A
認証番号：224ACBZX00037000

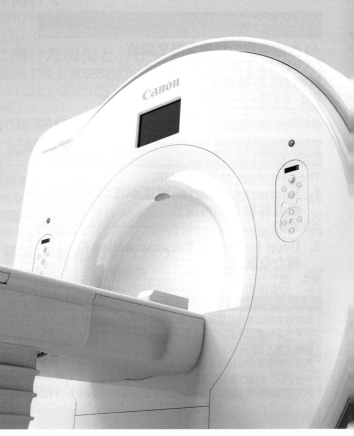

Canon

1.5TのDLR-MRIがもたらす画質の向上と撮像時間短縮により広がる選択肢

シーリングカメラによるポジショニングサポート機能などAIを活用した技術で検査ワークフローを支援

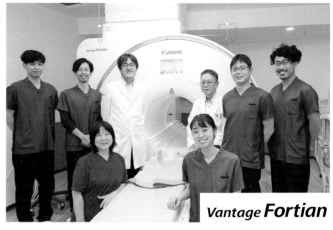

Vantage Fortian

滋賀県立総合病院

滋賀県立総合病院（535床）は、1970年の開院以来、湖南医療圏の中核病院として、がん、心臓疾患、脳血管疾患などで高度・専門医療を担ってきた。同院に2022年6月、キヤノンメディカルシステムズの1.5T DLR（Deep Learning Reconstruction）-MRI「Vantage Fortian」が導入された。キヤノンメディカルシステムズのAIソリューションブランド「Altivity」の中から、ノイズ除去を目的としたDLR技術である「Advanced intelligent Clear-IQ Engine（AiCE）」や、シーリングカメラを用いたワークフローアシスト機能などAIを活用した技術が採用されているVantage Fortian。日常臨床でのVantage Fortianの活用について放射線部・茶谷友輔技師に取材した。

MRI 2台体制で頭頸部を中心に全身の検査に対応

同院は、2009年に都道府県がん診療連携拠点病院に指定され、2018年に旧名称の成人病センターから改称、生活習慣病関連疾患のみならず多様な疾患を扱う総合診療体制を整えている。同院の画像診断および検査は、放射線診断科の医師4名、診療放射線技師31名が担い、CTやPETなどモダリティごとに部門が分かれている。MRI部門は、1.5TのVantage Fortianと他社製3T装置の2台、放射線科医1名、診療放射線技師3名、看護師1名の体制で1日32件前後の検査を行う。MRIの検査内容としては、脳神経疾患のフォローアップや脳転移検索を目的とした頭頸部検査が半分近くを占め、脊椎検査、MRCPが続くが、診療科や部位を問わず全身の検査を行っているのが特徴だ。

DLRの画質と運用の柔軟性を評価してVantage Fortianを導入

Vantage Fortianは、MRI検査における画質およびワークフロー向上を目的にAI活用技術を搭載した1.5T装置として、2022年2月、キヤノンメディカルシステムズから発売された。同時期に、老朽化に伴い他社製1.5T装置の更新検討が始まったが、機種選定ポイントを茶谷技師は、「装置更新では、画質向上を一番に意識しました。ちょうど各社からAI活用技術であるDLRが発表されたタイミングでもあり、従来よりも分解能向上や撮像時間短縮が期待できることから、DLR-MRIをターゲットに選定を行いました」

と述べる。キヤノンメディカルシステムズを含めた3社に絞り、各社の実機見学を行った上で、Vantage Fortianに決定した。Vantage Fortianについて茶谷技師は、「DLR技術であるAiCEは、2D撮像や3D撮像などシーケンスを選ばずにフレキシブルに適用できます。また、撮像後の画像に対しても必要に応じて簡単に再構成できる点でも高く評価しました」と述べる。

AiCEは、ディープラーニング技術を用いて設計された再構成技術で、ノイズ成分のみを選択的に除去することができる。5段階あるノイズ除去強度は、撮像後でも任意に変更でき画質調整が可能である。AiCEの適用について茶谷技師は、「撮像後でも任意のノイズ除去強度に変更できるため、画質検討のために追加撮像の必要がなく、放射線科医と相談しながらスムーズに画質調整が行えました。今ではプロトコールが固まり、ほとんどの部位やシーケンスで適用しています」と説明する。

AiCEと高速撮像の併用で生まれる選択肢

AiCEによるノイズ除去の恩恵は、撮像時

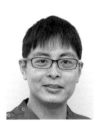

間延長を抑えた高分解能撮像あるいは画質を担保した撮像時間短縮の、両方向に生かすことができる。四肢（手指や手関節など）では、AiCEを適用することで2Dで

茶谷友輔 技師

1mmスライス厚でのthin slice撮像が可能になった。茶谷技師は、「従来は、3mm厚でも撮像時間をかける必要がありましたが、AiCEによって撮像時間の延長なく3T装置に匹敵するthin slice・高分解能撮像が可能になりました」と言う。一方で、「脊椎では、従来と同等の分解能で撮像時間を短縮するプロトコールを組んでいます。T1/T2強調のサジタル、T2強調のアキシャルを撮像しても、AiCEを適用することで従来の装置よりも1検査あたり5分以上検査時間が短くなっています。それでも3T装置と遜色ない画像が得られており、検査の選択肢が広がりました」（茶谷技師）と述べる。

また、頭部MRAは、AiCEに加えて3D収集の撮像時間を短縮する「Fast 3Dモード」（以下、Fast 3D）を併用している。これに

■シーリングカメラを使ったポジショニング　*powered by* **Altivity**

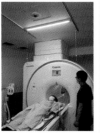

天井のシーリングカメラが撮像部位を自動認識

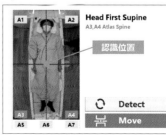

Head First Supine
A3,A4 Atlas Spine

認識位置

↻ Detect
⇅ Move

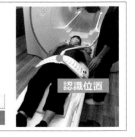

認識位置

インテリジェントモニタ上に表示された認識位置のガイドラインを見ながら16chフレキシブルSPEEDERをセッティング（画像は前立腺検査の場合）

*本記事に掲載のシステムは、画像再構成処理の設計段階でAI技術を用いており、本システム自体に自己学習機能は有しておりません。

■ Vantage FortianにてAiCEを適用した臨床画像　powered by ● Altivity

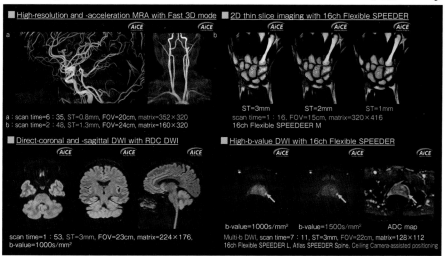

■ High-resolution and -acceleration MRA with Fast 3D mode
a: scan time=6：35, ST=0.8mm, FOV=20cm, matrix=352×320
b: scan time=2：48, ST=1.3mm, FOV=24cm, matrix=160×320

■ 2D thin slice imaging with 16ch Flexible SPEEDER
ST=3mm　　ST=2mm　　ST=1mm
scan time=1：16, FOV=15cm, matrix=320×416
16ch Flexible SPEEDEER M

■ Direct-coronal and -sagittal DWI with RDC DWI
scan time=1：53, ST=3mm, FOV=23cm, matrix=224×176,
b-value=1000s/mm²

■ High-b-value DWI with 16ch Flexible SPEEDER
b-value=1000s/mm²　b-value=1500s/mm²　ADC map
Multi-b DWI, scan time=7：11, ST=3mm, FOV=22cm, matrix=128×112
16ch Flexible SPEEDER L, Atlas SPEEDER Spine, Ceiling Camera-assisted positioning

より、撮像時間の延長なく高分解能MRA画像が得られ、血管の描出能が向上している。茶谷技師は、「AiCEとFast 3Dによって、3Tと同程度の撮像時間で、高分解能MRA画像が得られています。従来、血管の微細な動脈瘤や狭窄のある症例では1.5Tと3Tで描出能に差があり、検査は3Tに集中していましたが、Vantage Fortianの導入でそれを少しでもカバーできそうです」と言う。放射線診断科の森畠裕策科長は、「Vantage Fortianでは全体的に画質が向上していますが、特に頭部MRAでは血管がシャープに描出され動脈瘤の形状が評価しやすくなっています」と述べる。さらに、脳神経外科からの頸部MRAの依頼では、頸部だけでなく大動脈のアーチ部上部を含めた検査オーダがあるが、「広範囲のカバーが必要ですが、Fast 3DとAiCEを使うことで2分程度で撮像が可能です」(茶谷技師)と評価する。

Vantage Fortianには、Fast 3Dだけでなく、「Compressed SPEEDER」などのさまざまな高速撮像技術が搭載されているが、AiCEはそれらとの併用が可能であり、茶谷技師は、「AiCEの恩恵は画質以外にもあります。さまざまな高速撮像技術とも併用でき、特に婦人科領域における短時間撮像はモーションアーチファクト低減につながっています。AiCEによって、コントラストに影響する体動補正シーケンスを使わずに、婦人科領域のルーチン検査が行えることは驚きでしたね」と述べる。

シーリングカメラで患者のポジショニングをアシスト

Vantage Fortianでは、ワークフローをアシストするさまざまな機能を搭載するが、その一つがシーリングカメラを使ったポジショニングのサポート機能だ。検査室天井に埋め込まれたキヤノン製カメラを使用したシーリングカメラ機能が、撮像部位を自動認識し、磁場中心へ寝台を移動させポジショニングをサポートする。ガントリ上部のインテリジェントモニタには寝台上の患者が映し出され、ガイドラインが引かれた撮像部位の認識位置を見ながらコイルセッティングが行える。特に、同院でシーリングカメラの有用性が発揮されるのが、前立腺検査のポジショニングだ。前立腺検査ではフレキシブルコイルである「16chフレキシブル SPEEDER」を使用している。高密度エレメント配置により局所感度で高SNRの画像を取得できる一方でサイズが小さく、前立腺のような小さな撮像部位をターゲットにする場合、少しのズレでもコイル感度から外れるリスクがあり、ポジショニングとコイルセッティングは非常にシビアになる。茶谷技師は、「シーリングカメラ使用前は技師の経験や患者さんの体格によってポジショニングに多少のバラつきがありましたが、使用後は安定して正確なポジショニングが可能となり、インテリジェントモニタに映し出される認識位置に合わせてコイルを置くだけなのでセッティングが簡単です」と述べる。

また、昨今の情勢を踏まえると、"患者に触れずに"ポジショニングができる点は理にかなっており、茶谷技師は、「コロナ禍で接触は最小限にすることが求められますので、その意味でも有用性は高いですね」と別の視点にも触れる。シーリングカメラを用いたアシスト機能によってワークフローが洗練されたことで、「ポジショニングのやり直しがなくなり、時間的な余裕が生まれ、患者さんへの説明などにしっかりと時間を割くことができるようになりました」と茶谷技師は評価する。

アーチファクト低減技術で広がる検査適応の幅

Vantage Fortianでは、AiCEのようなノイズ除去だけでなくアーチファクト低減を目的としたユニークな画像再構成技術も搭載されており、モーションアーチファクト低減を目的としたIMC(Iterative Motion Correction)や、拡散強調画像(DWI)の歪み低減を目的とした再構成技術などが使用可能だ。特に、磁化率および渦電流の影響によるDWIの歪みを低減するRDC(Reverse encoding Distortion Correction)DWIは、主に頭部で使用しており、茶谷技師は、「DWIで問題になる空気が多い脳底部の歪みが低減できています。断面問わず適用可能で、ダイレクトにコロナルやサジタルの撮像も可能です。歪みやすい脳幹部の病変評価のためthin sliceのコロナル撮像の要望がありますが、RDC DWIにより安心して撮像に臨めます」と述べる。

また、コイル塞栓術後の血管のフォローアップでは、mUTE(minimized acoustic noise utilizing UTE)シーケンスを用いて、塞栓部の金属アーチファクトを低減しながらも、造影や被ばくなしで血行動態を観察できるDSAライクな4D-MRAを撮像している。

Vantage Fortianの導入でMRI検査の役割が拡大しており、さらなる活用への期待がふくらむ。茶谷技師は今後の取り組みについて、「3Tにはオプションが搭載されていなかった心臓検査のT1 mappingなども検討しています。AiCEは高分解能化・短時間化以外にT1 mappingのような定量解析にも応用できるので、今後もより質の高い検査を追究し、診療科の要望に応えていきたいと思います」と語る。

Vantage Fortianが実現する高分解能撮像、短時間撮像、ワークフローの支援が、高い確信性と効率性をもってMRI検査を支えていく。　　　　(2022年11月15日取材)

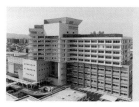

滋賀県立総合病院
滋賀県守山市守山5-4-30
TEL 077-582-5031
https://www.pref.shiga.
lg.jp/kensou/

＊記事内容はご経験や知見による、ご本人のご意見や感想が含まれる場合があります。　　　E000235

令和時代の
ワークステーション
活用術
AIが当たり前の時代における選び方と使い方

医用画像ワークステーションで作成される3D画像は，診断だけでなく，外科的手術やインターベンションでも手技を支援する画像として活用されています。画像等手術支援加算の適用も拡大し，治療の高度化に伴い医用画像ワークステーションの機能も強化されています。そこで，本特集では，領域別に3D画像作成のノウハウをご解説いただくとともに，各社の医用画像ワークステーションの導入事例および技術解説を取り上げます。

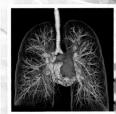
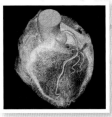
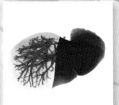
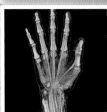

I 総論

医用画像ワークステーションの
進化と将来展望

井田 義宏 藤田医科大学病院放射線部

CT装置は1990年代初頭にヘリカルスキャンが実用化され，ボリュームデータが取得できるようになった。初期の三次元処理ワークステーションは，CT値をある閾値で2値化されたものに影をつける単純なものであった（図1）。また，当時のCTから得られる画像は数百枚程度であったが，画像処理時間は1枚の三次元画像を画像化するのに数十秒から数分を要した。その後，CT装置の収集列数が増加し，64列CT以降では症例ごとに数千枚の画像データが取得でき，画像処理はリアルタイムでパラメータ変更しつつ高品質な三次元画像を作成することができるようになった。

現在普及しているワークステーションの三次元画像処理は，ボリュームレンダリングを基本として臓器や組織を分離してパーツ分け（セグメンテーション）を行い，パーツを色分けして重ねて表示している。三次元処理ワークステーションメーカーは多くのアプリケーションを開発してきたが，とりわけセグメンテーションを行うための領域認識技術の精度向上と処理の高速化に尽力してきた。

近年の動向

最近では，臨床上の診断や治療に個別化したアプリケーションが追加されてきている。詳細は各論に譲るが，例えば動静脈の分離，血流解析，脈管の自動抽出やトレース，肺や肝臓などの区域分類，臓器の分離（セグメンテーション）やそれらの体積などの計測，腫瘍などへの流入血管の抽出など多くのアプリケーションがある[1]～[3]。なかでもセグメンテーションの精度はいまだ完全ではないが，各メーカーが精度と速度の向上と自動

〈0913-8919/23/¥300/論文/JCOPY〉

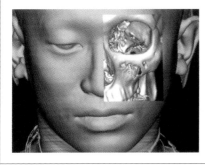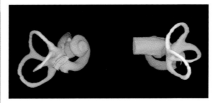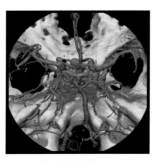

図1 シングルスライスCT時代の三次元画像

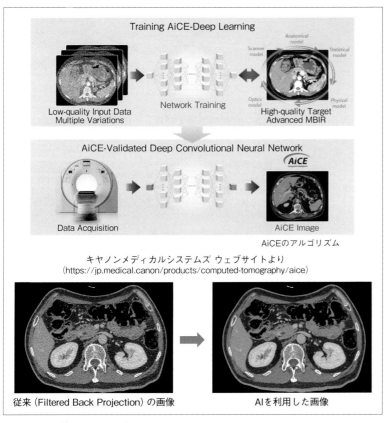

AiCEのアルゴリズム
キヤノンメディカルシステムズ ウェブサイトより
(https://jp.medical.canon/products/computed-tomography/aice)

従来(Filtered Back Projection)の画像　　　AIを利用した画像

図2 CT画像へのAIの利用

化をめざしている。そして，これらの過程で，人工知能（AI）が利用されている。AIは，ワークステーションに取り込む元画像となるCTやMR画像の高画質化にも利用されている（図2）。

医用画像処理に関するAIの利用においては，画像処理に対する結果保証の観点から学習エンジンの教育や設計はメーカー開発部内で行われており，臨床現場での学習や更新はされない。また，処理過程が明解ではないため，精度の検証には注意が必要である。

表示技術としては，3Dゴーグルなどを利用したホログラムが実用化されており，すでに画像処理ディスプレイ表示の範疇を超えている。手術現場やカンファレンス，教育などへの普及が進んでいる[4]（図3）。

さらに，三次元データを3Dプリンタにより実体モデルとして作成し，手術シミュレーションに活用されている[5]（図4）。

現状の課題と対応

1. 標準化と情報共有

診断や治療の支援画像に対する共通認識は十分ではなく，標準化もされていない。先進的な施設では，診断医，治療医と画像作成者が綿密な連携を取り，非常に高精度なデータが提供されているが，その知識や技術が広く共有されているわけではない。そのため，作成目的を十分理解できていない施設では，"とりあえず"画像を作成していたり，結果的に利用されない無駄な画像が提供されている場合もある。また，作成者のスキルにより，同じ施設でも品質の差があるのが現状である。

2. 人材育成

現在，医用画像ワークステーションの多くは診療放射線技師が使用している。日本診療放射線技師会では，「画像等手術支援認定診療放射線技師」の認定事業を展開している（図5）。この認定事業を担っている画像等手術支援分科会は，疾患に対する3D画像の標準化を目標に置き，臨床に役立つ3D画像作成技術を根本的に学習して暗黙知である技量を形式知に変換し，各施設間で作成される3D画像の温度差を軽減することを目的として，ハンズオンセミナーなどを開催している[7]（図6）。

3. 廉価で優秀なシステム導入への課題

現在の画像処理ワークステーションは，「医薬品，医療機器等の品質，有効性及び安全性の確保等に関する法律（薬機法）」で品質保証がされているが，この薬機法のハードルが高く，ベンチャー企業の参入を阻んでいる。現在，研究・教育用の画像処理ワークステーションの中には廉価で優秀なものが存在しており[8]，これらの新規企業の参入により競争原理が働き，優秀なワークステーションが廉価で普及することを期待したい。ただし，その場合は新たな品質保証の仕組みは必要である。

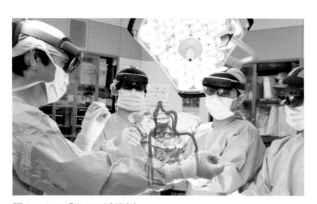

図3　ホログラムの活用例

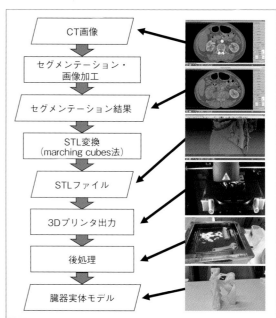

図4　3Dプリンタを利用した実体モデルへの応用
（参考文献6）より引用転載）

1. 日本国の診療放射線技師免許を有する
2. 診療放射線技師として5年以上の臨床経験を有する
3. 日本診療放射線技師会が認定した教育研修施設において3次元画像作成ならびに手術支援など画像診断装置に関する実務経験3年以上を有する
4. 日本診療放射線技師会主催の基礎講習「画像等手術支援」を終了している
5. 日本診療放射線技師会が認定した教育研修施設において，650時間以上の研修を終えているもの

　3.4においては日本X線CT専門技師認定機構のX線認定技師取得者においては終了したものとみなし免除する

図5　日本診療放射線技師会が定める画像等手術支援認定診療放射線技師の受験資格

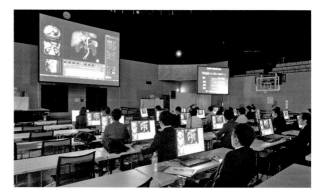

図6　日本診療放射線技師会画像等手術支援分科会のハンズオンセミナーの様子

今後の展望

　今後の医用画像ワークステーションは，診断・治療支援のシステムとしてエビデンスに基づく標準化と，それに相反する個別化医療へ対応できる特殊性を兼ね備え，さらに，Radiomicsなど医用ビッグデータ活用の大きな構造の一部になっていくと予想される。そのため，新たなアプリケーションとの親和性や医療の変化に追従する拡張性などを考慮した製品が求められるであろう。AIを活用した自動化，高速化もさらに進んでいくと思われるが，職人や達人の技と言われる画像作成にどれだけ迫れるかを期待している。

〈謝辞〉
本稿を執筆するに当たり，キヤノンメディカルシステムズ株式会社，富士フイルムメディカル株式会社，ザイオソフト株式会社の担当者の皆さまから情報を提供していただきました。また，株式会社リジット代表取締役の山本修司様には貴重な助言を賜りました。お礼申し上げます。

●参考資料
1）Ziostation2解析ソフトウエア一覧
https://www.zio.co.jp/ziostation2/pdf/Ziostation2_options.pdf
2）キヤノンメディカルシステムズ：Vitrea application
https://jp.medical.canon/products/advanced_visualization/vitrea_application
3）富士フイルムメディカル：SYNAPSE VINCENT
https://www.fujifilm.com/jp/ja/healthcare/healthcare-it/it-3d/vincent
4）Holoeys株式会社
https://holoeyes.jp/company/
5）3Dプリンタの医療応用最前線. INNERVISION，30（7）：40-77, 2015.
6）森　健策：1. 臓器モデル作製のための基礎知識──プリンタ選び，臓器造形，後処理，利用法まで. 3Dプリンタの医療応用最前線. INNERVISION，30（7）：64-67, 2015.
7）日本診療放射線技師会画像等手術支援分科会
http://www.jart.jp/activity/Subcommittee/gazoutousyujyutusienn.html
8）株式会社リジット：人工知能医用3D画像処理
https://www.lisit.jp/three_d.html

1. 脳神経外科領域における 3D画像作成のノウハウ

笹森 大輔 札幌白石記念病院診療技術部

近年，急性虚血性脳卒中（acute ischemic stroke：AIS）治療において，脳主幹動脈閉塞に対する血栓回収療法の有効性が多くのランダム化比較試験によって示され，本邦においても標準治療となっている。「経皮経管的脳血栓回収用機器適正使用指針 第4版」[1]では，初期画像診断における脳血管および脳組織の評価が勧められている。その診断とマネージメントにおいて，時間は重要な因子となっており，効率的なワークステーションの活用が求められている。

本稿では，ワークステーションを用いた灌流画像（perfusion imaging）による閉塞血管および側副血行路に関する画像作成と，非造影CT画像による脳組織の評価について概説する。

閉塞血管に関する 画像作成

AISの病型が，心原性かアテローム血栓性かの鑑別に難渋するケースをしばしば経験する。鑑別には，心房細動の有無や，血液バイオマーカーとして脳性ナトリウム利尿ペプチドやDダイマーが利用されている。さらに，全身の動脈硬化の状態も観察し，閉塞部位以外にも動脈硬化巣が多く見られればアテローム血栓性脳梗塞，そうでなければ心原性脳塞栓症を疑う。画像診断では，頭部単純CTにおけるhyperdense MCA signで血栓塞栓源の存在を確認できる。一方で，血栓塞栓源の性状評価が困難であることが課題である。

dual energy CTにおける物質弁別画像は，ヨードや脂肪などの各種密度値計測が可能で，広く臨床応用されている[2]。「Discovery CT750 HD」で撮影し，「Advantage WorkStation ver 4.7」（共にGE社製）を用いた水密度画像〔Water (Iodine)：W（I）〕における血液の密度値の計測結果を図1に示す。遠心分離した血液は，血漿と血球の層，その中間に血小板や白血球を含むBuffy Coat（BC）と呼ばれる層を形成する。その密度は，血漿：1024～1030 mg/cm³，血小板：1040 mg/cm³，白血球：1065～1066 mg/cm³，赤血球：1090～1120 mg/cm³とされている[3]。W（I）画像による血液の各層における密度値（中央値）は，血漿：1021 mg/cm³，BC：1058 mg/cm³，血球：1078 mg/cm³と区別することができ，密度と同等の値を示した。また，血液をCT値と密度値でプロファイルすると，CT値は2層であったが，密度値は3層を示し（図2），性状評価には密度値で表示されるW（I）画像が適していると言える。血栓塞栓源には，血小板を主体とする白色血栓やフィブリンと赤血球中心の赤色血栓があり，これらをW（I）画像において区別できることが示唆された。また，血栓を密度値で分析するため，硬さの情報につなげられる可能性がある。

ここからは，臨床画像を示す。非造影CT画像からSlab-MIP（maximum intensity projection）画像を作成することで，hyperdense MCA signにより血栓塞栓源を確認できる（図3）。Slab-MIP画像の利点は，撮影装置やソフトウエアに依存せず，画像処理が可能な点である。また，Slabの厚さをマニュア

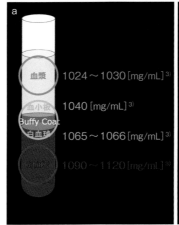
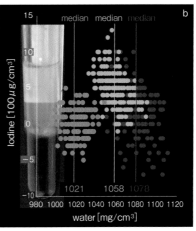

図1 Dual energy CTを用いた血液密度の定量結果
a：密度，b：密度値（中央値）
Fast kVp Switching dual energy CT「Discovery CT750 HD」（GE社製）を用いた水密度画像〔Water (Iodine)〕における血液の密度値の計測結果

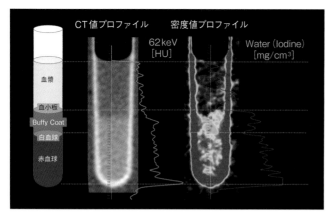

図2　CT値と密度値における血液の描出
血液をCT値と密度値でプロファイルすると，CT値は2層であったが，密度値は3層を示した。

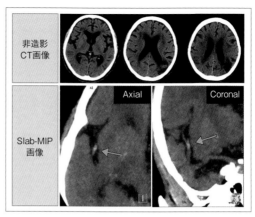

図3　Slab-MIP画像による血栓塞栓源の描出
←にhyperdense MCA signが描出されている。

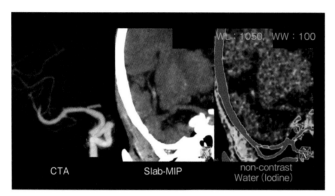

図4　水密度画像による血栓塞栓源の描出

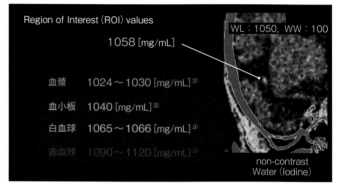

図5　血栓塞栓源の性状評価

ル化することにより，画像処理の質を短時間に統一できる。さらに，Slab-MIP画像と同一断面のW（I）画像を図4に示す。血栓塞栓源に関心領域を置くと，密度値が求められ，血栓塞栓源の性状評価が可能である（図5）。密度値は1058mg/cm³を示し，血小板や白血球を含むBCと同等の密度であることが判明する。このように，W（I）画像によってアテローム血栓性脳梗塞との病型鑑別にかかわる情報を治療医に届けられる。

側副血行路に関する画像作成

　脳主幹動脈閉塞に際してのleptomeningeal anastomosis（LMA）を介した側副血行路の発達度は，虚血重症度を規定する重要な因子と考えられている。LMAは，特にペナンブラ領域[4]の生存に大きくかかわっていると考えられており，同じ中大脳動脈閉塞においても，その症候や脳梗塞の程度は個人差があり多岐にわたる。また，AISにおいて治療におけるtime windowに深く関係するとする報告もある[5]~[7]。

　AISの臨床画像において，脳主幹動脈の閉塞部より遠位の血管を描出することは，血栓回収療法を安全に実施する上で大切である。そこで，当院ではCT-perfusion画像（CTP）によるLMAを介した逆行性の造影効果を利用し，閉塞部より遠位血管の描出を行っている。ワークステーションは「Ziostation2」（ザイオソフト社製）を使用した。多時相撮影したCTP画像から，動脈後期相とその

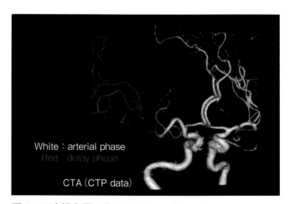

図6　2時相を用いた3D-CT angiography

2~3秒後の時相（側副血行路相）を選択し，同時に3D-CT angiography（3D-CTA）を作成した（図6）。動脈後期相で作成した3D-CTAはWhite，側副血行路相はRedで色分けし，画像を作成した。多時相の中からの動脈後期相の選択基準は，上矢状静脈洞が造影される直前とした。動脈後期相は，脳主幹動脈の描出と閉塞部の所在を明らかにする目的で作成した。動脈後期相の閉塞血管から側副血行路相のLMAを介した逆行性の造影効果による遠位血管

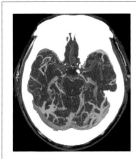

ColorVizは，読み込んだすべての
時相のボリュームデータを
融合した結果である。
造影剤によるコントラストの
時間分布に応じて，
血管が色付けされる。

Red：pre-venous phase
Green：venous phase
Blue：post-venous phase

図7　FastStroke 2で作成したColorViz画像

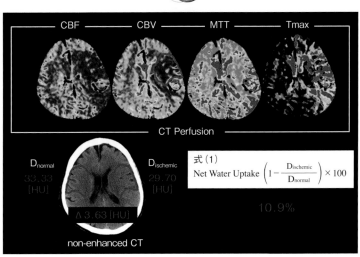

図8　Net Water Uptakeによる定量的評価の一例

の間に血栓が存在するため，側副血行路相は逆行性の造影効果が最も閉塞部に近づく時相を選択することが望ましい。それにより，位置や血栓長などの情報精度が向上する。時相の選択方法は上記のように容易であり，共有することで日中と夜間を問わず，すべてのスタッフが対応可能となる。

側副血行路の評価に関する新しいソフトウエアとして，「FastStroke 2」（GE社製）が臨床で使用可能となった。このソフトウエアは，非造影CT画像とCTP画像の中から適切な3相（pre-venous phase, venous phase, post-venous phase）以上を選択し，ColorVizと呼ばれる画像[8]を作成する（図7）。7000枚程度の画像に対し，約60秒の迅速な自動処理が可能である。血管は，動脈，静脈，静脈よりも遅く造影される血管としてRed, Green, Blueの3色に色付けされ，視覚的に評価されることでLMAの即時的な評価が可能となる。ColorVizは，3断面の同時表示が可能であり，血管の色付けとともに観察しやすい環境が整えられている。

非造影CT画像による
脳組織の評価

AIS治療において，rt-PAを用いた静注血栓溶解療法の適応は，発症から4.5時間以内であることが要件となっている。発症時刻が不明な場合も多いが，発症早期のMRIにおいてDWI/FLAIRミスマッチが生じるのは，発症4.5時間

以内の可能性が高いとの報告[9]がある。「静注血栓溶解（rt-PA）療法 適正治療指針 第三版」[10]において，発症時刻が不明な場合は，MRIによる発症時刻推定が推奨されている。

一方で，CTによる発症時刻の推定について，2020年にBroocksら[11]が報告している。CTベースのNet Water Uptake（NWU）による定量的評価が発症4.5時間以内の病変を特定することができるというものである。NWUは，CTPにおいて病変側のcerebral blood volume（CBV）低下域と同様に非造影のCT画像に関心領域を置き，得られたCT値を$D_{ischemic}$とし，健常側に鏡面状の関心領域を置いて得られたCT値をD_{normal}として図8の式（1）より求める。Broocksらの報告によると，NWUの発症4.5時間以内に対する精度，感度，特異度は，閾値11.5％で86％，91％，78％であり，AUCは0.91であった。また，wake-up stroke患者87名での評価では，53％が低NWU（11.5％未満）を示したと報告されている。このように，画像による発症から4.5時間以内の推定は，CTとMRIを用いて行うことが可能となっている。

◎

AIS治療にかかわる画像処理は，現場のニーズに応えるべく手法に改善が加えられ，効率的なワークステーションが開発，導入されている。本稿では，ワークステーションを用いたCTPによる閉塞血管および側副血行路に関する画像作成と，非造影CT画像による脳組織の評価

について概説した。われわれは，画像処理と評価に時間を費やし，治療開始時間を遅らせることが患者の転帰改善効果を低減させることに十分に留意しなければならない。

●参考文献
1) 日本脳卒中学会，日本脳神経外科学会，日本脳神経血管内治療学会：経皮経管的脳血栓回収用機器 適正使用指針 第4版. 脳卒中, 42（4）: 281-313, 2020.
2) Bonatti, M., et al. : Iodine Extravasation Quantification on Dual-Energy CT of the Brain Performed after Mechanical Thrombectomy for Acute Ischemic Stroke Can Predict Hemorrhagic Complications. AJNR, 39（3）: 441-447, 2018.
3) 渡辺準之助：血液比重の測定とその意義. 検査と技術, 13 : 1029-1032, 1985.
4) Astrup, J., et al. : Thresholds in cerebral ischemia : the ischemic penumbra. Stroke, 12 : 723-725, 1981.
5) Ringelstein, E.B., et al. : Type and extent of the hemispheric brain infarctions and clinical outcome in early and delayed middle cerebral artery recanalization. Neurology, 42 : 289-298, 1992.
6) Na, D.G., et al. : Acute occlusion of the middle cerebral artery : Early evaluation with triphasic helical CT : Preliminary results. Radiology, 207 : 113-122, 1998.
7) Chaela, J.A., et al. : Magnetic resonance imaging in acute ischemic stroke using continuous arterial spin labeling. Stroke, 31 : 680-687, 2000.
8) Menon, B.K., et al. : Multiphase CT angiography : A new tool for the imaging triage of patients with acute ischemic stroke. Radiology, 275 : 510-520, 2015.
9) Aoki, J., Kimura, K., Iguchi, Y., et al. : FLAIR can estimate the onset time in acute ischemic stroke patients. J. Neurol. Sci., 293 : 39-44, 2010.
10) 日本脳卒中学会脳卒中医療向上・社会保険委員会 静注血栓溶解療法指針改訂部会：静注血栓溶解（rt-PA）療法適正治療指針 第三版. 脳卒中, 41 : 205-246, 2019.
11) Broocks, G., et al. : Lesion Age Imaging in Acute Stroke : Water Uptake in CT Versus DWI-FLAIR Mismatch. Ann. Neurol., 88 : 1144, 2020.

2. 胸部領域における 3D画像作成のノウハウ

牛尾 哲敏 滋賀医科大学医学部附属病院放射線部

胸部領域のCT検査において，臨床で求められる3D画像は，肩関節・肋骨・胸椎などの骨系の画像，胸部大動脈・肺動脈・肺静脈・気管支動脈などの血管系の画像，肺・気管・気管支など呼吸器系の画像，など検査目的，疾患，病態により作成する画像はさまざまである。また，最適な画像作成のためには，検査手法の最適化（撮影条件，画像再構成，造影タイミング）が非常に重要であるとともに，基本解剖や病態の理解，依頼医との連携も重要である。

本稿では，多くの施設で導入されているマルチスライスCTで得られるthin slice data（ボリュームデータ）を有効活用した3D画像の紹介と，実際に画像作成する際のノウハウについて述べる。なお，3D画像には，volume rendering（VR）画像以外にも，multiplanar reformation（MPR）画像，maximum intensity projection（MIP）画像を含んでおり，診断支援，手術支援においては各種画像が多用されているが，誌幅の都合によりVR画像を中心に掲載していることをお断りしておく。

3D画像の有用性

現在のCT画像診断において，3D画像は一般的な画像として臨床応用されている。その目的は，従来の横断像に付加することで，①臓器や病変の連続性の確認，②任意断面での詳細な評価，③立体構造による直感的な理解，④治療・手術に向けた術前情報（支援画像）の提供，などが挙げられる[1]。胸部領域

における3D画像の活用として，MPR画像（冠状断，矢状断）は肺野評価や縦隔・肺門リンパ節評価，気管支評価，大血管評価，MIP画像（任意断面）は血管（肺動静脈）と病変との関係性の評価，VR画像は大血管や肺動静脈，気管支動脈，胸膜，気管支，骨などの立体的評価，仮想内視鏡画像は気管支鏡の代替検査となる気管支内腔の評価に用いられている。特に術前における3D画像は，病変の性状や解剖学的位置関係の詳細な把握に有用で，安全な手術展開に欠かせない画像となっており，依頼医からの3D画像への要求が高度化しているのも事実である。3D画像作成者は診療放射線技師であることが多く，特にVR画像は作成者の主観に基づく画像作成となるため，依頼医の目的や病態・術式を理解した上で作成することが，臨床で役立つ3D画像作成には必須と言える。

胸部領域のボリュームデータの最適化

CT装置は多列化への進化が著しく，併せて検出器の細分化も進み，胸部領域のCT検査の場合，64列以上の装置であれば，0.5〜0.625mmの検出器サイズによる1回の呼吸停止下での撮影が一般的である。体軸方向の高精細なボリュームデータ（空間分解能に優れた画像）の取得により，歪みのない（少ない）任意断面での3D画像評価が可能となっている。空間分解能の担保と呼吸停止

が撮影プロトコール構築の際には重要で，最適なボリュームデータ取得に向けた「最初の一歩」と言える。

次に重要なノウハウは，検査後の画像再構成の在り方である。画像再構成の際にはスライス厚を薄くすること（部分容積効果の低減）や，再構成間隔をある程度オーバーラップさせること（画像工学理論），診断対象に適した再構成関数（肺野，縦隔，骨関数）の選択が重要である。MPR画像を用いた肺がん評価においては，肺野関数による0.5〜1mmのボリュームデータからの画像作成が診断精度を担保した画像と言える（図1）。大血管・リンパ節評価においては，軟部関数による1〜2mmのボリュームデータでも診断に適した画像の提供が可能である[2]。また，VR画像作成においては画像ノイズの影響を受けやすいため，骨系，血管系，呼吸器系のすべての評価には，軟部関数による0.5〜1mmのボリュームデータが望ましい。このように，ボリュームデータを最適化することが，診断価値の高い3D画像の提供につながることを理解しておく必要がある。

撮影タイミングの理解と最適化

胸部領域における造影CT検査（3D-CTA：ダイナミック検査）には，胸部大動脈，肺動静脈，気管支動脈，縦郭・胸壁の脈管評価などがあり，すべて3D画像を要求される検査となるため撮影タ

〈0913-8919/23/¥300/論文/JCOPY〉

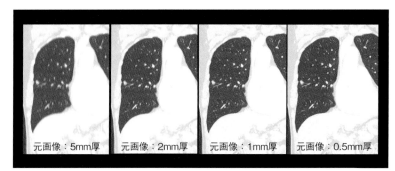

図1 ボリュームデータのスライス厚の違いによるMPR画像への影響
元画像のスライス厚により作成画像の解像度が異なる。

元画像：5mm厚　元画像：2mm厚　元画像：1mm厚　元画像：0.5mm厚

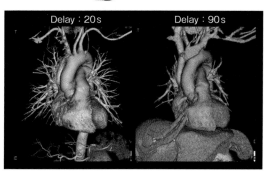

Delay：20s　Delay：90s

図2 異なる撮影タイミングによる3D画像の比較
造影剤を急速注入後の撮影タイミングによって血管の描出能が異なる。

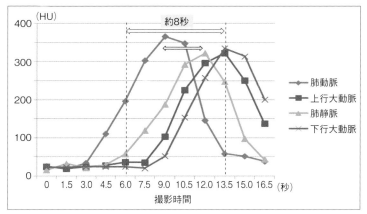

図3 肺パーフュージョンデータから得られた時間濃度曲線
造影剤量40mL，5mL/s注入。肺動脈と肺静脈の最大CT値の時間差は非常に短いことがわかる。

(凡例) 肺動脈／上行大動脈／肺静脈／下行大動脈

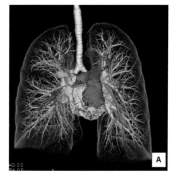

図4 肺動静脈分離の3D画像
造影剤を急速注入し20秒後に撮影した1相撮影データから分離表示。ワークステーションの機能を活用（Ziostation2で作成）。

イミングが重要となる。ダイナミック検査を必要としない造影CT検査としては，肺がんや乳がんの術後，化学療法後の評価などがあり，撮影タイミングは造影剤が体内を循環した平衡相で撮ることが一般的である。

肺動脈の3D（VR）画像作成を目的とした場合，撮影タイミングは造影剤の急速注入後，20〜30秒後が理想的と言える。図2は，動脈相（20秒後）と平衡相（90秒後）から作成した肺血管のVR画像を比較したものである。肺がん術前検査において，肺内の末梢血管を詳細に評価する場合には，動脈優位相が有用であることは言うまでもない。平衡相では，中枢側の肺動静脈の評価が限界である。肺がん術前（特に胸腔鏡手術）においては，高度な術前3D画像を必要とすることが多く，近年では肺動静脈を分離したVR画像が臨床応用されている。これにはワークステーションの存在が不可欠であるが，適正なタイミングで撮影するために目的血管（臓器）の血行動態を理解することも重要である。図3に，当院で行った肺のパーフュージョンデー

タ（造影剤量：40mL）の時間濃度曲線を示す。320列 area detector CT（ADCT）を用いた連続撮影データで，肺動脈，肺静脈の濃染タイミングを見ると，肺動脈優位タイミング（肺静脈濃染前）と肺静脈優位タイミング（肺動脈濃染後）の差は約8秒で，両者のピーク濃度を比較した場合の時間差は非常に短い（⇔）ことがわかる。血管系のCTA検査の場合，造影剤量，注入速度と撮影タイミングを理解することも3D画像作成のノウハウと言える。

ワークステーションの必要性と有効活用

大量のボリュームデータからVR画像を作成する際に，ワークステーションは必須のアイテムと言える。その挙動は各社で多少の違いはあるが，対象物に対する自動抽出機能やフュージョン機能など，多種多様な便利機能が搭載されたワークステーションの存在は，依頼医からの高度なVR画像の要求に応えることを可能にしたと言える。当院が導入している

「Ziostation2」（ザイオソフト社製）は，当初は肺動静脈自動分離が不可能であったが，企業努力により1相の肺動静脈優位相から動静脈の分離表示が可能になり，肺がん術前には欠かすことのできない動静脈分離画像を臨床医に提供している（図4）。高性能ワークステーションを導入し，その機能を有効活用することも3D画像作成のノウハウと言える。

症例ごとの3D画像作成のノウハウ

以下の各症例のVR画像は，すべて軟部関数，画像スライス厚は0.5〜1mmのボリュームデータである。ワークステーションはZiostation2を用いて作成している。

・肋骨骨折の評価（図5）：検診胸部単純X線で異常陰影を指摘され，CTで精査を行った症例。肋骨に骨折を複数認める。VR画像により全体像の把握と，肋骨骨折部位を立体的に評価可能である。

・漏斗胸の術前評価（図6）：骨系評価（VR評価）がメインであるため，低い線量（SD18）にて撮影している。漏斗胸の全容を立体的に把握可能である。

・胸膜の評価（図7）：肺生検前の病巣

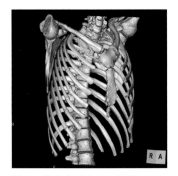

図5　肋骨骨折の3D画像
骨折部位を明瞭に描出。診断の際に肋骨を同定しやすい。

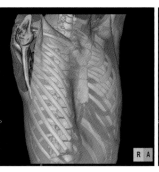

図6　漏斗胸術前評価の3D画像
全体像の把握や患者説明にも有用な3D画像

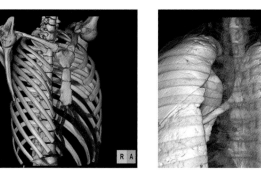

図7　胸膜の3D画像
胸膜と肺がんの位置関係を立体的に把握可能である。

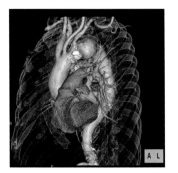

図8　胸部大動脈弓部瘤術前評価の3D画像
動脈瘤の形状や性状を立体的に把握でき，患者説明にも有用な3D画像

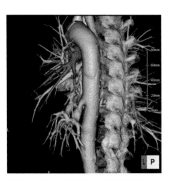

図9　肺底区動脈大動脈起始症術前評価の3D画像
大動脈から分岐している肺血管の位置関係や肺内での分布を把握

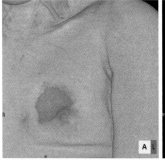

図10　乳がん術後の乳房再建術前評価の3D画像
乳がん術後の体表面の評価と胸壁の血管評価の3D画像。手術体位に合わせて左上肢は下垂位で撮影。評価対象血管が細いため，造影剤の急速注入と撮影タイミングがポイントとなる。

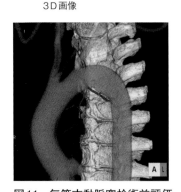

図11　気管支動脈塞栓術前評価の3D画像
喀血の責任血管と大動脈との位置関係を描出することで，IVR支援画像として有用である。

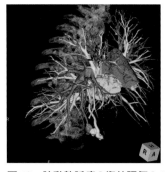

図12　肺動静脈瘻の術前評価の3D画像
IVR術前の詳細な肺動脈と肺静脈の把握や，肺動静脈瘻に関与する血管の把握にVR画像・MIP画像が有用である。

の位置関係把握を目的とし，肋骨との関連を描出している。

・肺がん術前の肺動静脈評価（図4）：造影剤を急速注入し20秒後に撮影。ワークステーションの肺動静脈分離機能を使用し，気管支と病変を合成表示。胸腔鏡手術をサポートする画像である。

・胸部大動脈弓部瘤の術前評価（図8）：ボーラストラッキング法で動脈相を撮影。胸部大動脈弓部瘤術前は，肺動脈も描出したVR画像を作成している。

・肺底区動脈大動脈起始症の術前評価（図9）：大血管のタイミングで動脈相を取得。術前情報として異常血管と肺内血管の関連を描出している。

・乳がん術後の乳房再建術前評価（図10）：再建乳房への血流を評価。手術体位と同じ体位（上肢は下垂位）で撮影。胸壁と血管走行を立体的に把握できる。併せて腹壁動脈の描出も行う必要がある。

・喀血の術前評価（図11）：喀血に対する責任血管（気管支動脈）の評価。造影剤を急速注入し，少し遅めの動脈相を取得。IVR術前の血管マッピング画像を作成している。

・肺動静脈瘻の術前評価（図12）：肺動静脈瘻に対する責任血管の評価を目的に，IVR術前の血管マッピング画像を作成している。MIP画像による任意断面画像も有用である。

◎

　胸部領域の3D画像について，当院での自験例を基に解説した。画像作成のノウハウとして，依頼医との連携が理想的な画像展開につながることは言うまでもない。その上で，自施設のCT装置のスペックを理解し，最適な撮影プロトコールとボリュームデータの作成，そしてワークステーションを駆使することが，臨床で役立つ3D画像作成のポイントと考える。

●参考文献
1）必見！3D画像はここがポイント．臨床画像, 29（12），1355-1444，2013.
2）第21回CTサミット報告．INNERVISION, 32（10），3-64，2017.
3）村田喜代史，上甲　剛，池添潤平，編：胸部のCT 第2版．メディカル・サイエンス・インターナショナル，東京，2004.
4）放射線医療技術学叢書（27）X線CT撮影における標準化〜GALACTIC〜（改訂2版）．日本放射線技術学会，京都，2015.
5）髙橋雅士，監修・編集：新 胸部画像診断の勘ドコロ．メジカルビュー社，東京，2014.

Ⅱ 領域別3D画像作成のノウハウ

3. ワークステーションが切り拓く，心臓CTのイノベーション

望月 純二 みなみ野循環器病院放射線技術部

心疾患は心臓に起こる病気の総称であり，がん，脳血管疾患とともに三大疾病と呼ばれている。心疾患による死亡の推移を見ると，1985年に死亡総数の割合が第2位となって以降，診断・治療技術が進歩しているが，現在に至るまで死亡数・死亡率ともに増加傾向であることは変わらない。心疾患による死因の半数以上は虚血性心疾患 (ischemic heart disease：IHD) に起因しており，特に急性冠症候群 (acute coronary syndrome：ACS) は致死率の高い病態である。たとえ院内発症であっても救命困難な場合があるため，ACSの発症をいかに減少させるかが心疾患による死亡を減らすための喫緊の課題と言える。

心臓CTは全国で急速に普及しており，冠動脈造影 (coronary angiography：CAG) に比肩する標準検査の地位を確立している。特に心臓CTは，ACSの発症に関与する不安定プラークの特徴をとらえることができる検査として期待は大きい。また，2022年に日本循環器学会から発行された「安定冠動脈疾患の診断と治療」のフォーカスアップデート版[1] では，心臓

CTの適応は今後さらに拡大し，件数も増加すると予測されている。そして，心臓CTの画像解析も，三次元画像などの形態評価にとどまらない，さまざまな観点からの解析技術が開発されている。本稿では，心臓CTの現状と展望について，ワークステーションの活用を中心に述べる。

冠動脈石灰化評価

心臓造影CT検査の際には，多くの施設で撮影範囲を決めるために単純CT撮影を施行している。ワークステーションを活用すると，単純CTでもIHDのリスク評価が可能である。特に，石灰化は動脈硬化の進行具合の指標として重視されており，石灰化スコアは冠動脈の硬化を定量的に評価する指標となる。ACSの約70％は，冠動脈造影上50％以下の狭窄病変から発症することが報告されており[2]，動脈硬化の進行を評価することは重要である。

Agatstonスコアは冠動脈全体の動脈硬化を反映する指標であり，スコアの上昇とともに非石灰化プラークの存在も疑

われ (図1)，心事故の発生が高くなることが報告されている[3]。Agatstonスコアは，石灰化の体積とCT値から算出される。詳述すると，各スライスでCT値が130 HU以上で，かつ2ピクセル以上の面積を有する部分を石灰化とし，石灰化のCT値と面積によって重みづけされた値となる。冠動脈の石灰化を直接的に評価できる石灰化スコアは，冠危険因子を有する患者に対するスクリーニングとしてきわめて有用であり，心電図同期単純CTを施行した際には必ず評価する必要があると考える。

心臓周囲脂肪評価

動脈硬化の進行過程において，動脈壁の慢性炎症が関与していることは周知の事実であり，慢性炎症の成因に脂肪組織が関与していることが報告されている[4]。脂肪組織は，余剰エネルギーを中性脂肪として貯蔵する代謝臓器であるだけでなく，アディポサイトカインと呼ばれる生理活性物質を生産し，分泌する内分泌臓器としての機能も有する。脂肪が過剰に蓄積することにより，アディポサイトカインの分泌異常が生じ，耐糖能異常，脂質異常，高血圧に関与し動脈硬化を惹起する病態が注目されている。これを受けて，脂肪量を計測することで，動脈硬化の原因評価につなげる解析が報告されている[5]。

解析の対象となる脂肪組織として，内臓脂肪，皮下脂肪に次ぐ第三の脂肪である異所性脂肪に焦点が当てられてい

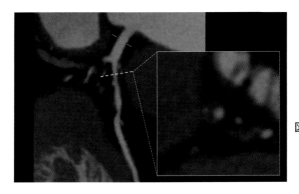

図1 石灰化とプラーク
軽微な石灰化であるが，非石灰化プラークを認めることがわかる。本症例では，不安定プラークが疑われる。

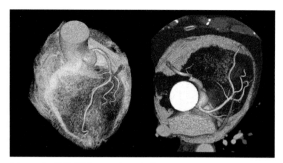

図2　心外膜脂肪の三次元画像
黄色で示しているのが心外膜脂肪である。冠動脈が心外膜脂肪に接する形で位置している。

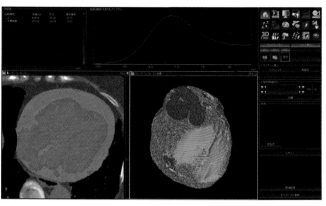

図3　AZE VirtualPlaceに実装された心外膜測定の解析例

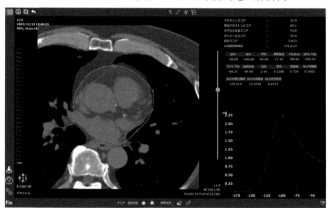

図4　Attractiveに実装されたCardiac Risk Assessmentの解析例

る。異所性脂肪とは，本来脂肪が溜まる場所ではない，臓器や筋肉に蓄積する脂肪と定義されている。循環器領域において重要となる異所性脂肪に，心臓周囲脂肪がある。心臓周囲脂肪には，心外膜の内側に位置する心外膜脂肪と外側に位置する心膜外脂肪の2種類が存在する。特に，冠動脈に接している心外膜脂肪（図2）の過剰な蓄積がIHD発症のリスクになることが知られている[5]。

心外膜脂肪を定量的に計測する手法として，心臓CTは最も簡便である。キヤノンメディカルシステムズ社の「AZE VirtualPlace」には，心臓周囲脂肪計測アプリケーションである心外膜測定が実装されている。本アプリケーションでは，マニュアルで心外膜をトレースすることで心外膜脂肪のみを分離抽出し，体積を計測することが可能である（図3）。

人工知能（artificial intelligence：AI）を用いた画像解析

AIとは，一般的にdeep learningによる多層ニューラルネットワークを機械学習する仕組みを指し，各アプリケーションには目的に応じて学習された多層ニューラルネットワークが内蔵されている。deep learningが提供するニューラルネットワークとは，ラプラシアンフィルタに代表される画像フィルタのようなものであり，注目する画素に対して周囲の画素値から特徴量を計算する。ニューラルネットワークを学習させるためには，目的に応じた大量の教師データが必要となる。最終的に出力される各画素の特徴量を画像化することで，物体の検

出や抽出，または関連する別の画像に変換する（例：擬似的に病変を加える，MR画像からCT画像を推定させる）など，さまざまな分野に用いることが可能である。

従来のdeep learning技術を応用したアプリケーションでは，胸部X線画像やCT画像で得られた二次元画像を対象としている。次世代の技術として，われわれと共同研究をしているPixSpace社の提供するアプリケーションは，CT画像を三次元データとしてとらえて学習し，三次元的な特徴量を計算している。単純CTでも前後左右上下に立体的に走行する構造を効率良く識別し，目的とする対象を精確にとらえることを目標としている。

PixSpaceのワークステーション「Attractive」には，AIによるセグメンテーション機能を備えた「Cardiac Risk Assessment」が実装されている。本アプリケーションは，心電図同期単純CTを読み込ませるだけで，自動で冠動脈石灰化と心外膜脂肪を抽出および計測することが可能である（図4）。

冠動脈石灰化スコアや心外膜脂肪計

測は容易に計測できるが，実際の解析には文章化しにくい独自のコツがあり，手間もかかる。AIを用いた画像解析が標準化することで，石灰化スコアや心外膜脂肪計測が自動解析され，臨床現場で普及することを期待したい。

三次元画像作成

三次元画像として構築されたvolume rendering（VR）画像やmaximum intensity projection（MIP）画像から得られる情報は，循環器領域においても有用である。特に冠動脈の解剖学的走行については，CTの三次元画像評価が優れており，冠動脈起始部異常などは容易に診断することができる。冠動脈の走行異常を認めた場合，突然死のリスクが上昇することが報告されており[6]，偶発的に異常を認めた際は，診断に貢献する画像の提供が求められる（図5）。

心臓造影CT画像は，黎明期からAIによるセグメンテーションが実装されていた。当院で使用しているフィリップス社の「IntelliSpace Portal」の心臓CT解析アプリケーション「Comprehensive

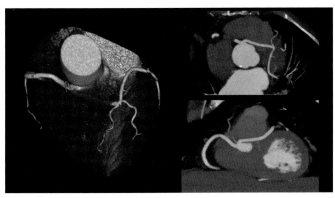

図5 冠動脈走行異常例（左冠動脈右冠動脈洞起始）

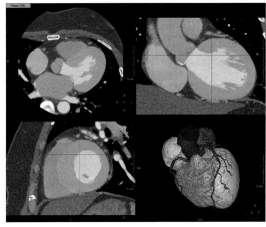

図6 IntelliSpace Portal搭載のComprehensive Cardiac Analysisによる心臓のセグメンテーション

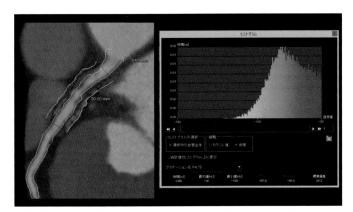

図7 AZE VirtualPlaceを用いた冠動脈周囲脂肪のCT値計測例

現状では解析補助のツールにとどまっている。今後AIの精度が向上することで，解析時間の短縮や再現性を含めた精度の向上が図られると想像される。心臓CT画像は，AIの恩恵を最大限に受けており，発展が期待される領域である。有用な技術を開発し活用していくことで，ACS発症の減少，そして心疾患の致死率の減少の一助となれるよう尽力していきたい。

〈謝辞〉
本稿を執筆するに当たり，株式会社PixSpace代表取締役・阪本　剛様，東京都健康長寿医療センター血管外科・松倉　満先生に多大なるご協力を賜りました。ここに感謝申し上げます。

Cardiac Analysis」もAIを用いている。本アプリケーションは，CT画像データを読み込むと，冠動脈や大動脈だけでなく左右の心室と心房を自動的に描出し，左心室に関しては内腔と心筋を分離表示することが可能である（図6）。この抽出アルゴリズムは，Heart modelをリファレンスとしており，画像におけるFOV，撮影長，造影コントラスト，スライス厚などのバリエーションを考慮し，臨床画像から学習して作られている。冠動脈においても，血管の中心を自動的にトレースすることが可能であり，解析者の負担を軽減することができる。

冠動脈周囲脂肪の CT値評価

心臓CTのトピックの一つとして，冠動脈周囲に位置する脂肪のCT値評価が注目されている。心臓周囲脂肪の項目でも記載したが，冠動脈周囲の炎症が不安定プラークの形成を促進しACSの発症に起因することが指摘されており，この指標としてCT値（fat attenuation index：FAI）を評価に用いる手法が報告された[7]。脂肪組織のCT値は，脂肪細胞のサイズと脂質含有量を反映する。大きい脂肪細胞はFAIと逆相関し，FAIが高くなると炎症があることが示唆される。心筋梗塞発症後のCT画像では，不安定プラークは安定プラークよりもFAIが高くなることが報告されており[7]，心事故発生を予想する新たなバイオマーカーとして期待されている。薬物治療前後にFAI値を測定することで，石灰化スコアで評価不十分であったリスクの高いプラークを同定できる可能性がある。

われわれは，キヤノンメディカルシステムズ社と共同研究を行い，冠動脈周囲脂肪のCT値を簡便に計測評価できるアプリケーションを開発した。本アプリケーションは，冠動脈狭窄を評価する際に用いるCPR画像を使用して，血管壁から任意の範囲の血管周囲脂肪を抽出しヒストグラムを作成することが可能である（図7）。

◎

心臓CTの画像解析は，従来行われていた形態評価から，より進んだ解析手法が次々と開発され，日進月歩の状況にある。AIの活用も普及しているが，

●参考文献
1）日本循環器学会. 2022年JCSガイドラインフォーカスアップデート版安定冠動脈疾患の診断と治療 https://www.j-circ.or.jp/cms/wp-content/uploads/2022/03/JCS2022_Nakano.pdf
2）Falk, E., Shah, P.K., Fuster, V. : Coronary plaque disruption. *Circulation*, 92 : 657-671, 1995.
3）Oudkerk, M., Stillman, A.E., Halliburton, S.S., et al. : Coronary artery calcium screening : current status and recommendations from the European Society of Cardiac Radiology and North American Society for Cardiovascular Imaging. *Int. J. Cardiovasc. Imaging*, 24 : 645-671, 2008.
4）平田陽一郎, 高岡　稔, 佐田政隆：動脈硬化と慢性炎症：血管周囲脂肪組織のあらたな役割. 糖尿病. 54（7）：483-486, 2011.
5）Shmilovich, H., Dey, D., Cheng, V.Y., et al. : Threshold for the upper normal limit of indexed epicardial fat volume : Derivation in a healthy population and validation in an outcome-based study. *Am. J. Cardiol.*, 108 : 1680-1685, 2011.
6）Rao, C., Rao, V., Heggtveit, H.A., et al. : Sudden death due to coronary artery anomalies : a case report and clinical review. *J. Forensic Sci.*, 39（1）：246-252, 1994.
7）Antonopoulos, A.S., Sanna, F., Sabharwal, N., et al. : Detecting human coronary inflammation by imaging perivascular fat. *Sci. Transl. Med.*, 9（398）：eaal2658, 2017.

4. 腹部領域における 3D画像作成のノウハウ

原田 耕平 札幌医科大学附属病院放射線部

腹部領域においては，2012年度より肝切除における画像支援シミュレーション・ナビゲーションを行った場合には診療報酬が加算されているが，10年経過した現在もほかの腹部の部位には適応されていない。しかし，外科手術前に3Dワークステーションを用いた手術支援画像を作成することは，腹部のほかの領域でも行われているのが現状である。本稿では，肝胆膵・消化管領域の手術支援画像の中で，特に注意すべき観察ポイントをピックアップして解説する。

肝臓

肝臓領域の手術支援画像を作成する上でまず知っておかなければならないことは，肝区域や血管解剖はもちろんであるが，術式も理解する必要がある。肝切除術式は悪性腫瘍の存在部位や大きさ，個数によって変わることから，目的の術式を把握した上で3D画像を作成することが重要である。また，最近はほとんどが鏡視下手術で行われるようになっており，外科医はより安全に手術するために術中の大量出血は回避したいと考えている。肝臓は血液の宝庫なので容易に想像できるであろう。さらに，肝切除はさまざまなエネルギーデバイスを使って肝離断を行うが，2mm以上の血管はデバイスのみで凝固を行うのは困難なため，ステープラーをかけて切離する。つまり，2mm以上の血管は術前に鮮明に描出されていないと外科医は正確なシミュレーションが行えないということになり，これは同時に術中トラブルのリスクが高まると言っても過言ではない。

したがって，肝臓の手術支援画像を作成する上で最も重要なことは，2mm程度の血管までが3D構築できるような造影方法と撮影タイミングで撮影すること，また，適切な画像再構成を選択することである。特に，切除予定領域と周辺における門脈，肝静脈の描出が重要である（図1）。

肝切除支援画像についてもう一点だけ解説する。特に肝門部から操作する時は，門脈本幹，胆管，肝動脈の解剖学的位置関係を把握しておくことでスムーズに手術を進めることができる。胆管は，drip infusion cholangiography with CT（DIC-CT）を別日に撮影，フュージョンして画像表示する（図2）。動脈と胆管は並走しているため，別日に撮影しないと，3D画像作成処理が困難になる。肝動脈と胆管の位置関係の把握に加え，胆管は分岐形態のバリエーションが豊富であるため，門脈のどちらを走行しているかも術前に理解しておくことは重要である（図2）。

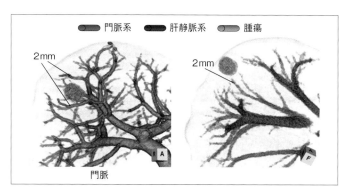

図1 転移性肝がん（S8）の手術支援画像
門脈，肝静脈は2mm程度の血管までは描出すべきである。また，門脈と肝静脈のフュージョン画像も作成する。

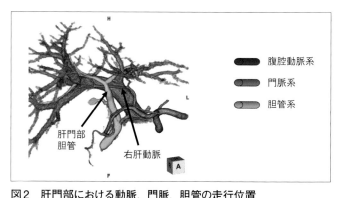

図2 肝門部における動脈，門脈，胆管の走行位置
血管の位置関係は個々によって異なる。この症例では右肝動脈は肝門部胆管の背側を走行しているが，腹側を走行する場合もある。また，上腸間膜動脈から右肝動脈が分岐している場合は門脈の背側を通るなどさまざまである。左右の胆管も門脈のどちら側に沿って走行するかバリエーションがあるので，肝門部から操作する術式の場合はこの画像の意義は大きい。

〈0913-8919/23/¥300/論文/JCOPY〉

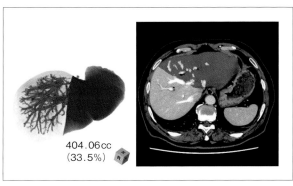

図3　拡大肝右葉切除シミュレーション画像
残肝容積率によってはPTPEに移行することもあるため，正確な
volumetryが要求される。

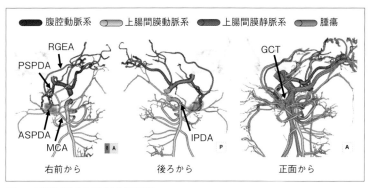

図4　膵臓領域の手術支援画像
中結腸動脈（MCA）は膵臓に向かっているように見えるが，上行結腸，横行結腸を
栄養する動脈である。
RGEA：right gastroepiploic artery

胆　道

　胆道系に関しては，ここでは胆管がんにおける手術支援画像について解説する。一口に胆管がんと言っても，その存在部位によって切除術式は異なる。肝門部胆管や上部胆管にがんが発生する肝門部領域胆管がんは，肝切除を伴う可能性があり，中部〜下部胆管がんは膵頭十二指腸切除術を行うことが多い。つまり，病変の存在部位によって，肝切除術前の手術支援画像か，膵臓の手術支援画像かを判断する必要があり，術前の撮影法も肝臓と膵臓のいずれに準じて撮影するかが重要なポイントとなる。

　肝門部領域胆管がんは右肝動脈が高い確率で肝管周囲を横切るため，右肝動脈に浸潤を伴うことが多い。したがって，必然的に肝右葉切除，もしくは拡大肝右葉切除を行うことが多くなる。肝臓は右葉の容積が大きいことがほとんどであり，大量肝切除となる。volumetryの結果次第では，経皮経肝門脈塞栓術（percutaneous transhepatic portal vein embolization：PTPE）へ移行することも少なくないため，正確な肝容積計測と切除シミュレーション画像を作成することが重要なポイントである（図3）。

膵　臓

　膵臓における悪性腫瘍の切除は，膵頭十二指腸切除術（pancreaticoduodenectomy：PD）と膵体尾部切除術（distal pancreatectomy：DP）に大別される。膵臓周囲の血管は細く複雑な解剖であり，バリエーションも豊富なので，外科医はその動静脈の走行形態を詳細に把握したい。

　今回は誌幅の都合上，PDの手術支援画像についてピックアップする。胃十二指腸動脈（gastroduodenal artery：GDA）から分岐する前上膵十二指腸動脈（anterior superior pancreaticoduodenal artery：ASPDA）と後上膵十二指腸動脈（posterior superior pancreaticoduodenal artery：PSPDA）は膵頭部腫瘍の栄養血管となるため，確実に描出できるような造影法および撮影が求められる。また，上腸間膜動脈（superior mesenteric artery：SMA）の背側から分岐する下膵十二指腸動脈（inferior pancreaticoduodenal artery：IPDA）も，膵頭部足側の領域を支配する。IPDAは第一空腸動脈（1st jejunal artery）と共通管になっていることもあるため，鮮明に描出する必要がある（図4）。

　一方，腹腔動脈（celiac artery）は根部が正中弓状靭帯で圧迫されている場合，SMA〜IPDA〜ASPDA，PSPDA〜GDAを介して肝動脈に流入している場合がある。IPDAとASPDA，PSPDAはつながっているため，3D画像処理中にこれらの血管が通常より太めで切れ目がわからない時は，前述した血流方向の可能性があるので，腹腔動脈を確認する必要がある。そのまま手術を行うと肝動脈の血流がなくなってしまうので，正中弓状靭帯を切離，開放して総肝動脈の血流を維持したり，あらかじめIVRにより血流改変を行うこともある。静脈は胃結腸静脈幹（gastrocolic trunk：GCT）の描出が重要となる。GCTは胃・結腸・膵臓の静脈が合流して上腸間膜静脈（superior mesenteric vein：SMV）に流入するが，その分岐形態もさまざまである。

胃

　胃の手術支援画像に関しては，今回のピットフォールとして右胃動脈（right gastric artery：RGA）を挙げる。胃の3D画像処理を行っている施設は理解できると思うが，普段画像を作成していて，左胃動脈（left gastric artery：LGA）は必ずと言っていいほど存在するが，RGAに関してはほぼ100％描出できていないのではないだろうか？　それはRGAがLGAに比べて極端に細いことが多いからである。分岐形態もあまりバリエーションがあるわけではなく，GDA根部付近または固有肝動脈根部付近から分岐することが多い。しかし，RGAはほぼ100％存在するのである。また，手術でも必ずRGAの処理を行うため，外科医はできれば事前に解剖学的位置を把握しておきたいと思っている。図5のように比較的太いRGAは描出できるが，細い場合は閾値処理などで飛ばしている場合も考えられるため，必ず存在するという前提で画像作成を行うことが重要である。今後，造影法や低電圧撮影の使用など，描出率を向上させる工夫が必要かもしれない。もちろん左右の大網動静脈，GCTの描出も怠ってはならない。

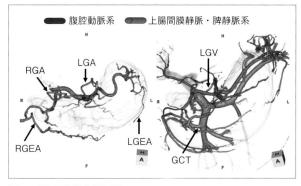

図5 胃の手術支援画像
RGAは描出が難しいことが多いが，元画像も見ながら可能なかぎり描出できるよう努力する。
RGEA：right gastroepiploic artery，LGEA：left gastroepiploic artery，LGV：left gastric vein

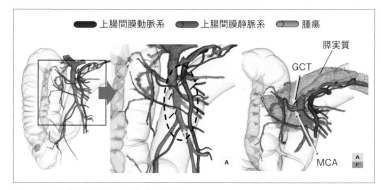

図6 右半結腸領域の手術支援画像
中央図：SMAから右側に出る動脈がSMVの腹側を通るか，背側を通るかが重要（⇕）。また，第一空腸静脈がSMA本幹の腹側を通るか，背側を通るかも重要（△）。
右図：MCA，GCTと膵実質の距離関係を把握することが重要（⇕）

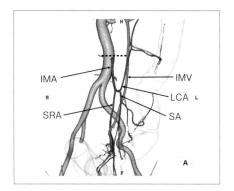

図7 左半結腸領域の手術支援画像
IMA起始部から第一分岐までの距離とIMA起始部から水平方向（……）に延長して到達するLCAとIMVの位置関係を把握することが重要

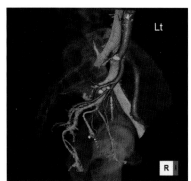

図8 側方リンパ節郭清用支援画像
骨盤内動静脈は複雑かつ分岐バリエーションも豊富である。動静脈の位置関係を示すことが重要だが，3D作成は力業である。左右の重なりがないように，右骨盤と左骨盤は分けて作成する。

大 腸

　結腸，直腸における手術はいよいよ2022年からロボット支援手術が全結腸に対して保険収載され，いっそう手術支援画像に求められることが多くなっている。大腸に関しては本誌2021年11月号にて詳細に書かせていただいたので参照いただきたいが，本稿でも右半結腸領域と左半結腸領域，直腸領域に関して少しだけピックアップする。

　右半結腸領域では，回結腸動脈（ileocolic artery：ICA），右結腸動脈（right colic artery：RCA），中結腸動脈（middle colic artery：MCA）を描出するが，分岐形態にはバリエーションがあり，また，SMAから分岐した動脈が隣にあるSMVの腹側と背側のいずれを通るかによって手術手技が少し変わるため，正しいフュージョン画像を作成し提出する必要がある。動脈相と静脈相で位置ズレがありそうな時は，必ず元画像を見ながら作成するべきである。また，本稿で何度も出てきたGCTは，上行結腸や横行結腸の静脈も流入するため，外科医は結腸の手術では傷つけたくない膵臓との距離を事前に把握したいと思っている。したがって，特に横行結腸がんの症例では，膵実質をフュージョンした画像を作成することもポイントである（図6）。

　左半結腸領域で最も需要な観察ポイントは，下腸間膜動脈（inferior mesenteric artery：IMA）から，左結腸動脈（left colic artery：LCA），S状結腸動脈（sigmoid artery：SA），上直腸動脈（superior rectal artery：SRA）の分岐部までの距離と，IMA起始部から水平方向に位置するLCAと下腸間膜静脈（inferior mesenteric vein：IMV）の位置関係である。LCAとIMVのいずれが大動脈側にあるか把握することも重要である（図7）。

　最後に，側方リンパ節郭清における手術支援画像について紹介する。側方リンパ節郭清は，下部直腸（Rb）の病変で深達度が深い場合や側方リンパ節が明らかに腫大している場合に行うが，骨盤内の血管構造は細かくバリエーションも多い。撮影のポイントは造影剤注入100～120秒後に骨盤のみ追加撮影することだが，低電圧を用いるなど静脈のCT値を上げる工夫も必要である。それでも力業の3D画像処理となるが，この画像が存在する意義は高い（図8）。骨盤内はほかにも尿管，膀胱，性腺などの神経が走行しているため，排尿障害などの合併症が起きないよう細心の注意を払って手術に臨まなければならない。そのためにわれわれができることはすべて行い，サポートしていくべきなのである。今後，dual energyやフォトンカウンティングCTなどを駆使した技術が，この分野の発展に寄与することを願う。

◎

　腹部領域における3D画像作成の注意すべき観察ポイントをピックアップし，解説した。気づいた読者もいるかもしれないが，3D画像作成に当たっては，手術に関係のない血管はなるべく薄くしている。例えば，胃の手術を想定した時に肝臓に入る門脈や小腸の動静脈が描出されたままだと，画像を回転して観察するときに重要な血管と重なってしまい，シミュレーションの妨げとなる。作成者が術式と解剖を理解し，描出すべき血管がどこまでなのかを知っているほど，外科医が求めている手術支援画像に近づくのである。

5. 骨軟部領域における 3D画像作成のノウハウ

野水 敏行 富山労災病院中央放射線部

骨軟部領域のCT検査は，2000年前後からmulti planar reconstruction（MPR）やvolume rendering（VR）をはじめとする3Dが簡便に作成可能となったワークステーションの発達とともに普及した。現在では，救急領域においても迅速に画像が求められるまでに至っている。この間，日本放射線技術学会叢書『X線CT撮影における標準化～ガイドラインGuLACTIC～』にて再現性の高いルーチン撮影法の標準化が図られ，日本診療放射線技師会による画像等手術支援認定制度により，より精度の高い画像作成と表示の技術が広まってきている[1]～[3]。そして，現在の臨床現場では件数も増加傾向であり，その業務負担も大きくなってきている。本稿では，筆者がこれまで培った知見を基に，骨軟部領域の3D（MPR，VR）のノウハウを今後の展望を含めて述べる。

元画像の重要性

本領域でも，元画像は重要な要素である。特に四肢領域ではオフセンターになりやすく，画質低下対策として，撮影ポジショニングやview数の担保を考慮する[1]、[2]。また，VRにて小さい骨病変を観察する場合は，元画像の再構成関数は可能なかぎり高周波寄りを選択すべきである（図1）。

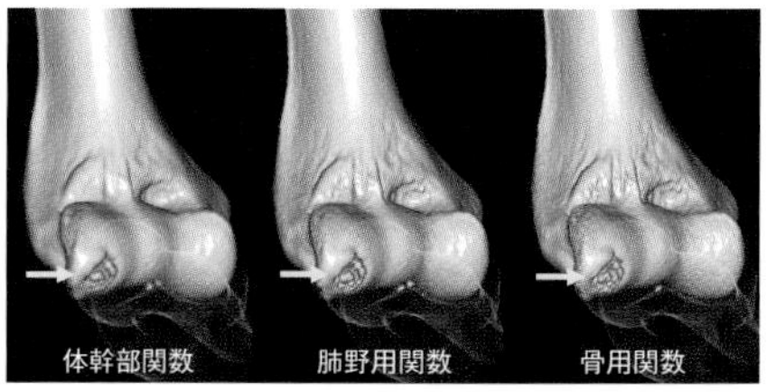

MPR作成のノウハウ

骨軟部領域のMPR作成においては，頭部CTにおけるOM lineのような基準線が明確ではなかった。そこで筆者らは，前述の『X線CT撮影における標準化』にて各関節の基準線を提示して推奨し，マニュアル化することで，再現性を担保するMPRが可能であることを示した[1]、[2]。

現在，骨折精査目的の検査の場合は迅速なMPRが求められているが，現存のワークステーションでは四肢関節に特化した機能は少なく，苦慮するケースも多い。そこで当院では，ザイオソフト社製ワークステーション「Ziostation2」に四肢関節用の自作パレットを作成し，使用している（図2）。このパレットは，4分割の1画面にVRを表示し，それと連動するMPRを表示するものである。これにより，VRとMPR双方を確認しながら，正確なMPR作成が可能となる。また，画像の上下左右反転，画像フィルタ，スライス厚設定，多断面保存機能もこの自作パレットに組み込んであり，より迅速な画像作成・提出が可能となっている。このように，より効率化が図れる設定を各施設で作成することで，よりワークステーションの利用価値と利便性が高まると感じている。

四肢関節骨折のVRの ノウハウ

近年，四肢関節骨折において治療法の選択を目的としたCT撮影が増加傾向にあり，VRによる骨折型の分類も出現している[4]。これらは撮影後迅速に画像を作成するケースが多く，検査頻度が高い関節においては，作成手順，表示角度などをマニュアル化しておくことを推奨する。

基本的に提出画像は，全体像，関節面を直視する画像，隠れた骨折を描出する転位の像の3種類が必要である[3]（図3）。作成手順は，最初に各パーツに分け，その後必要部分を加算して構築すると容易である。最近のワークステーションは，隣接密着した骨の分離機能が優れており，精度良く分離することが可能である。

表示手技として，関節面を直視する画像などに，不要な骨の透過度を下げ

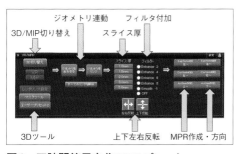

図1 再構成関数の違いによるVRの画質変化
離断性骨軟骨炎の症例。関数の違いで骨欠損部の描出が大きく異なる。

体幹部関数　肺野用関数　骨用関数

ジオメトリ連動　フィルタ付加
3D/MIP切り替え　スライス厚
3Dツール　上下左右反転　MPR作成・方向

図2 四肢関節用自作MPRパレット
左側から順に作業を行い，画像を完成させることができる。このパレットだけで誰もが簡便，迅速に作成できる。

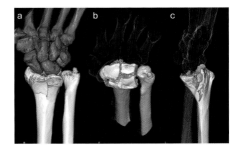

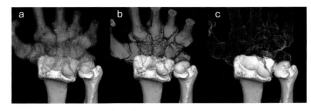

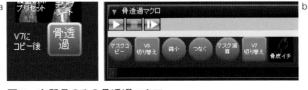

図3　四肢骨折VRの基本的な画像表示
a：全体像
b：関節面直視像
c：隠れた骨折を描出する転位の像

図4　透かし方の手法の違い
a：透過度のみを下げた場合。後面の視認性が悪い。
b：トランスペアレンシーを使用。前面の情報も残しつつ，後面の視認性が良い。
c：皮質骨のみの透過。前面の情報はなくなる。

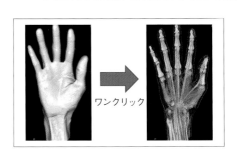

図5　皮質骨のみの骨透過マクロ
a：骨透過のボタンをワンクリックするだけで，皮質骨のみの骨透過像が完成する。
b：aのボタンの内容。これらがワンクリックで自動で順に作動する。

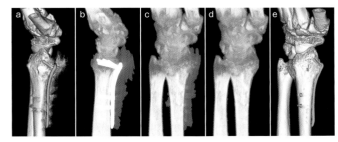

図6　MIPによる金属アーチファクトのゴミ取り
a：元のVR。金属は分離しておく。　b：MIPに変換
c：金属を外し，骨以外のアーチファクト部を多方向からカットする。
d：カット後のMIP　e：金属アーチファクト除去後のVR

図7　ワンクリックにて屈筋腱画像作成
元画像からワンクリックでここまで作成可能な自作マクロ。この後，症例に合わせて微調整を行う（症例は小指屈筋腱断裂後）。

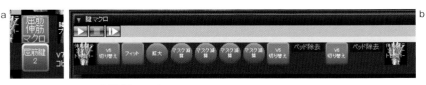

図8　ワンクリック屈筋腱のマクロ
a：屈筋腱のボタンをワンクリックするだけで，ある程度の腱画像が完成する。
b：aのボタンの内容。これらがワンクリックで自動で順に作動する。

て透かし像として加算し，オリエンテーションがつきやすいようにしている施設が多い。しかし，通常のVRの状態で透過度のみを下げて透かした状態では，その後方の骨折面が観察困難になる場合がある（図4 a）。筆者らは，透かす骨の海綿骨を除去し，皮質骨のみを皮1枚の状態にすることで，後面がクリアに目視できる工夫をしている（図4 c）。そして，この工程に時間を費やすことのないように，Ziostation 2のマクロ機能を活用し，ワンクリックで皮質骨のみの透過像を得ている（図5）。このような独自のオート機能を作成しておくことで，時間短縮と作成者を選ばない画像を得ることができる。なお，ザイオソフト社製の新しいワークステーション「Ziostation REVORAS」では，「トランスペアレンシー」という機能が採用され，骨の位置関係の把握と透過を両立できるようになり，視認性のさらなる向上が期待される（図4 b）。

インプラント挿入時のVRのノウハウ

　骨関節の手術では，さまざまな金属インプラントが用いられるが，術後のCT検査では金属アーチファクトが問題となる。当院では，metal artifact reduction機能（MAR）は新たなアーチファクトや偽画像を発生させる恐れがあるため，ルースニングなどを目的とするMPRには使用していない。しかし，MARの特性上，金属からの放射状のアーチファクトは軽減するため，VRの作成にはMARを使用している。しかし，それでもVR作成時にはアーチファクトが多く残存し，その処理が煩雑である。

　アーチファクトの処理にはいくつかの方法が存在するが，簡便な方法を以下に記す。最初に，インプラント（金属）と骨を分離する（図6 a）。次に，骨のみのマスクを maximum intensity projection（MIP）表示にする（図6 b）。そして，

WW/WLを適宜調整することで，骨とアーチファクトが判別しやすくなる。この状態でアーチファクトのみを多方向からカットする（図6 c, d）。最後にVR表示に戻し，色を変えた金属を加算する（図6 e）。意外と単純な方法であるが，短時間で行うことができ，効果も大きいので一度試していただければと思う。

腱のVRのノウハウ

　手指屈筋腱，伸筋腱のVR作成についても，『X線CT撮影における標準化（改訂2版）』において撮影法およびVR作成法の指標が示された[2]。ポイントとしては，腱と筋肉とのCT値差がわずかなため，これらを的確に分離できること，また屈筋腱と伸筋腱で閾値を変える必要があることである[5]。VR作成に関しては，解剖を理解し，疑わしい部分が事前に把握できていれば作成は容易と考えている。当院では，前述のZiostation 2のマクロ機能を活用し，ワンクリックで

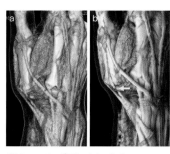

図9 レンブラントによるVR
　a：通常のVR
　b：レンブラントによるVR。短
　　母指伸筋腱不全断裂が明瞭
　　に描出されている。

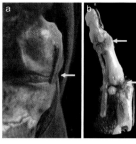

図10 Global Illumination によるVR
　a：膝関節内側側副靱帯
　b：母指側副靱帯

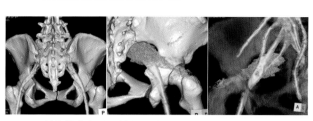

図11 CTとMRIの位置合わせ（L5/Sヘルニア）
画像全体が合致しなくても，手術部位のL5/Sを中心に合わせる。L5
神経根と椎間孔を目印としている。

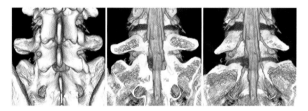

図13 梨状筋症候群に対する梨状筋内腱切離術の手術支援画像
骨盤と坐骨神経，梨状筋の位置関係や坐骨神経の破格など，術前に
解剖学的な把握が可能である。

図12 L5/S椎間板ヘルニアの手術支援画像
図11と同一症例。後方からの手術のため，骨開窓部とヘルニア，
神経根との位置関係をイメージできるように表示する。

ある程度まで完成するテンプレートを自作して用意している（図7，8）。

最近，この腱のVRに関して，新たな表示機能により描出が容易となる可能性が出てきた。それは，従来のVRの影付け処理がレイトレーシング法で行われていたのに対し，パストレーシング法など，より現実世界に近い散乱，反射を計算に組み込んで画像構築を行う技術である[6]。筆者の印象では，腱や靱帯が従来と比較し，明らかに描出可能域が広がったと感じた。本稿では，REVORASに新しく搭載された画像表示法である「レンブラント」と，キヤノンメディカルシステムズ社製「Vitrea」の「Global Illumination」を用いた症例を提示する（図9，10）。

脊髄神経手術支援画像のノウハウ

近年の脊椎手術では，内視鏡や顕微鏡による低侵襲手術が主流である。それらの手術は視野が狭く，術前に脊椎，神経，血管，圧迫物などの位置関係を把握することは重要である[7]。本稿では，ワークステーションを用いて手術支援画像を作成する場合の例として，CT/MRフュージョンによる画像を提示する。

パーツの抽出として，神経はMRIのsteady state sequence（Balanced

FFE，True FISP，FIESTAなど）にて撮像し，神経のみをVRで抽出する。骨，圧迫物（ヘルニアや肥厚靭帯）は単純CT，血管はMRAもしくはCTAから抽出する。ヘルニアに関してはMRIの方が鮮明で抽出可能な場合があるので，CTと比較し決定する。しかし，圧迫物を簡単に抽出できることはまれであり，元画像を基にトリミングおよび修正が必要となる。よって，ある程度の解剖学の知識や疾患に対するスキルを要する。

次に，CTとMRIの位置合わせを行うが，撮影体位も異なり，同じ椎体彎曲ではない場合も少なくない。手動で位置合わせを行う場合は，目的部位の神経と椎間孔を水平断と冠状断で，骨と椎間板と脊髄腔を矢状断にて，正確に3断面で合わせることが重要である。自動で非剛体位置合わせを行う装置もあるが，必ず最後は目的手術部位の位置合わせが正しいことを確認するべきである。ポイントは，撮影範囲全体を合わせようとはせず，手術部位だけでも完全に合わせることである[3]（図11）。

以下に，CT/MRフュージョンを利用した手術支援画像の例を提示する（図12，13）。

今後に期待すること

骨軟部領域の画像検査は，MPRと

VR作成が必須となりつつあり，業務時間の圧迫が懸念される。高齢化に伴い検査数も増加すると考えられ，業務を効率化するためにもワークステーションの活用は有用である。しかしながら，骨軟部領域のアプリケーションの進歩は緩やかであり，ワークステーションメーカーにはぜひとも本領域にも目を向けて，特化した機能や自動化などを進めていただきたい。また，ユーザー間で，より効率化と精度向上を図るアイデアを共有できるよう考慮していただきたいと強く感じる。

〈謝辞〉
本稿を執筆するに当たり，ご協力いただきました富山大学附属病院整形外科・伊藤芳章先生および放射線部の皆様に，この場をお借りして感謝の意を申し上げます。

●参考文献
1）日本放射線技術学会撮影部会：X線CT撮影における標準化〜ガイドラインGuLACTIC〜．日本放射線技術学会，京都，2010.
2）日本放射線技術学会撮影部会：X線CT撮影における標準化〜GALACTIC〜（改訂2版）．日本放射線技術学会，京都，2015.
3）野水敏行：読影補助に基づく画像等手術支援への応用．骨関節領域．日本診療放射線技師会誌，64（8）：38-47, 2017.
4）中野哲雄：高齢者大腿骨転子部骨折の理解と3D-CT分類の提案. MB Orthopaedics, 19：39-45, 2006.
5）保吉和貴，大村知己，茅野伸吾，他：CTにおけるX線エネルギー─基礎から臨床応用まで─．日本放射線技術学会誌，78（5）：449-463, 2022.
6）Blum, A., et al.：Synergistic Role of Newer Techniques for Forensic and Postmortem CT Examinations. Am. J. Roentgenol., 211：3-11, 2018.
7）日本整形外科学会，日本脊椎脊髄病学会監修：腰椎椎間板ヘルニア診療ガイドライン2021（改訂第3版）．南江堂，東京，2021.

1. 岡山労災病院における 「SYNAPSE VINCENT」の 使用経験

永松　正和 岡山労災病院中央放射線部

当院の紹介

　当院は，岡山市の南部に位置する総合病院である。2013年に新築移転し，その際に，CTは80列装置「Aquillion Prime」（キヤノンメディカルシステムズ社製）1台，MRIは「Signa HDxt 1.5T」（GE社製）1台，ワークステーションは「SYNAPSE VINCENT（以下，VINCENT）」（富士フイルム社製）を導入した。VINCENT導入の決め手は，サーバクライアント型だったことである。CT，MRIの検査件数は2013年より年々増加傾向にある。2019年には2台目のCTも導入され，年間の検査件数は，CTが1万6728件，MRIが6250件となった。年々撮影件数が増える中，迅速な検査と画像処理が求められている。加えて医療の日々の進歩に伴い，院内で求められる画像および画像処理も高度化している。特に画像処理は，ワークステーションの高性能化により，手術支援を目的とした，術式に沿った3D画像作成依頼は増加傾向にある。3D画像による術前シミュレーションはリスクマネージメントをより高精度にし，手術時間の短縮にも貢献している。3D画像は，現代医療において必要不可欠なものとなっている。

　近年のコロナ禍の状況や働き方改革により，当院の放射線部も二交代制が導入され，求められる仕事に対する診療放射線技師の人手不足は否めない。検査件数の増加により3D画像を作成する時間確保が困難なため，勤務時間外の作業となることが多い。3D画像作成は限られた時間内での作業が要求され，時間と質のバランスを常に気にする必要がある。また，時間外の画像作成は，疲労による集中力の低下から作成ミスというリスクが常に伴う。このような観点から，質を保ちつつ短時間で処理ができ，かつワークライフバランスにも貢献できるワークステーションが必要であった。

サーバクライアント型 ワークステーション

　当院では，2013年以前はスタンドアローン型のワークステーションを使用していた。スタンドアローン型では3D画像を1台の端末でしか作成できず，1人で3D画像を作成するという体制を取らざるを得なかった。また，医師が必要なスライスや3D画像を自由に作成できないという欠点もあった。現在導入しているVINCENTはサーバクライアント型であり，同時に複数の端末で3D画像を作成することができるようになった。これにより，作業負担の軽減と作業効率の改善が図られ，結果として現場への提供時間が大幅に短縮された。

　また，当院はVINCENTをシンスライスサーバとして利用している。そのため，医師はVINCENTにアクセスすることで，シンスライスや任意断面での確認や，3D画像の作成が行える。これは，サーバクライアント型の特徴である。VINCENTは専用端末のみでなく，電子カルテ端末や画像参照用ビューワなど，院内LANを利用した配信が可能なため，さまざまな場面で活用できるようになった（**図1**）。

REiLIによる解析

　VINCENTはVer.6以降，ディープラーニングを用いて設計された画像認識

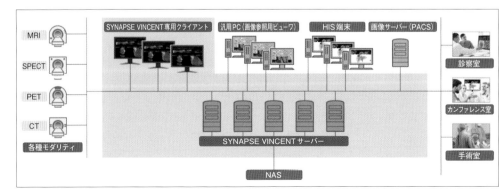

図1　サーバクライアント配信
（富士フイルムメディカル株式会社ホームページより引用転載）

〈0913-8919/23/¥300/論文/JCOPY〉

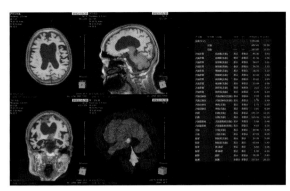

図2 REiLIを利用した脳区域解析

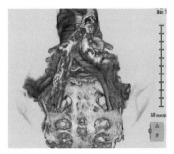

図3 OLIF5S1術前3D画像

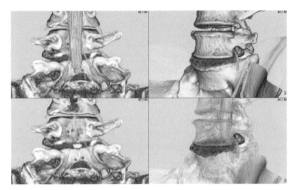

図4 ヘルニア術前3D画像

技術「REiLI」が搭載された。従来は画像コントラストなどを利用していたが，この新しい画像認識技術により，目的臓器や骨などの抽出が簡便にできるようになった。これにより，担当技師の労力と画像作成時間が大幅に改善された。

　当院は側彎症の手術が非常に多く，シンスライスデータから椎体に沿ったスライスラインを設定する「スライサー」を多用している。側彎症の症例においても，REiLIにより脊椎に沿ったMPR画像を自動作成することができる。

　また，血管や骨の抽出もREiLIの恩恵を受けている。骨抽出処理はワンクリックで可能になり，骨折に対する3D画像を救急現場にすぐに提供できるようになった。また，血管抽出処理は，肺の部分切除を目的とした3D画像作成で大いに役に立っている。肺動静脈は入り組んでおり，血管走行は個人差が大きく，分岐位置はバリエーションが多い。しかし，REiLIが導入されたことにより，全自動で肺動脈と肺静脈を分離できるようになった。最新のVINCENTでは，非造影CT画像から肺動脈と肺静脈を分離できるようになり，さらなる活用が期待されている。

REiLIは，脳区域解析にも導入されている。MR画像から脳を自動的にセグメンテーションし，それぞれの体積測定が可能となる。当院では近年，「治る認知症」として注目されている特発性正常圧水頭症（iNPH）の診断・治療に力を入れているため，脳室や脳溝，全脳の体積を診断指標の一つとして利用している（図2）。

　REiLIはさまざまな解析に利用されており，検査によっては自動的に解析が終了し，担当者は結果確認，画像キャプチャ，レポート作成を行うのみとなっている。解析処理時間は5分に満たないため，容易かつ短時間でプラスαの情報を現場に提供できるようになった。また，REiLIによって経験値の少ない新人でもある程度，容易に3D画像作成や解析ができるようになった。しかし，細部に関してはまだ目視による確認は必須であり，REiLIに頼り切るのではなく，共存していかなければならないと感じている。

術前3Dシミュレーション

　当院は，脊椎の手術が非常に多く，それらの術前3D画像の作成依頼にも多く対応している。代表的な症例は腰仙椎前方椎体間固定術（OLIF5S1），ヘルニア，狭窄症である。

　OLIF5S1は側臥位で後腹膜から進入して総腸骨動静脈間よりアプローチし，第5腰椎と第1仙椎の間にインプラントを挿入する術式である。血管走行は個人差が大きいため，術前に第5腰椎と第1仙椎の前方の動脈と静脈の走行，分

岐の位置，血管の間にインプラントが入るスペースが確保できるどうかを確認する必要がある。他施設では，この確認に造影CTを用いているが，当院は被ばく低減やヨード造影剤のリスクをなくすため，非造影MRIと非造影CTをフュージョンした3D画像を作成している[1]（図3）。この3D画像作成で最も重要なのは，CTとMRIの位置合わせである。位置ズレが生じると，血管の分岐の位置や血管間の距離が変わるため，術式の決定に直接影響を及ぼす。VINCENTには，自動位置合わせ機能がある。MRI，CT共に撮影体位をそろえることで正確に位置を合わせることができる。目視による確認は必須ではあるが，重宝している。

　また，ヘルニアや狭窄症の術前においても，MRIで腰部神経，ヘルニア，黄色靱帯を描出し，CTで作成した骨画像とフュージョンさせた3D画像を作成している[2]（図4）。これは，術前にKambin's Triangleを評価するためである。3D画像にすることで，術者の経験年数によらず，術前評価を目視で多方向から確認することができるため，スタッフ間で術式イメージを共有しやすくなった。さらに，手術時間の短縮やリスクマネージメントも安定して行えるようになっている。

◎

　ワークステーションは，技術の進歩により，施設や装置を問わず安定した解析を迅速に現場に提供することができるようになった。また，REiLIは作業負担の軽減，作業時間の短縮といった働き方改革への貢献，医療の進歩によって高度化する現場からの要求に応えるためにもなくてはならない存在となった。今後，REiLIが搭載されるアプリケーションが増えていくことが予想され，今以上に効率的なワークフローで高度な医療を提供できるようになると考えられる。

●参考文献
1) Nagamatsu, M., et al. : Assesment of 3D Lumbosacral Vascular Anatomy for OLIF5S1 by Non-Enhanced MRI and CT Medical Image Fusion Technique. *Diagnostics*, 11（10）: 1744, 2021.
2) Nagamatsu, M., et al. : Usefulness of 3D CT/MRI Fusion Imaging for the Evaluation of Lumbar Disc Herniation and Kambin's Triangle. *Diagnostics*, 11（10）: 1744, 2021.

2. AI搭載「Functional LV & RV解析」がもたらす心臓機能解析の時間短縮と精度向上

新保 博彦 群馬県立心臓血管センター放射線課

群馬県立心臓血管センターは，群馬県前橋市にある病床数195床の循環器疾患専門の救急医療機関である。主に循環器内科，心臓外科，消化器外科，整形外科と連携して診療を行っており，MRIによる画像診断は大きな役割を担っている。なかでも心臓MRIは，心機能評価，心筋浮腫や炎症の評価，心筋梗塞や心筋症における心筋線維化の評価，冠動脈評価など，多角的な観点から心疾患の情報を収集することが可能であり，近年，検査数も増加している。一方，撮像する画像数が多く，検査時間と画像解析時間に手間がかかるという問題があり，心臓MRIの有用性の理解が広がる中，利用の制約になっている。

近年，医療業界でも活用が進んでいる人工知能（AI）技術は，心臓MRIの診断における負担を軽減すると同時に，心臓MRIによる診断の可能性を広げることができると注目されている[1]〜[3]。当センターでは，2022年1月よりフィリップス社が提供しているワークステーション「IntelliSpace Portal（ISP）Ver. 12」より新しく追加さ

れ，AI技術を搭載した「Cardiac MR Analysis」の「Functional LV & RV解析」による心臓解析を開始した。本稿では，Functional LV & RV解析の臨床使用経験について紹介したい。

Functional LV & RV解析

Functional LV & RV解析のAIアルゴリズムは，"CNN based deep learning model with deformable shape-constrained model"を用いている。AI技術が搭載された大きなメリットは，左室（LV）と右室（RV）のセグメンテーション作業を効率化できることである。この作業はこれまで煩雑な操作を必要とし，多くの時間を要した。解析者の影響を受けやすいことから，解析結果の再現性も課題とされてきた。Functional LV & RV解析では，左室と右室の心筋トレースの自動化により，解析時間の大幅な短縮が可能になった。また，撮像後，画像データがISPに転送されれば，

バックグラウンドで解析を実行しておくことができる。

左室拡張機能・右室機能の重要性

左室機能の評価は，収縮機能は正常であるが，拡張機能が障害されている心不全において臨床上重要視されている[4]。Functional LV & RV解析は，心位相と左室内腔の容積の関係を表したtime-volume curveを算出することで，拡張末期体積（ED volume），収縮末期体積（ES volume），拡張早期充満速度（peak filling rate），拡張早期充満時間（time to peak filling rate）の計算が可能であり，拡張機能と収縮機能の評価を行うことができる。

また，冠動脈疾患などのように左室機能が重要と考えられていた疾患において，右室機能が予後推定上重要であることが報告されている[5]。右室は形状や右室接合部，右室流出路（RVOT）に

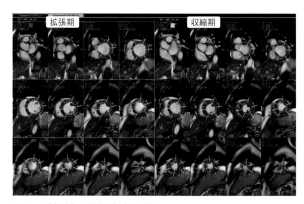

図1 陳旧性心筋梗塞（OMI）

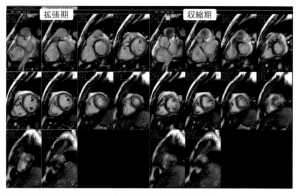

図2 ファロー四徴症と肺動脈閉鎖の術後

〈0913-8919/23/￥300/論文/JCOPY〉

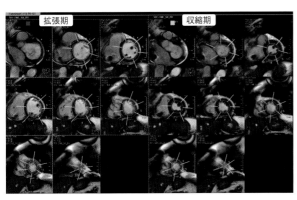

図3　ペースメーカー留置

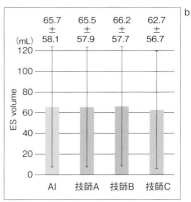

図4　自動（AI）および手動でのセグメンテーション心筋トレースの比較
　　a：ED volume
　　b：ES volume

個人差があり[6]，右室機能評価の効率性・再現性が低かったが，Functional LV & RV 解析では右室心筋の自動トレースにより解析時間の短縮と再現性の高い右室機能評価が可能となった。

当センターでの運用症例

1. 症例1：陳旧性心筋梗塞（OMI）

50歳代，男性。自動セグメンテーションを用いた左室，右室の輪郭トレース画像（図1）にて，左室基部下側壁心筋にやや非薄化を認め，陳旧性心筋梗塞を疑う。心筋梗塞巣の線維化の完成した状態であり，梗塞部位は収縮不全を生じ，広範囲に及ぶと心不全の原因となる。

2. 症例2：ファロー四徴症と肺動脈閉鎖の術後

20歳代，女性。自動セグメンテーションを用いた左室，右室の輪郭トレース画像（図2）にて，右室・左室とも肉柱が発達・拡張し，動きが悪く，収縮障害を認める。元来，右室⇒右室流出路⇒肺動脈弁の輪郭トレースは困難で時間を要することが多かったが，自動セグメンテーションを用いることで，術後症例でも精度の高い輪郭トレースが行えた。

3. 症例3：ペースメーカー留置

80歳代，女性。右室に留置されたペースメーカーのリードによる磁性アーチファクトを認めるが，自動セグメンテーションを用いた左室，右室の輪郭トレースは精度の高い結果となった。右室の

拡張を認め，左室の収縮機能はやや低下している（図3）。

自動セグメンテーション心筋トレースの精度検討

自動セグメンテーション心筋トレースと当センター技師3名による手動セグメンテーション心筋トレースによるED volume，ES volumeの比較を行った。2021年10月〜2022年4月に撮像した心臓MRI連続50症例（不整脈による解析不能な症例を除く）を対象とし，技師Aと技師Bは心機能解析上級者，技師Cは心機能解析初級者である。

自動セグメンテーション心筋トレースは，技師3名による手動セグメンテーション心筋トレースによるED volume，ES volumeと明らかな差異を認めなかった。自動セグメンテーション心筋トレースは高い精度を認め，有用性が示唆された（図4）。

解析時間短縮の効果

自動セグメンテーション心筋トレースを用いることにより，左室/右室の心機能解析時間の短縮が可能となった。ISPにてバックグラウンドでの解析が可能となったことで，これまで20〜30分ほどかかっていた左室/右室の心機能解析が5〜10分程度ですむようになった。心機能解析に不慣れな技師においても，煩雑な心筋のトレース作業の効率化が図られた。

今後の期待

自動セグメンテーション心筋トレースを用いた左室/右室の心機能解析は，トレースの精度を担保しつつ解析時間の短縮を可能にした技術である。ただし，左室心基部のトレース精度が低く，課題が残る。左室流出路周辺のトレースは，限られたシネ画像の分解能による部分体積効果と解剖学的な複雑さにより手動作業でも難しいケースが多い。また，心臓の動的影響および信号強度の不均一性の影響を受けやすい右室接合部，右室流出路においても，自動トレースの認識精度に課題があり，今後さらなる性能向上を期待したい。

●参考文献
1) Brosch, T., Peters, J., Groth, A., et al. : Model-based segmentation using neural network-based boundary detectors : Application to prostate and heart segmentation in MR images. *Machine Learning with Applications*, 6 : 100078, 2021.
2) Wang, L., Chitiboi, T., Meine, H., et al. : Principles and methods for automatic and semi-automatic tissue segmentation in MRI data. MAGMA, 29 (2) : 95-110, 2016.
3) Abdeltawab, H., Khalifa, F., Taher, F., et al. : A Novel Deep Learning Approach for Left Ventricle Automatic Segmentation in Cardiac Cine MR. *Comput. Med. Imaging Graph.*, 81 : 101717, 2020.
4) Bursi, F., Weston, S.A., Redfield, M.M., et al. : Systolic and diastolic heart failure in the community. *JAMA*, 296 : 2209-2216, 2006.
5) Bleasdale, R.A., Frenneaux, M.P. : Prognostic importance of right ventricular dysfunction. *Heart*, 88 : 323-324, 2002.
6) Fritz, J., Solaiyappan, M., Tandri, H., et al. : Right ventricle shape and contraction patterns and relation to magnetic resonance imaging findings. *J. Comput. Assist. Tomogr.*, 29 : 725-733, 2005.

3. 熊本大学病院における「REVORAS」の使用経験

榎本 隆文 熊本大学病院医療技術部診療放射線技術部門

当院では，ザイオソフト社から新しく登場した，次世代医用画像処理ワークステーション「Ziostation REVORAS（以下，REVORAS）」を使用する機会を得たので，その使用経験を報告する。これまでの「Ziostation2」との比較を交えながら，新たな機能や特徴を紹介できればと思う。

ユーザーインターフェイスの刷新

まず初めに目についたのは，ユーザーインターフェイスの大幅な変更である。Ziostation2を使用していた筆者にとっては，もはや別のワークステーションかと思うほど変更されている。しかしながら，初めて使用する方にとっては見た目もスッキリと整理され，画像アイコンも多く採用されていることから，直感的に判別できるような仕様となっている（図1）。また，Ziostation2で多く使用していた，あらかじめ組み込んだ処理を自動で走らせることが可能な「マクロ機能」が廃止され，従来のユーザーからすると慣れが

必要な部分も多く感じた。しかし，これは裏を返せば，従来やや玄人向けな印象のあったワークステーションから，操作に不慣れな医師や若手の診療放射線技師にとっても直感的にわかりやすいワークステーションになったということであり，REVORASのコンセプトである「Smart Imaging」を体現するような操作性への工夫が随所に感じ取れる。

新たな機能「レンブラント」「トランスペアレンシー」

REVORASで新たに追加された機能に「レンブラント」と「トランスペアレンシー」がある。どちらも画像表示に関する機能であり，より細かな表現が可能になった。

レンブラントは，従来のボリュームレンダリングで使用されている，3D CGのレンダリング手法であるレイトレーシングを拡張発展させたパストレーシングを用いている。これにより，さまざまな方向からの光源をシミュレートし，淡い影

の表現によってさらに立体感を持つようになった[1), 2)]（図2）。

また，トランスペアレンシーにより，オパシティカーブを下げることなく，コントラストや形状を保持したまま臓器の重なりなどを表現することが可能になった。従来，奥行き方向の表現が難しかった頭部領域や心血管領域など，非常に多くの場面で重宝されるであろう。

非造影画像の自動抽出精度の向上による処理時間短縮

今回のREVORAS使用に当たり，筆者が最も驚いたのは非造影画像の自動抽出精度の高さである。3D画像は，主に手術支援など多くの場面で活用されており，CT装置の進歩とともに年々需要は高まっている。そんな中，3D画像を作成する診療放射線技師の負担も計り知れないほど増加しており，3D画像作成にかかる時間と手間という部分で多くの施設が悩みを抱えていることだろう。さらに，当院では，造影剤を用いない非造影画像の3D画像作成依頼も増加しており，3D画像の作成時間が延長する要因になっている。従来のZiostation2では，元画像を1枚ずつめくりながらマスクを囲うという作業が必要となる。それに対し，REVORASでは，いくつかの領域で非造影画像の自動抽出に対応できるようになった。本稿では，その一例を紹介する。

当院では，カテーテルアブレーション術前検査として，造影剤を使用しての

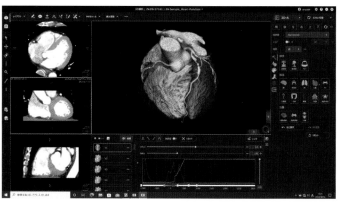

図1 レイアウトの刷新

〈0913-8919/23/¥300/論文/JCOPY〉

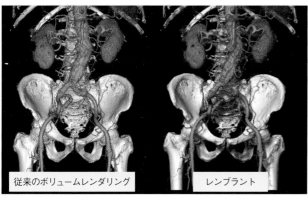

従来のボリュームレンダリング　　レンブラント

図2　画像表示方法による表現の違い

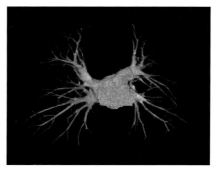

図3　単純CT画像による肺静脈・左心房の
　　　3D画像

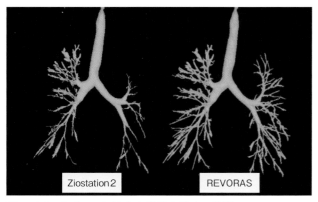

Ziostation 2　　　　　REVORAS

図4　同一患者での気管支自動抽出精度の比較

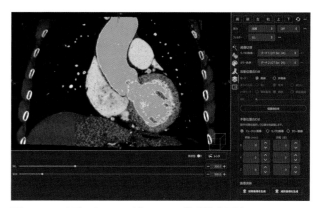

図5　マルチデータフュージョンでの非剛体位置合わせ

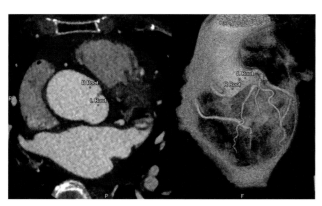

図6　心臓周囲脂肪
　　　解析

と非常にうれしい機能が多く追加されている。いずれの機能も作業を効率化し，3D画像作成時間の短縮に大きく寄与するものである。また，心臓のアプリケーションでは，心臓周囲脂肪の自動測定などの解析機能も追加されており，近年のさまざまな臨床のニーズに応えるようなものが搭載されている（図6）。

◎

　今回，ザイオソフト社から新しく登場したREVORASについて，当院での使用経験を述べた。Ziostation 2とは大幅に異なる使用感ではあるが，確実に作業の時間短縮につながる多くの機能が実装されていると感じた。特に，操作に不慣れな医師や若手技師にとっては，直感的にわかりやすいワークステーションであり，今後のさらなる普及が期待されるところである。

肺静脈・左心房の形態確認，左心耳血栓の有無，アクセスルートの確認を行うが，高度腎機能障害のある患者には造影剤をなるべく使用したくないという循環器内科医師の意向がある。そこで単純CTでの肺静脈・左心房の形態確認になるわけだが，REVORASでは肺静脈抽出をクリックするだけで，おおよその形が完成する（図3）。従来の作業時間と比較すると，個人差はあれ1/5の時間で作業が終了する。精度も非常に高く，修正も最小限の労力ですむ。

　そのほか，肺がん術前の血管3D画像作成については，血管や気管支の自動抽出精度も向上している。図4は，Ziostation 2とREVORASの同一患者での比較である。REVORASでは，気管支末梢の部分まで描出され，不要なノイズによるゴミの描出が軽減されていることがわかる。

その他の追加機能

　そのほか，REVORASに新しく搭載された機能として，マルチデータフュージョンでの非剛体位置合わせ機能（図5）や，3D画像作成途中での別画像追加機能など，従来からのユーザーからする

●参考文献
1) Marwen, E., et al. : Cinematic rendering in CT: a novel, lifelike 3D visualization technique. *AJR Am. J. Roentgenol.*, 209 (2) : 370-379, 2017.
2) Evelyn, D., et al. : Cinematic rendering-an alternative to volume rendering for 3D computed tomography imaging. *Insights into imaging*, 7 (6) : 849-856, 2016.

4. 小倉記念病院における 「Advantage Workstation」の 使用経験

宮崎　綾　小倉記念病院放射線技師部

GE社製の3Dワークステーションである「Advantage Workstation (AW)」は,長い歴史があり,現在,CT, MR, 核医学,血管造影などマルチモダリティの撮影画像に対応したアプリケーションが用意されている。また,運用に応じて,ワークステーション型,サーバ型のプラットフォームで運用することが可能である。

当院では,2007年に心臓CT専用機としてGE社製「LightSpeed VCT」,AW 3台を導入した。2018年には装置更新に伴いGE社製「Revolution CT」を導入し,現在ではワークステーション型,サーバ型含めて合計8台のAWを用いて,1日平均30件ほどの心臓CTの画像処理を行っている。

AWの特長

AWの心臓や全身血管を処理するアプリケーションは,特に血管の自動認識機能の精度の高さを特長としており,多くの件数を処理するに当たって,スムーズな画像処理に大いに役立っていると感じる。

また,AWのアプリケーションの中でも代表的なものとして,動きを抑制した画像を生成する「SnapShot Freeze (SSF)」が挙げられる。GE社製CTで撮影された心臓の画像データから,指定した心位相の±約80 msの3つの位相の画像を再構成し,AWへ転送すると,ベクトル演算アルゴリズムを用いて,バックグラウンドで5〜10分程度で処理を完了する。当院では,以前よりSSFを臨床で活用していたが,2022年にSSF2.0がリリースされ,当院にも導入された。SSF2.0は,従来のSSF機能と比較して,冠動脈のモーション抑制の精度を向上し,新たに,弁構造や心筋など心臓全体のモーションを抑制する機能が追加された。これは,心臓CTの精度を格段に向上させるアプリケーションである。特に近年,構造的心疾患 (structural heart disease：SHD) 治療支援においてCTの新しい活用が期待されており,本稿では,SSF2.0の当院での活用法,臨床的有用性を中心に紹介する。

SnapShot Freeze 2.0 冠動脈への応用

従来の心臓CTでは,限られた心位相でしか静止位相が得られなかったが,SSF2.0では,SSFよりさらに冠動脈のモーション抑制の精度が向上し,より幅広い位相で静止画像が得られるようになった (図1, 2)。その結果,最適位相を探す時間を短縮でき,また画像解析においては,血管のオートトラッキング機能,中心線トレースの精度も向上し,短時間でかつ精度の高い画像を提供できるようになった。

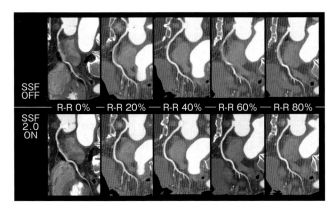

図1　SSF-OFF, SSF 2.0の右冠動脈CPR画像比較（撮影時心拍数69）

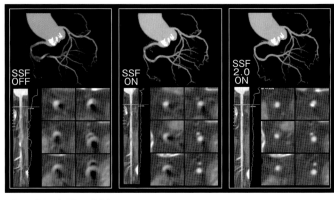

図2　図1と同一症例。SSF-OFF, SSF, SSF 2.0のR-R 60％における画像比較

〈0913-8919/23/￥300/論文/JCOPY〉

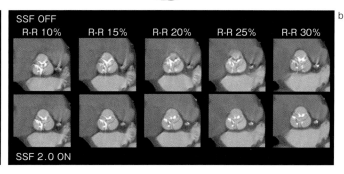

図3 SSF-OFF，SSF 2.0の位相（R-R 10〜30％）間の断面比較
a：弁輪断面，b：バルサルバ洞断面
撮影時心拍数94。SSF 2.0は，どの位相においてもモーションアーチファクトが抑制されている。

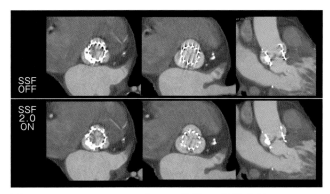

図4 SSF-OFF，SSF 2.0のTAVI術後CT画像比較
（撮影時心拍数82）

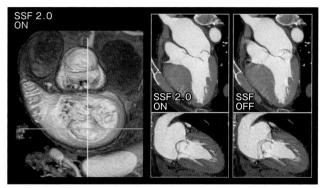

図5 僧帽弁逸脱症例のSSF-OFF，SSF 2.0画像比較
（撮影時心拍数78）
弁の逸脱弁尖，腱索の描出が大幅に改善している。

大動脈弁への応用

　経カテーテル大動脈弁置換術（TAVI）において，適応の決定，プランニング，動態観察，形態の全体像，石灰化分布の把握，合併症リスク予測のために，術前のCT評価は必須である。

　CTでの大動脈弁輪径の計測は，人工弁のサイズ選択に大きな影響を与える。また，弁輪破裂，人工弁の脱落や弁周囲逆流などの合併症リスクがあるため，正確な弁輪径計測が必要である。

　弁輪径計測の最適心位相は，弁輪径が最大となるR-R 10〜30％の駆出期が望ましいと考える。CTで得られやすい静止心位相は，収縮末期のR-R 40〜50％程度であり，SSF 2.0導入以前は，駆出期での静止画像の取得が困難であったが，SSF 2.0では駆出期でも容易に静止位相を得ることが可能となった（図3）。SSF 2.0では弁輪の輪郭が明らかに明瞭で，計測値に影響を与えるレベルの効果があると言える。迷いなく輪郭をトレー

スでき，計測者間の計測値のバラツキも少なくなり，計測に要する時間も短くなったと感じる。

　SSF 2.0導入以前の計測位相は，「モーションアーチファクトが少なく，駆出期に近い計測可能な位相」が第一選択であったが，SSF 2.0導入後は「最大弁輪径となる位相」を選択でき，最適な心位相で計測できるようになった。実際の計測した心位相は，SSFで平均R-R 29.8％，SSF 2.0では平均R-R 20.4％であった。

　TAVI術後の弁血栓症の診断においても，CTでの評価は重要である。高心拍症例においては，モーションアーチファクトやメタルアーチファクトにより弁葉が見えづらいが，SSF 2.0ではメタルアーチファクトの影響はあるものの，モーションアーチファクトが抑制され，弁葉のlow densityが確認できる（図4）。

僧帽弁への応用

　SSF 2.0は，僧帽弁のように薄く，動

きの大きな構造物においてもモーション抑制の効果を発揮する（図5）。弁尖や腱索が明瞭に描出され，僧帽弁の形態・動態評価が可能となった。僧帽弁閉鎖不全症における「MitraClip」（アボット社製）を用いた治療では，経食道エコーに加え，術前CTが治療戦略に活用されるようになった。また，外科的治療の支援画像としても高い評価を得ている。

◎

　SSF 2.0は，大動脈弁，僧帽弁，腱索，心筋，その他の薄い構造物の描出能を大幅に向上し，任意の位相で静止画像を得ることができるようになった。それにより，至適心位相の選択にかかる時間や解析作業時間の短縮，観察者間での計測値のバラツキが低減された。また，SHD治療において，治療戦略の立案や解剖学的理解の助けとなっている。今後は，三尖弁治療における術前CT評価の活用も期待されており，治療の一助となるような画像描出をさらに追究していく必要があると考える。

5.「*syngo*.via」で実現する人からAI技術へのタスクシフト

中根　淳　埼玉医科大学総合医療センター中央放射線部

シーメンス社製の「*syngo*.via」の特徴を一言で表現すると，365日24時間寝ないで働くスーパーマンである。これほどまでに，AI技術を駆使して診療放射線技師の日常業務をサポートしてくれるワークステーションは現状，ほかにはないと断言できる。さらに，*syngo*.viaは人からAI技術へのタスクシフトに活用できる可能性があることを実感している。

当院における*syngo*.viaの活用術

CT検査において，検査後に人の手を介して画像処理作業が必要な3D画像やmulti planar reconstruction（MPR）画像の規則的な提供や，多くの需要に悩みを抱えている施設も少なくないはずである。3D画像[1]の有用性は確固たるエビデンスが多数報告されており，頭蓋骨骨折では短い読影時間で感度が向上し[2]，鼻骨骨折では病変部の明確な表現が可能となる[3]。さらに，肋骨骨折では，読影時間の短縮や術前計画に重要とされている[4]。また，3D-CT angiography（3D-CTA）では，動脈瘤の検索[5]や慢性下肢虚血患者に対するバイパス術前計画[6]，肺がんにおける胸腔鏡下手術の術前計画[7]への有用性が報告されていることから，3D画像は手術支援と読影支援に活用されるケースが多い。手術支援の3D画像は，画像等手術支援加算のように診療報酬につながる一方で，読影支援のための3D画像やMPR画像は，病院経営に直接プラス材料となることは少な

い。しかし，現場では必要性と即時性が求められることも多く，オペレータは画像処理作業のために検査業務の一時中断を余儀なくされる。ほとんどの施設において，限られた人的資源の中で，ヒューマンエラーに気をつけながら精神的・身体的負担を抱えて画像処理作業と日々向き合っていると思われる。もし，薄いスライス厚を画像再構成し，ワークステーションに画像を転送するだけで，自動的にMPR画像と3D画像が作成されるようなシステムがあれば，規則的な画像提供が可能となり，人時生産性の向上にもつながるはずであると考えていた。そして，念願叶い，シーメンス社製の*syngo*.viaと出合って，この思いが現実になった。

実は，*syngo*.viaは初期のバージョンであるVA10から使用していた。この頃の*syngo*.viaは，汎用ワークステーションのような職人気質で作り込む画像処理作業やほかの用途での活用も模索できず，約10年間の使用頻度は今と比較すると少なかった。ただ，VB20以降にAI技術が実装されて*syngo*.viaの評価は一変した。その技術とは，自動的に解剖学的な形状を認識して処理を行う「ALPHA technology」と，画像処理から画像転送の作業を全自動で実施して完結する「Rapid Results Technology」である。この2つの技術を組み合わせることで，当院はシームレスなポストプロセス環境の

構築を実現した。本稿では，活用実例をいくつか紹介する。

まずは，頭部単純CT検査での活用を通して，ALPHA technologyの高い画像認識精度についてお伝えしたい。頭部の検査で求められるのは再現性である。当院では，orbitomeatal line（OM line）を基準としているが，決まった角度や左右の対称性はもちろんのこと，過去画像との再現性も重要視される。図1は，同一症例の経過観察において，昔ながらにオペレータがガントリのレーザー光を用いて手動でポジショニングして撮影した群と，薄いスライス厚を*syngo*.viaに転送して自動で作成した群のズレ量を検証した結果である。矢印の長さが長いほど変位ベクトルが大きいため，画像間のズレ量が大きいことを表している。図1より，*syngo*.viaの方が矢印の長さが短いと確認できることから，画像認識精度の高さが一目瞭然である。このように，頭部検査において*syngo*.viaをフィルタとして画像を提供することで，人のクセやズレというバイアスが排除され，高い再現性が得られる。さらに，頭部検

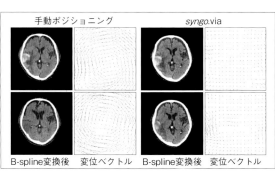

図1　頭部検査における ALPHA technology の精度検証

〈0913-8919/23/¥300/論文/JCOPY〉

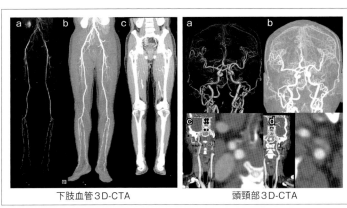

下肢血管3D-CTA　　　　頭頸部3D-CTA

図2　下肢血管3D-CTAと頭頸部血管3D-CTAで規則的に提供している
画像一覧
下肢血管3D-CTA
a：骨除去された3D画像，b：骨除去されたMIP画像，c：MIP冠状断像
頭頸部3D-CTA
a：骨除去された3D画像，b：骨除去されたMIP画像，c：右内頸動脈の横断像，
d：左内頸動脈の横断像

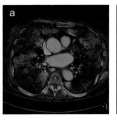
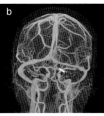
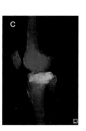

図3　Dual energyで規則的に提供している画像一覧
a：肺灌流画像，b：骨除去MIP画像，c：骨髄イメージング画像

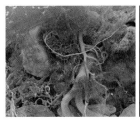
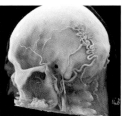
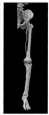

図4　Cinematic Renderingの臨床例

査では，骨条件やMPR画像，3D画像を依頼されることもあるため，検査目的に合致した指示をsyngo.viaに指示することで，オペレータのスループットを下げることなく，基準線に即した画像の提供が可能となっている。

造影検査については，下肢血管3D-CTAと頭頸部血管3D-CTAを紹介したい。Rapid Results Technologyは，骨除去や血管認識にも対応している。そこで，下肢血管では骨除去された3D画像とMIP画像，MPR画像を，頭頸部では，頭部の骨除去された3D画像とMIP画像，内頸動脈のcurved planar reconstructionとcross section画像を規則的に提供している（図2）。これは，特に即時性が求められる救急医療の現場では非常に役立つ。さらに，詳細に3D画像などを確認したい場合は，すでにsyngo.via内の検査シリーズにワークフローが割り当てられているため，画像処理作業が完了した状態から開始できることも大きなメリットである。

syngo.viaの活用の幅は，dual energyにも広げられる。通常，dual energyで検査を実施する場合には，検査終了後に解析作業が必要となるため，オペレータの負担が増え，また，CT検査のメリットである即時性が失われてしまうことから，dual energyを選択することに消極的になっていた。しかし，syngo.viaを介すことで，図3に示すように仮想単色X線画像や骨除去画像，肺領域の灌流画像，骨髄イメージング画

像が自動生成されるため，dual energyを選択する症例が著しく増えたことを実感している。

最後に，「Cinematic Rendering（CR）」に関して触れておきたい。syngo.viaには，現在主流の3D表現方法であるvolume rendering（VR）に加えて，CRがある。CRは，VRよりも実物に近い3D表現が可能である[8]。当院でも，図4に示すようにCRで表現した3D画像の提供を行っており，臨床医からは，リアリティがあり，手術シミュレーションや教育ツールとして活用しているとの評価が得られている。

以上，当院におけるsyngo.viaの活用法を紹介したが，一方で，デメリットにも触れておきたい。それは，シームレスなポストプロセス環境を構築するため，画像処理作業を数多く登録しなければならず，また，職人気質で作り込む画像処理作業に対してはほかのワークステーションと比べると操作性で見劣りすることである。ただし，画像処理作業の登録は，PDCAサイクルのように挑戦→実践→成功→自己肯定感→飛躍を繰り返し，負担軽減の実感が原動力となるため，苦になることはないと思う。操作性に関しても，syngo.viaの基本エンジンが支える高い画像認識力によって細かい修正を加えるケースが少ないことを実感している。

◎

筆者はsyngo.viaと出合い，ワークステーションは画像診断機器の補助的役

割を果たすのではなく，中核を担うべき存在であると考えるようになった。実際に当院では，syngo.viaを中心として周囲にCT装置が存在するようなネットワークになっている。syngo.viaは，診療放射線技師の良きパートナーである。

●参考文献
1）Philipp, M.O., Kubin, K., Mang, T., et al. : Three-dimensional volume rendering of multidetector-row CT data : Applicable for emergency radiology. Eur. J. Radiol., 48（1）: 33-38, 2003.
2）都能和俊，松田恵治：頭部外傷CT検査における頭蓋骨骨折に対する2D画像と3D画像の特性を用いた診断能の向上．日本臨床救急医学会雑誌, 25（1）: 1-10, 2022.
3）Wu, Y., Wang, P., Han, X., et al. : Three-dimension CT assisted treatment of nasal fracture. J. Clin. Otorhinolaryngol. Head, Neck Surg., 34（5）: 452-455, 2020.
4）Pulley, B.R., Taylor, B.C., Fowler, T.T., et al. : Utility of three-dimensional computed tomography for the surgical management of rib fractures. J. Trauma Acute Care Surg., 78（3）: 530-534, 2015.
5）Matsumoto, M., et al. : Three-dimensional computerized tomography angiography-guided surgery of acutely ruptured cerebral aneurysms. J. Neurosurg., 94（5）: 718-727, 2001.
6）Ishikawa, M., Morimoto, N., Sasajima, T., et al. : Three-dimensional computed tomographic angiography in lower extremity revascularization. Surg. Today, 29（3）: 243-247, 1999.
7）Fukuhara, K., Akashi, A., Nakane, S., et al. : Preoperative assessment of the pulmonary artery by three-dimensional computed tomography before video-assisted thoracic surgery lobectomy. Eur. J. Cardiothorac. Surg., 34（4）: 875-857, 2008.
8）Caton, M.T., Wiggins, W.F., Nunez D. : Three-Dimensional Cinematic Rendering to Optimize Visualization of Cerebrovascular Anatomy and Disease in CT Angiography. J. Neuroimaging, 30（3）: 286-296, 2020.

Ⅳ 医用画像ワークステーションガイド

1. 新時代のワークステーション「Ziostation REVORAS」

下宮 大和 ザイオソフト（株）臨床応用開発グループ

2022年4月，ザイオソフトは新製品として「Ziostation REVORAS（以下，REVORAS）」を発表した。新たに発表されたREVORASは，「Smart Imaging "みる"をシンプル，スマートに」をコンセプトに，これまでザイオソフトが培ってきたインテリジェンスの集大成として開発された。臨床にかかわる医師，診療放射線技師が目的に合った画像や画像から得られる情報をスマートに活用できるようにすることで，あらゆる"みる"（診る，観る，看る）をシンプルでスマートにするであろう。本稿では，REVORASの開発コンセプトや搭載された新たな技術について述べる。

■イメージングインテリジェンス

REVORASは，Smart Imagingを実現するザイオソフトのインテリジェンス技

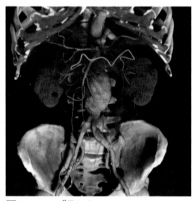

図1 レンブラント

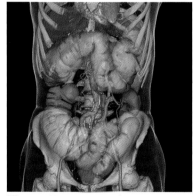

図2 トランスペアレンシー

術の集大成である。ザイオソフトでは，REVORASを画像処理の質を高めるイメージングインテリジェンスとして位置づけ，臨床現場のニーズにフィットするファンクショナリティ（機能性），ユーザビリティ（操作性），アクセシビリティ（利便性）を追求している。ファンクショナリティでは独自の技術やアルゴリズムにより，高度な画像処理と自動抽出を実現させ，リアリティと情報精度を高めるとともに，医師や診療放射線技師が解析に費やす手間や時間を軽減する。そして，高度な機能を軽快かつシンプルな操作感で提供しユーザビリティを高め，臨床で求められる画像を効率良く処理し，画像解析者が「見たい画像」を自身で簡便に作成できる。また，臨床での運用を考慮した画像の活用に特化し，場所や端末を選ばないリモートアクセスや複数台のPCでの利用を可能にするなど，アクセシビリティをさらに高め，使用者の利便性を向上させる。これらのイメージングインテリジェンスを駆使することで，使用者が専門や経験に左右されることなく，直感的な操作でスピーディに目的の結果や画像に到達することを促し，近年注目されている術前計画や手術シミュレーションなどに役立つことが期待される。

■REVORASの技術性能： Revorability

CT装置やMRI装置から得られる膨大な情報を最大限に生かし，認識，解析，描写にかかわる高度な技術とアルゴリズムを融合し，画像処理の質を飛躍的に高める技術性能「Revorability」。Revorabilityは，「REVORAS+capability（能力）」の造語であり，技術性能の総称である。創業当時よりザイオソフトが培い，実装してきた多くの機能や軸となる数々のインテリジェンスが生かされている。特徴的な機能として，新たな画像表現法「レンブラント」が実装された。レンブラントは，従来のボ

リュームレンダリングで使用されている手法を拡張発展させており，光の遮蔽効果を緻密に計算し，よりリアルな表面反射モデルを組み込むことで，多様な体組織の形状・質感を表現することを可能にしている。REVORASでは，光の入射角や，影の強さを詳細に調整することが可能であり，従来よりも写実的な画像表現が期待できる（図1）。

術前計画や手術シミュレーションでは，複数モダリティや時相の異なる画像をマルチレイヤー表示することで，観察しやすい画像作成が求められている。従来のZiostation 2ではそれぞれの画像を重ねる際，オパシティカーブを緩やかにする調整を行っていたが，オパシティカーブの調整では構造物が痩せて表示されたり，構造物全体が透過され実際の構造物とは異なった結果画像になることが懸念される。REVORASに搭載された新たな表現手法の一つである「トランスペアレンシー」は，この問題点を解決する。トランスペアレンシーではオパシティカーブやウインドウレベルに依存しない透過を実現させ，構造物の辺縁の輪郭を残したまま透過し，画像表示することができる。トランスペアレンシーを用いることにより，観察に干渉していた構造物と観察したい構造物の位置関係を損なうことなく表現することが可能である（図2）。

◎

本稿では，REVORASの開発コンセプトや，搭載された新たな技術について紹介した。われわれザイオソフトは，20年以上にわたりソフトウエアの開発に取り組んできた。これらの経験を生かし，今後も医療技術の発展をめざして，独自の技術で患者に役立つ製品を開発し続け，医療に貢献していきたいと考えている。

一般的名称：汎用画像診断装置ワークステーション
販売名：ザイオステーション　レヴォラス　ＲＬ
認証番号：304ABBZX00001000

【問い合わせ先】マーケティング部　TEL 03-5427-1921　URL http://www.zio.co.jp/revoras/

Ⅳ 医用画像ワークステーションガイド

2. 放射線検査における，最新技術を用いた画像処理アプリケーション

大森 孝憲 GEヘルスケア・ジャパン㈱ヘルスケア・デジタル本部マーケティング／松本 和也 GEヘルスケア・ジャパン㈱イメージング本部MICT営業推進部MICTマーケティング

GEヘルスケアは，放射線画像検査において，撮影後の画像再構成から，読影支援までのワークフローをサポートするための技術開発に日々取り組んでいる。画像再構成は撮影装置側で行うものと，ワークステーション側で行うものがある（図1）。ここでは，ワークステーションが行う画像再構成および画像処理における最近の技術を使ったアプリケーションを紹介したい。

■人工知能技術の活用

ご存じのとおり，近年，人工知能の役割が注目されている。医療分野においても，その技術が活用され始め，2022年には診療報酬の画像診断管理加算3の施設基準に人工知能技術を活用したソフトウエア

の管理に関する基準も組み込まれた。当社の画像ワークステーションの最新バージョンにも，deep learningアルゴリズムを使った機能を搭載したアプリケーションがある。2022年11月時点で，CT心臓血管解析（CardIQ Xpress），CT肝臓解析（Hepatic VCAR），CT椎体ラベリング（BoneVCAR），CT頭部灌流解析（Perfusion 4D），MR前立腺解析（PRO View）におけるセグメンテーション機能にdeep learningアルゴリズムを搭載しており，医療機器製造販売認証を得ている（図2）。これらの解析アプリケーションは，ワークステーションだけでなく，目的や運用に応じてサーバでの運用も可能であり，さらには院内の既存ITインフラの有効活用という点で，ソフトウエアのみを調達し，仮想サーバ環境上で運用することも可能である。

■高度な心臓CT画像処理技術

次に，画像処理においては，撮影装置側の技術と組み合わせて，高度な画像処理を行う機能がある。

これは人工知能技術ではないが，モダリティメーカーのノウハウを生かした技術である。代表的な技術として，心臓CT画像において心臓全体のブレを補正する「SnapShot Freeze 2.0（SSF 2.0）」がある（図3）。SSF2.0は，心臓を構成する各ボクセルの動態（動きの向き，動きの量など）を三次元的にベクトル解析し，偏移量をフィードバックし静止画像を生成する当社独自のモーション抑制アルゴリズムであり，冠動脈だけでなく心臓全体のモーションを抑制することができる。これにより，高心拍や不整脈患者への心臓CT検査の適応拡大，ブルーミング，ブラーリング，バンディングなどアーチファクトを抑えた高分解能画像による読影負荷の軽減と診断確信度の向上への貢献，撮影条件選択，最適心位相検索，解析処理などでの作業負担・時間短縮が期待できる。さらには，160mm wide volume検出器と組み合わせることで，心臓全体の4D情報が取得できるため，構造的心疾患への低侵襲的なカテーテル治療や，自己弁温存手術，大動脈弁形成術など外科的手術の安全な実施にも貢献できる。

アドバンテージ ワークステーション
医療機器認証番号：20600BZY00483000
汎用画像診断装置ワークステーション AW サーバー
医療機器認証番号：22200BZX00295000

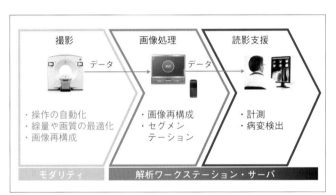

図1 放射線検査ワークフローにおけるアプリケーションの役割

撮影
データ
・操作の自動化
・線量や画質の最適化
・画像再構成
モダリティ

画像処理
データ
・画像再構成
・セグメンテーション
解析ワークステーション・サーバ

読影支援
・計測
・病変検出

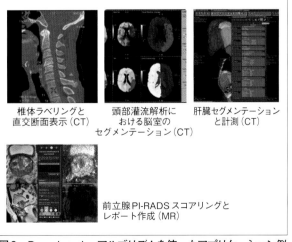

椎体ラベリングと
直交断面表示（CT）

頭部灌流解析における脳室の
セグメンテーション（CT）

肝臓セグメンテーションと計測（CT）

前立腺PI-RADSスコアリングと
レポート作成（MR）

図2 Deep learningアルゴリズムを使ったアプリケーション例

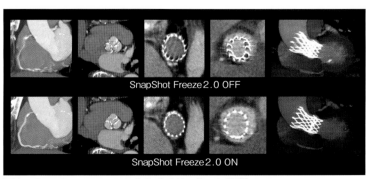

SnapShot Freeze 2.0 OFF

SnapShot Freeze 2.0 ON

図3 SnapShot Freeze 2.0 によるモーション抑制

【問い合わせ先】製品，営業案件に関するお問い合わせ窓口　TEL 0120-202-021　URL https://www.gehealthcare.co.jp/about/inquiry

3. 「*syngo*.via」による3D画像作成業務の効率化

下平　貴史 シーメンスヘルスケア（株）デジタル＆オートメーション事業部

シーメンスヘルスケアは，検査から読影までのワークフロー改善をめざし，2010年に「*syngo*.via」をリリースした。その特長は，院内のネットワークに接続された*syngo*.viaサーバにアクセスすることで，いつでもどこでも検査に応じた自動解析ずみの結果画像を瞬時に確認できることであり，読影支援システムとして高い評価を得てきた。そして，これらの自動解析の基盤となっているのが，「ALPHA（automatic landmarking and parsing of human anatomy）technology」である。この技術は，人工知能（AI）を駆使してCTやMRなどの画像から関節や臓器などのランドマークを検出し，画像解析に生かす技術である。今日では，心臓や冠動脈CPR画像の自動抽出，比較読影における位置合わせなど，さまざまな解析にALPHA technologyが活用されている。また，バージョンアップを重ねるごとに自動抽出の精度を向上させ，放射線画像検査全体のワークフロー改善をサポートしている。

■ Rapid Results technology

一方，新たにPCを設置するスペースがない，相乗りする端末が*syngo*.viaの動作要件を満たさない，読影医の業務が煩雑化するため，PACSビューワ以外の別のシステムを利用したくない，などの問題や要望を抱えている施設を，われわれは一定数経験している。そのようなニーズに応えるべく，また，診療放射線技師による3D・MPR画像作成業務の効率化をめざして開発を進めてきたのが，「Rapid Results technology（RRT）」である（図1）。

RRTは*syngo*.viaのネーミングの由来（via：〜を通って，〜を経由して）どおり，*syngo*.viaを経由することで，あらかじめ設定した条件に従い，さまざまな画像解析や3D・MPR処理をサーバ内で実施し，任意の送信先に自動送信する技術である。RRTを活用することで，*syngo*.viaのアプリケーションを起動することなく，サーバ内で自動処理・自動送信を実行することにより，任意の送信先で解析結果を確認できる。撮影時のポジショニングが困難な場合や救急時など，すでにさまざまなシーンで活用されている。特に救急領域においては，頭部単純画像と頭部perfusion画像を*syngo*.viaに送るだけで，ASPECTSとNeuro perfusionの解析が自動実行され，任意のサーバなどに自動送信することができる。「脳卒中治療ガイドライン」で指標とされているRAPID（ischema view）での解析結果との相関[1]も示されており，よりスピーディな診断・治療への移行を支援している。

■ 放射線治療計画支援

AIを駆使した技術は，放射線治療計画支援においても有効活用されている。*syngo*.viaの「RT image Suite（RTiS）」は，放射線治療計画支援システムとしてデフォーマブルレジストレーションや4Dにおけるコンツーリングなど，さまざまな放射線治療計画支援機能を有しているが，その中でも評価が高いのが，Auto Contouringの機能を司る「Organs RT」である。現在対象となる臓器は85を超えており，頭頸部や肺野などにおける単なる抽出精度正確性だけでなく，骨盤内リンパ節（図2）などガイドラインに沿った形での臓器抽出ができることについても高い評価を得ている。このAuto ContouringもRRTと組み合わせることが可能で，CTデータを受信すると同時に事前に紐付けたテンプレート設定に従ってAuto Contouringを実施し，作成されたRT Structureのデータを放射線治療計画システムに自動送信することができる。その精度の高さから，RTiSやOrgans RTを活用することでコンツーリングの時間が大幅に低減できることも報告されている。

◎

現在，RRTの活用が急速に広まり，多くの施設から高評価を得ている。次なるステップとして，よりリアルで精緻なボリュームレンダリングを実現した「Cinematic VRT」への対応が期待されている。モンテカルロ法を用いた複雑な計算を要するため，現段階では未対応だが，本機能が実装されることで，Cinematic VRTの臨床活用の幅が広がり，業務効率の改善という観点でも大きな効果が期待できると考えている。

●参考文献
1) Koopman, M.S., et al. : Comparison of three commonly used CT perfusion software packages in patients with acute ischemic stroke. *J. Neurointerv. Surg.*, 11（12）: 1249-1256, 2019.

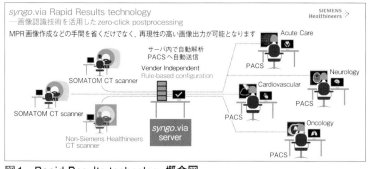

図1　Rapid Results technology 概念図

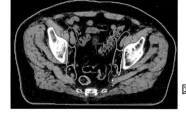

図2　骨盤部のAuto Contouring結果

【問い合わせ先】TEL 03-3493-7500　URL https://www.siemens-healthineers.com/jp/

〈0913-8919/23/￥300/論文/JCOPY〉

4. 医用画像ワークステーション「IntelliSpace Portal」のAIテクノロジーがもたらす令和時代の心機能解析

平久保 拓 （株）フィリップス・ジャパンEDIビジネスマーケティングスペシャリスト

フィリップスの医用画像ワークステーション「IntelliSpace Portal」は，モダリティ専用画像処理ワークステーションから現在のマルチモダリティ（CT, MRI, 核医学），マルチベンダーワークステーションへと発展してきた。現在，70を超えるアプリケーションを持ち，幅広い診療領域で活用されている。2021年よりVer.12となり，「Cardiac MR Analysis」の「Functional LV & RV解析」に人工知能（AI）技術が搭載された。これまで，Semi-automatic segmentationだった心筋トレースにAutomatic segmentation機能を追加し，解析者のワークフローが改善され，業務過多を解消する一助となっている。本稿では，AI技術を搭載したFunctional LV & RV解析が実現する，心機能解析の効率的なワークフローについて紹介する。

■ AI搭載によるワークフローの改善

Cardiac MR Analysisは，心機能解析・遅延造影の解析アプリケーションである。一般的な心機能解析，Bull's-eye（wall motion, wall thickness, wall thickening），volume over time graphから拡張機能の評価ができるなど，多くの解析が可能である（表1）。心臓MRIは時間がかかる検査とされてきた。近年はフィリップスのMRI高速撮像技術「Compressed SENSE」や「SmartSpeed」により，撮像時間の大幅な短縮が可能となったが，解析には多くの時間がかかることが負担となっている。心機能解析のFunctional LV &

RV解析では，AI技術によりLV（左心室），RV（右心室）の内腔，外腔の自動トレースを実現し，解析時間を大幅に短縮できるようになった。さらに，事前に設定することでデータ受信後にバックグラウンドで自動解析が可能であり，アプリケーションを起動すると，解析が終了している状態から始めることができる。解析者はED（拡張期）/ES（収縮期）フェーズと心室の自動トレースの確認作業のみで解析結果が得られ，PACSやレポートに転送できる（図1）。それにより，従来，約20分を要した心機能解析を5分以内で終えることができる。また，トレース作業にかかる時間や精度は解析者の経験値によって大きく差が出るが，自動トレースになることで個人差も低減できる。これまで時間に追われ検査と解析を同時進行していたユーザーも，検査に集中できるようになり，検査を受ける側にとっても優しい環境を提供できる。

■ AI技術を利用した心筋トレース

AI技術には，機械学習という要素技術がある。データの種類や目的に応じて「教師あり学習」「教師なし学習」「強化学習」という3つに分けることができる。心筋のトレースを行うための画像認識で用いられているのは「教師あり学習」で，機械学習を利用した畳み込みニューラルネットワーク（convolutional neural network：CNN）[1), 2)]と呼ばれる画像認識のAIモデルと，それに続くshape constrained deformable modelで構成されている。「教

師あり学習」は教師となるデータを基に学習するため，精度を上げるには大量の画像データが必要とされる。Functional LV & RV解析は，欧州6施設で幅広い条件で撮像されたデータを用いて，AIモデルの学習・評価を行い開発した。そのため，AIモデルの堅牢性は高く，実臨床での解析も高い精度が期待できる。

◎

本稿では，AI技術を搭載したCardiac MR AnalysisのFunctional LV & RV解析が実現するスマートなワークフローを紹介した。IntelliSpace Portalは循環器画像診断において，ユーザーから有用性に対する評価を得てきた。AI技術の搭載によりFunctional LV & RV解析で20分かかる解析を5分以内で終えることができるようになり，解析結果の個人差低減にも寄与することができる。これまで時間に追われ，検査と解析を同時進行していたユーザーも検査に集中できるようになり，患者中心の画像診断の提供に少しでも貢献できると幸いである。

●参考文献
1) Ecabert, O., et al. : Automatic model-based segmentation of the heart in CT images. *IEEE Trans. Med. Imaging*, 27 : 1189-1201, 2008.
2) Brosch, T., Peters, J., Groth, A., et al. : Deep Learning-Based Boundary Detection for Model-Based Segmentation with Application to MR Prostate Segmentation. Medical Image Computing and Computer Assisted Intervention-MICCAI 2018. 515-522, 2018.

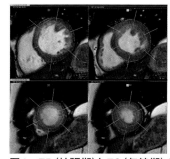

図1 ED（拡張期）とES（収縮期）のAutomatic segmentationを利用したLV, RVトレース

表1 Functional LV & RV解析のパラメータと拡張機能

解析パラメータ		
駆出率（%）	一回拍出量（mL）	拍出インデックス（mL/m²）
心拍出量（L/min）	心臓インデックス〔L/（min＊m²）〕	ED容積（mL）
ES容積（mL）	ED容積/BSA（mL/m²）	ES容積/BSA（mL/m²）
ED時間（ms）	ES時間（ms）	Cardiac density〔心臓密度（gr/mL）〕
ED壁重量（gr）	ED壁＋乳頭筋質量（gr）	BSA（m²）
ED壁重量/BSA（gr/m²）	ED壁＋乳頭筋質量/BSA（gr/m²）	心拍数（ppm）
拡張機能		
ピーク駆出速度（mL/ms）	ピーク駆出速度到達時間（ms）	第一最大充満速度（mL/ms）
第一最大充満速度到達時間（ms）	第一充満ボリューム（mL）	第二最大充満速度（mL/ms）
第二最大充満速度到達時間（ms）	第二充満ボリューム（mL）	最小充満速度（mL/ms）
最小充満速度到達時間（ms）	第一充満ボリュームと第二充満ボリュームとの差分（mL）	ピーク駆出速度/BSA〔mL/（ms＊m²）〕
第一最大充満速度/BSA〔mL/（ms＊m²）〕	第一充満ボリューム/BSA（mL/m²）	第一最大充満速度/BSA〔mL/（ms＊m²）〕
第二充満ボリューム/BSA（mL/m²）	最小充満速度/BSA〔mL/（ms＊m²）〕	

【問い合わせ先】 お客様窓口 TEL 0120-556-494 URL www.philips.co.jp/healthcare

5. 「SYNAPSE VINCENT」における「REiLI」を用いた最新の臓器セグメンテーション紹介

浅野 一茂 富士フイルムメディカル(株)ITソリューション事業部3D営業技術グループ

近年の医療現場では，CT，MRIのボリュームデータより作成された3D画像が画像診断や治療の支援に活用されている。その適用は幅広く，頭頸部から体幹部，四肢にまで至る。富士フイルムは，一般写真から医用画像にわたる広い領域を対象とした画像認識技術の開発に早くから取り組んできた歴史があり，2008年に医用画像3Dワークステーション「SYNAPSE VINCENT（以下，VINCENT）」をリリースした。VINCENTの最新版では，メディカル人工知能（AI）技術ブランド「REiLI」のディープラーニングをベースに設計された臓器セグメンテーションを多数搭載している。本稿では，富士フイルムの従来製品にはない新たな臓器セグメンテーションを紹介する。

■ REiLIにより実現した「脳区域解析」

MR画像により脳の側頭葉内側部分（海馬近傍）の萎縮を観察することが，アルツハイマー病の診断に有効であることが報告されている。「脳区域解析」は，REiLI

による深層学習をベースに開発された臓器セグメンテーションにより脳を26領域に区域分けし，容積評価を可能とした（図1）。これにより，客観的な評価が可能となり，今後さまざまな脳疾患の評価への活用が期待される。

■ 手術シミュレーションの新たな領域へと展開する「膵臓解析」

膵臓3D画像における血管構築は，膵臓周囲のさまざまな動脈と静脈が対象となり，医師や診療放射線技師が3D画像作成に多くの時間を費やしているのが現状である。「膵臓解析」は，REiLIの深層学習をベースに開発された臓器セグメンテーションにより，従来の機械学習では自動抽出が難しかった膵臓，膵管，膵臓周囲の動静脈，胃・十二指腸など新たな領域の抽出が可能となり（図2），3D画像作成にかかる時間と労力の削減が見込まれる。

■ 肺動静脈分離技術を単純CT画像へ拡張

従来の画像認識技術による血管認識は，

造影CTの画像を使用することを前提としていたが，REiLIの深層学習をベースに開発された臓器セグメンテーションにより，単純CTの画像からでも血管抽出を行うことが可能となった。VINCENT V6.7より「肺切除解析」に実装された肺動静脈分離技術を紹介する。従来，肺動静脈の分離には造影が必須であったが，本技術により造影剤アレルギーや腎機能低下などの理由で造影剤が使用できないケースでも肺動静脈が分離でき，術前シミュレーション画像の作成サポートが可能となった（図3）。

◎

本稿では，VINCENTの新たな臓器セグメンテーションについて紹介した。

REiLIを利用した臓器セグメンテーションにより，3D画像作成を従来のマニュアル作成よりも簡単なプロセスで作成することが可能である。さらに，VINCENTはサーバクライアント型運用も可能であり，電子カルテなどの院内端末で場所を選ばずに使用できる。これにより，術前画像の作成，カンファレンス，術中閲覧といったさまざまなシーンで活用することが可能となる。今後，ユーザーからの要望や学会のトレンド，臨床ニーズなどを取り入れ，さらに臨床現場を支援できるような機能を充実させていきたい。

3D画像解析システム SYNAPSE VINCENT
販売名：富士画像診断ワークステーション
　　　　FN-7941型
認証番号：22000BZX00238000

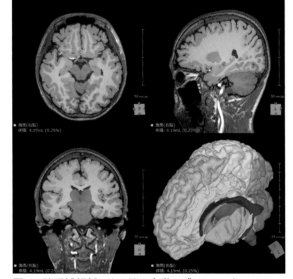

図1 脳区域解析による脳の自動セグメンテーション

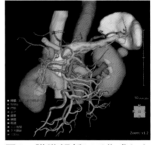

図2 膵臓解析にて作成した3D画像

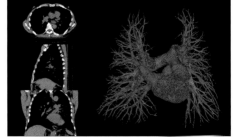

図3 単純CTを用いた肺動静脈分離（肺切除解析）

【問い合わせ先】営業本部マーケティング部　TEL 03-6419-8033　URL https://www.fujifilm.com/fms/

〈0913-8919/23/￥300/論文/JCOPY〉

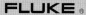
INFORMATION

次世代PET研究会2023
（2023/1/21（土）・QST千葉/ハイブリッド）

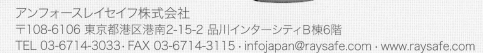

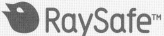

【日　時】2023年1月21日（土）13：30～17：00
【会　場】QST千葉地区 重粒子治療推進棟2F大会議室とオンラインのハイブリッド開催
【主　催】量子科学技術研究開発機構（QST）
　　　　量子生命・医学部門
【後　援】（予定）
応用物理学会放射線分科会/千葉大学フロンティア医工学センター/日本アイソトープ協会/日本医用画像工学会/日本核医学会/日本核医学会 核医学理工分科会「放射線科学とその応用」研究会/QST未来PET創造研究ユニット（50音順）
【参加費】無　料
【申し込み】問い合わせ先のWebサイトに掲載する申込フォームよりお申込みください。
＊要参加登録：現地参加の方は2023年1月19日までにお申し込みください。また，現地参加希望者の人数が会場のキャパシティを超過した場合，それ以降の方はオンライン参加のみとさせていただきますのでご了承ください。
【プログラム】
●イメージング物理研究サマリー
　座　長：張明栄（QST量子医科学研究所）
　「次世代PET研究2016-2022」
　山谷泰賀（QST量子医科学研究所）

●脳PET
　座　長：高橋美和子（QST量子医科学研究所）
　（特別講演）「認知症疾患修飾治療（DMT）新時代に向けた脳PETの役割と次世代PETへの期待」
　石井賢二（東京都健康長寿医療センター研究所）
●ポスター・機器展示（現地開催のみ）
　座　長：赤松　剛（QST量子医科学研究所）
　＊重粒子推進棟地下セミナー室および分子イメージング棟2Fにてポスター・機器展示
● Whole Gamma Imaging（WGI）
　座　長：河地有木（QST高崎量子応用研究所）
　「第3の核医学イメージング法：コンプトンカメラ（仮題）」
　田島英朗（QST量子医科学研究所）
●PET外科応用
　座　長：山田　滋（QST量子生命・医学部門QST病院）
　「鉗子型ミニPET開発：外科治療はどう変わるか（仮題）」
　高橋美和子（QST量子医科学研究所）

【問い合わせ先】
　事務局：QSTイメージング物理研究グループ
　E-mail jpet@qst.go.jp
　https://www.qst.go.jp/site/qms/event230121.html

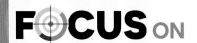

彦根中央病院

64列/128スライスCT
「Supria Optica」

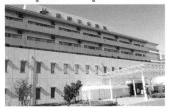

滋賀県彦根市西今町421
TEL：0749-23-1211
URL：https://www.hikone.or.jp

低線量・高画質で高速撮影が可能な 64列/128スライスCT「Supria Optica」が 地域を支える市中病院で稼働

「IPV」により従来の半分以下の線量での撮影を可能にし 小児から高齢者まで幅広い患者に負担の少ない検査を提供

彦根中央病院は，2022年9月にCTを富士フイルムヘルスケアの64列/128スライスCT「Supria Optica」に更新した。開設当初から土日診療を継続するなど，患者や家族が安心できる医療の提供に努めてきた同院がSupria Opticaを選んだ臨床・経営視点における理由，また初期使用経験について，放射線科の伊藤　晋部長，吉川元庸技師長，情報管理室兼広報室の根本　城室長にインタビューした。

土日診療で湖東地域の医療を支えるケアミックス病院

琵琶湖東北部に位置する医療法人恭昭会彦根中央病院は，「誠実・慈愛・和」を理念に，地域に根ざした医療を展開してきた。特徴の一つが1970年の開設当初から実施している土日診療で，湖東地域での365日の医療提供を可能にする地域の要となっている。現在は，内科，小児科，外科をはじめとした17科を標榜し，急性期から回復期の入院病棟と介護医療院からなる総病床数346床のケアミックス病院として医療を提供している。

根本室長は同院の特徴について，「湖北・湖東地域に維持期の病院が少ないため，当院はその役割が大きく，急性期病院から転院患者を受け入れて地域の医療機関と連携しながら自宅や施設への退院支援を積極的に行っています。また，患者や家族が安心できる環境を整えたいとの初代理事長の考えで，病院の開設時から土日診療を継続しており，外来患者は1日平均150人ほどであるのに対し，土日の受診ニーズは高く土曜日は200人を超えます」と説明する。成人病予防センターも併設しており，土日ならばと健診を受ける受診者も多く，予防から退院支援まで地域住民に寄り添った医療を実践している。また，週末の紹介検査も受け入れているため，地域の医療機関にとっても頼れる存在だ。

低被ばく・高速撮影で患者に優しい検査を可能にする Supria Optica

放射線科には，放射線科医の伊藤部長と吉川技師長はじめ診療放射線技師5名が在籍し，診療と健診の検査，読影業務に当たっている。CTは富士フイルムヘルスケアの16列CT「ECLOS」1台を運用してきたが，導入から約10年が経過し装置の更新が検討された。外来は小児から高齢者まで幅広い年齢層の患者が受診し，入院患者は認知症患者も含めた高齢者が中心となることを踏まえ，低被ばく撮影と，息止めでの負担を軽減する高速撮影を要件に装置選定が行われ，Supria Opticaが採用された。

Supria Opticaは，オープン&コンパクトをコンセプトとするSupriaファミリーの64列/128スライスCTで，プライマリケアを担う医療機関における課題解決をめざして開発された最新システムである。人工知能（AI）技術を活用して開発した画像処理機能「IPV（Iterative Progressive reconstruction with Visual modeling）」や検査効率向上技術「SynergyDrive」を搭載し，低線量・高画質な撮影と検査時間の短縮を実現

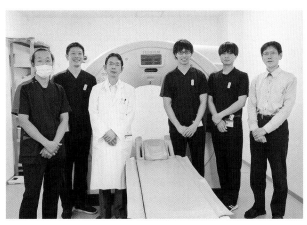

16列CTが入っていた検査室に設置されたコンパクトなSupria Optica。左端が吉川元庸技師長，左から3人目が伊藤　晋部長，右端が情報管理室兼広報室の根本　城室長。

した。搭載されたX線管は16列システムと同等の2MHUでありながら，IPVとの組み合わせにより低線量での広範囲撮影時のノイズ増加を効果的に抑制することなどが特長である。根本室長は，「Supria Opticaは，当院が求める低被ばくと高速撮影の条件をクリアしていることに加え，電源容量が30kVAのため大がかりな電源工事が不要で，X線管も2MHUと小さく，冷却のための空調設備も最小限ですむことから，コストの面でもメリットが大きいと判断しました」と採用の理由を説明する。また，吉川技師長は，「2MHUの管球では連続撮影の負荷が大きいのではないかと懸念しましたが，IPVにより線量を抑えた撮影が可能なため，撮影が続く時間帯でも管球待ちで検査が止まることはなくス

〈0913-8919/23/￥300/論文/JCOPY〉

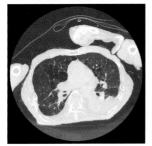
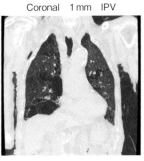

Axial 1mm IPV   Coronal 1mm IPV

症例1　息止め不良，腕おろし症例
撮影条件：120kVp，0.8s/rot，BP1.08，CTDIvol 6.5mGy
息止め不良で挙上不可の高齢者であったが，従来CTより開口径も広く，
かつ短時間撮影が可能となり，画質も向上した。

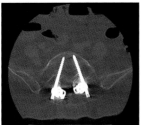
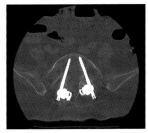

HiMAR OFF 3mm   HiMAR ON 3mm

症例2　金属アーチファクト低減症例
撮影条件：120kVp，0.8s/rot，BP1.08，CTDIvol 8.6mGy
HiMAR を使用することで，従来より椎体の金属アーチファクトが低減
している。

Supria Optica による臨床画像

ムーズに検査できています」と話す。

IPVにより従来の半分以下の線量で検査が可能に

　Supria Optica は2022年9月末に本稼働を開始した。CT検査数は月平均300件程度であったが，更新後は検査数が約10％増加している。吉川技師長は，「導入に当たっては装置の特長を医師に周知したので，低線量撮影ができることで小児や若年者の検査を安心してオーダできるということがあると思います。また，高齢で静止が難しい入院患者も多いのですが，撮影の高速化により患者に負担をかけずにブレのない画像を撮影できるようになったことも，検査数が増加傾向にある理由だと思います」と話す。

　撮影領域は，頭部，整形，胸部，脊椎が多い。IPVの適用が可能な検査はすべて低線量条件で撮影しており，線量は以前と比べて頭部で20〜30％，胸腹部で50％以上の低減が可能になっている。伊藤部長は，「以前の半分以下の線量でもノイズレベルが同等の画像を得られています。余裕を持って診断参考レベル

（DRLs 2020）よりも低線量で撮影できているので，体格の大きい患者や症例に応じて，もう少し線量を上げて画質を向上させることもできると思います」と話す。頭部撮影では，±30°のガントリチルトを活用してOMラインに合わせて撮影することで水晶体の線量を低減するなど，装置の機能を活用して被ばく低減に取り組んでいる。

　また，金属アーチファクト低減技術「HiMAR（High Quality Metal Artifact Reduction）」も実装されており，伊藤部長は「股関節に人工骨頭を留置している場合でも金属アーチファクトがしっかり抑制され，金属周囲の軟部組織も評価が可能です」と有用性を述べる。吉川技師長は，「HiMARは撮影後に適用できるため，必要に応じて再構成しています。脊椎にインプラントが埋め込まれた腰椎術後の症例でも，アーチファクトを低減した画像を得ることができ，MPRや3D画像の作成が容易です」と，画像処理においてもメリットが大きいと話す。

75cm開口径やワークフロー改善で患者と操作者の負担を軽減

　開口径75cmのガントリやSynergy Driveを搭載したSupria Opticaは，検査ワークフローの改善や安全性の向上，患者負担の軽減にも貢献している。吉川技師長は，「膝関節が拘縮している患者さんでも無理のない体位で，安全に素早くポジショニングできるようになりました。また，人工呼吸器を装着した状態での撮影は特に気を遣いますが，開口径が大きいためホース（蛇管）が引っかかる心配が少なくなっています」と述べる。

　撮影は，胸腹部では以前の半分以下の時間で撮影が可能になり，以前は最後まで息止めができなかった患者も1回

の息止めで撮影が完了できるようになっている。患者からも，撮影時間が短く楽になったとの声が上がっているという。

　また，自動撮影範囲設定機能「Auto Pose」や最大60枚／秒の画像再構成処理，同時3検査の並行処理などにより，検査効率の向上を実現している。同院では，CT更新に合わせてワークステーションを富士フイルムの3D画像解析システム「SYNAPSE VINCENT」に更新。放射線科でMPRや3D画像を作成して診療科に提供しているため，その作業も含めたワークフローの改善は重要なポイントであった。吉川技師長は，「通常の5mmスライス画像のほか，3D作成用には0.625mmのthin slice画像も作成しています。画像処理のスピードが速く，撮影が終了すると通常の再構成は完了していて，患者さんの退室対応をしているうちにthin sliceの再構成も終わります。次の検査の準備をしながらMPRや3D作成にかかれるため，スムーズに業務を進めることができます」と話す。

患者や家族が安心できる医療の提供をめざして

　稼働から約1か月が経過し，順調なスタートを切ったSupria Optica。同院では今後，IPVの強度や体格による線量の検討などを進め，臨床でのさらなる活用を模索していく。Supria Opticaを活用した診療の展望として伊藤部長は，「肺がんCT検診の可能性を検討していきたいと思います。低線量撮影で，胸部X線撮影より肺がんの検出能が上がれば，地域へのさらなる貢献につながると思います」と述べる。根本室長は，「医療をめぐる環境が急速に変化する中で，当院としては患者さんやご家族の信頼を得て，安心して医療を受けていただくことが最も大切だと考えています。今回，Supria Optica導入の最後の決め手となったのは，富士フイルムヘルスケアの誠実な対応でした。これからも同社と協力・信頼関係を築きながら，共に地域の方が安心できる医療の提供に努めていきたいと思います」と話す。Supria Opticaは，同院が地域における役割を全うするための力になっていくだろう。

（2022年10月28日取材）

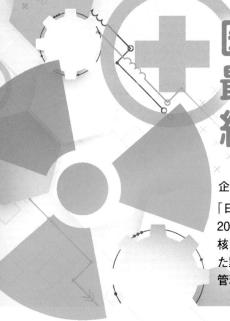

医療被ばくの最適化に向けた動向と線量管理システム活用の実際

企画協力：**奥田保男**　国立研究開発法人量子科学技術研究開発機構情報基盤部部長

「日本の診断参考レベル（2020年版）―Japan DRLs 2020―」が公表されてから2年が過ぎ，2025年の改訂に向けた検討が始まっています。また，2020年4月からはX線CT，血管造影，核医学検査の線量管理・記録が義務化されました。本特集では，医療被ばくの最適化に向けた動向に焦点を当てるとともに，効率的な線量管理・記録を行うためのカギとなる被ばく線量管理システムの導入・活用事例と各社のシステムを紹介します。

医療被ばくの最適化に向けた動向と線量管理システム活用の実際

I　Japan DRLs 2025 改訂に向けて

1. Japan DRLs 2025 改定に向けた今後の展望

赤羽　正章　国際医療福祉大学医学部放射線医学

　診断参考レベル（diagnostic reference level：DRL）に関するICRP Publication 135にて，DRLは3～5年間隔で改定されるべきと記載されていることを勘案し，わが国のDRLは2025年を目標とする次回の改定へ向けた作業を開始している。2020年改定を振り返り，その後のDRL関連事項を踏まえて，次回改定へ向けた展望を論ずる。

2020年改定の振り返り

　前回，2020年の改定作業は，2017年の医療被ばく研究情報ネットワーク（J-RIME）総会において目標が定められ，実際の作業は2017年12月のDRLワーキンググループ（DRL-WG）から開始された。DRL-WGでは，わが国初めてのDRLであった診断参考レベル2015（DRLs 2015）の普及の程度や効果，次回改定へ向けた線量調査や追加項目検討作業などの情報を持ち寄り，有意義な議論が交わされた。モダリティごとに

プロジェクトチーム（PT）を結成し，PTがそれぞれに適した手法でエビデンス収集や線量調査の追加を実施，その結果に基づいてDRL量やDRL値を立案，それをDRL-WGに持ち寄って全体で審議し，必要な修正をすませた後，DRL-WGにて承認する，という体制で行うこととした。初回制定時を踏襲したこのような体制によって，モダリティごとに事情が異なる部分を適切に取り扱うことができたが，違いを減らして標準化へ向かう道筋は見えないままであったとも言えよう。また，DRL制定のための線量調査は，2015年の初回制定時には，

〈0913-8919/23/¥300/論文/JCOPY〉

既存のエビデンスを活用するのが本筋であって，不足している場合に追加調査を行う，という方針であったと記憶しているが，2020年改定においてはむしろこの改定のために調査を実施する流れが主となったように感じられた。線量調査の結果を踏まえて，分布の75パーセンタイル値などを参考に各モダリティ・各プロトコールのDRL値が定められたが，これに加えて調査結果の50パーセンタイル値も示すことで，さらなる最適化推進に役立てたい施設の需要に応える形とした。作業大詰めの時期にコロナ禍に見舞われたことで，関係各位には余計な負担をお掛けすることとなったが，J-RIME事務局の方々や細野　眞代表の粘り強い対応のお陰もあって，予定どおりDRL制定までこぎ着けられたことには深く感謝申し上げたい。

医療法施行規則の一部改正とDRL

わが国におけるDRLの立ち位置は，2020年4月1日に施行された医療法施行規則の一部改正によって大きく変わることとなった。この改正は，立案段階からDRL運用を前提とした議論がなされており，2019年3月12日に発せられた厚生労働省医政局長通知に，「線量管理とは，関係学会等の策定したガイドライン等を参考に，被ばく線量の評価及び被ばく線量の最適化を行うものである」と記載される運びとなった。これを受けて，日本医学放射線学会や厚生労働省が作成したガイドラインには，DRLを使用／活用すること，と明記された。すべての医療機関においてDRL運用が推奨されるようになったこと，および医療放射線に係る安全管理責任者が配置されるようになったことは，今後のDRL運用や改定の方針を検討する上で考慮すべき重要事項である。

CTにおける線量管理とDRL運用の実態調査（2022）

日本医学放射線学会は，今後のDRLの運用および改定を円滑かつ負担の少ないものとするため，各施設の線量管理やDRL運用の実態を把握する必要があると判断し，画像診断管理加算2または3を取得している施設を対象として，2022年初頭にCTにおける線量管理とDRL運用の実態調査を行い，1123施設中840施設からの回答を得た。調査の内容は，DRL運用状況，運用対象プロトコール，DRL値と自施設の線量比較結果，比較後の対応内容，線量管理ソフトウエアの使い勝手や負担軽減状況などであった。本稿で調査結果自体に触れることはできないが，どのプロトコールがよく用いられているか，運用を妨げる要素は何か，線量管理ソフトウエアの恩恵や不備は何か，具体的な改善策はあるかなど，次回改定へ役立てうる多くの情報が得られたので，今後の作業を進める上で大いに役立つだろう。なお，日本医学放射線学会員への調査結果公表は，2022年11月2日付で日本医学放射線学会ホームページの会員専用ページに掲載されているので，自施設のDRL運用状況改善に役立てたい日本医学放射線学会員はぜひご覧いただきたい。

次回改定の展望

医療法施行規則の一部改正により，医療放射線に係る安全管理責任者が各施設に配置されるようになったことは，DRL改定のための線量調査に関するモダリティごとのバラツキを減らし，標準化していく上で役立つ可能性がある。これまでは，モダリティごとに実行可能性や回答率など考慮して調査対象の母集団を定め，それぞれに異なる依頼元から依頼先へ調査を依頼する形となっていた。すなわち，あまねく医療機関宛に調査依頼を送付しても，実務担当者まで届かなかったり，責任の所在があいまいであったりなどの都合で回答率が低くなることが予想されるため，当該検査を高頻度に施行しており関連学会へ参加している担当者や施設を対象としたねらい撃ち的な調査の方が，少ない手間でほぼ同様の結果が得られるだろうし，対象を絞ることによるバイアスについても施設の性格によるアンケート回収率の偏りを勘案すれば大きな問題とはならないだろ

う，という考え方である。この方針によって，費用対効果の高い調査が実施できたことはDRLの体制を確立する上で有利に働いたと考えるが，本来は，DRL設定の根拠となる線量調査には日本全体の状況が偏りなく反映されるべきなので，将来的には調査対象を絞らずに調査する方向へと移行していきたいところである。そして，調査対象拡大が有意義となるためには，回答率の偏りを抑制する方策も併せて講じていく必要があるだろう。医療放射線に係る安全管理責任者が各施設に配置されたということは，線量の全国調査に協力すべき実務担当者や責任の所在が明確になったことにほかならないので，建前上は，その責任者宛に全モダリティに関する線量調査を一括して依頼できることになる。実際には，依頼を受けた各施設の責任者が具体的に何をどうすればよいのか，何らかの指針が示されなければ現場は動かないであろうから，直ちに次回改定でそのような体制へ移行できるはずはない。しかし，近い将来，そのような体制へ移行するための橋渡しができるような形で，次回の線量調査を計画したいところである。

線量管理システムを導入した施設では，線量調査参加のための集計の負担が軽くなることを期待したいものだが，実際にはそうとも限らない。その原因としては，DRL対象プロトコールと自施設のプロトコールを結び付ける仕組みの使い勝手の悪さに代表されるようなシステムの機能の問題，あるいはプロトコール流用（胸部〜下肢CTの際に「胸部〜骨盤1相」プロトコールを開いて撮影範囲を尾側へ拡大する）のような現場の運用の問題に加えて，線量管理システム各社によるサポート状況の温度差もあるらしい。次回改定に当たっては，線量管理システム各社による施設サポートや調査回答作業マニュアル整備などを含め，線量管理システムが有効に活用されるような対応が期待される。

◎

DRLは定期的に改定されるべきものであるから，線量調査結果が正確で精密なものとなり，かつ各施設の負担が軽減するよう配慮していきたい。

2. Japan DRLs 2025改訂に向けた J-RIMEの役割と活動

細野　眞[*1]／赤羽　正章[*2]／神田　玲子[*3]
古場　裕介[*3]／奥田　保男[*4]

＊1 近畿大学医学部放射線医学教室　＊2 国際医療福祉大学医学部放射線医学
＊3 量子科学技術研究開発機構量子生命・医学部門放射線医学研究所
＊4 量子科学技術研究開発機構情報基盤部

医療被ばく研究情報ネットワーク（Japan Network for Research and Information on Medical Exposure：J-RIME）は，医療被ばくに関する研究情報を収集し共有している。診断参考レベル（DRLs）の設定と運用の推進は，J-RIMEの中心的なミッションの一つである。関連する学協会に取り組みのプラットフォームを提供すること，国際動向などの情報を伝えること，簡潔明瞭に進めるための方向性を示すことが，J-RIMEの役割である。

J-RIMEについて

J-RIMEは，国内外の機関や専門家と協力して，医療被ばくに関するさまざまな研究情報を収集し，これらを共有する組織として2010年3月に設立された。以来，国内の医療被ばくに関するデータを収集して実態を把握するとともに，国際動向とのハーモナイゼーションを図って，医療被ばくの適切な防護体制を構築するための活動を進めてきた。初代の代表を米倉義晴先生が務められ，2017年から細野（筆者）が務めている。また，事務局を量子科学技術研究開発機構に置かせていただいている。

DRLsは，J-RIMEの中心的な取り組み課題の一つである。J-RIMEの中にDRLsワーキンググループがあり，その成果がJ-RIMEと関連学協会の協同で取りまとめた「最新の国内実態調査結果に基づく診断参考レベルの設定（DRLs 2015）」（2015年6月7日）と「日本の診断参考レベル（2020年版）」（2020年7月3日）である。後者の英語名称は"National diagnostic reference levels in Japan（2020）—Japan DRLs 2020—"であり，ワーキンググループ主査の赤羽正章先生が命名されたのだが，文字どおりnational DRLsである。2022年11月時点のJ-RIMEへの参加団体は18である。

DRLsの臨床への適用に関しては，2020年4月1日施行の診療用放射線の安全利用に関する医療法施行規則の改正によって，関連学会のガイドラインなどを参考に医療被ばくを管理することとなっており，DRLs 2020がそのガイドラインなどの一つであると考えられる。欧州では1997年に欧州指令97／43／Euratomで各国の法令にDRLsを取り入れることが義務づけられているが，わが国ではDRLsの設定は関連学協会のネットワークによって，いわばボトムアップで進んだものである。DRLsは手段であって目的ではなく，実際に用いられることが大事なので，わが国のようなDRLs 2015・DRLs 2020の設定と運用のあり方は理にかなっていると言えよう。

J-RIMEの役割

わが国のDRLsの導入が欧州より遅れたのは，医療放射線防護に関する科学的な研究が不足していたからではない。以前から多くの研究者が取り組んでいたが，その成果が学協会横断的な活動につながらなかったからではないかと考える。J-RIMEが2014年に，関連学協会に呼びかけてDRLs設定に向けてプラットフォームを作ると，想定以上に速い進捗があった。これは，医療被ばくの最適化・DRLs設定に向けた気運が醸成されていたからであろう。このように，

〈0913-8919/23/￥300/論文/JCOPY〉

J-RIMEは関連学協会の連携をお手伝いするものであり，関連学協会の活動のハブとして機能している。さらに，放射線診療を主とする学会のみならず，外科系や内科系といったさまざまな領域の診療科との連携の推進に努めている。

ところで指針を示すに当たっては，国際的な指針とのハーモナイゼーションも重要である。国際放射線防護委員会（ICRP），国際原子力機関（IAEA），世界保健機関（WHO）などの国際機関によって，医療における医療被ばく，職業被ばく，公衆被ばくの放射線防護の指針が示され，国内においてどのようにハーモナイゼーションを図るか検討の必要がある。そのため，国際動向について情報を提供することも，J-RIMEの役割となっている。

簡潔明瞭の重要性

もともとDRLsで用いられる線量（DRL量）は，容易に測定・決定できる線量であり，多くの場合，装置の出力に直結するものであり，患者の被ばく線量そのものではない。個別の患者の被ばく線量を正確に評価することは，日常の診療の中では難しいし，また，必要でもない。大事なことは，DRLsが目的ではなくて手段であるということである。ICRP委員として，医療における放射線防護に貢献されている英国のマーティン博士が次のように述べている[1]。

"Finding the appropriate level of image quality is the most important objective. Keeping the dose low should always be secondary."

この言葉のように，めざすべきところ

は最適化の実現であって，線量低減は副次的である。それゆえ，DRLsの設定や運用が複雑になることは避けるべきである。ともすると，DRLsに向けた線量調査と集計・解析の中で，細分化しすぎた議論（例えば，装置のテクノロジー分類に依存するもの）が出てくることがある。メンバー一人ひとりが厳密さを重んじる姿勢は尊いが，取りまとめられると合成の誤謬を生じて，複雑で非現実的なDRLsになりかねない。DRLsは，単純明快で，容易に日常の業務の中で運用できるものがよい。

これに関連して，DRLsのリストがすべてのプロトコールをカバーするのは不可能であり，リストにないプロトコールは，1施設でも数施設でも独自に集計して運用していただくのが有効であり，ICRP Publication 135でTypical valueやLocal DRLsと呼ばれている[2]。

DRLsと個々の患者の累積線量

DRLsは，基本的に1回の撮影について取り扱われるし，また，個々の患者についてではなく，ある集団としての患者について取り扱われるものである。通常用いられる標準的な線量を調査し，設定されたDRLsとそれぞれの医療機関で診断に用いる放射線量とを比較し，最適化を進めるツールとして使用される。この際，DRL量としては，標準化しやすいファントムなどの線量が用いられ，例えば，CTであればCTDI$_{vol}$（mGy）やDLP（mGy・cm）などである。これらは，直接には患者の線量そのものではない。ただし，近似的に実効線量に換算

することはできて，その値はモダリティ間の線量比較などに有用である。

最近，線量記録システムの普及・導入に伴って，繰り返しX線検査を受ける患者の累積線量について議論されるようになってきた。例えば，ヨーロッパ放射線学会のEuroSafe Imagingの調査で，CT検査を受ける患者で累積実効線量100mSv以上の方が0.5%（0〜2.72%）いること，多くは腫瘍の診療を受けている患者であることが報告されている[3]。そのため，プロトコールの最適化，指針や診療支援システムを通じた正当化，検査依頼医への啓発が提唱されている。一方で，例えば，固形がんの治療効果判定のためのRECISTガイドラインなど，CTで腫瘍の治療効果を評価することが不可欠である以上，過剰な制限は必要な医療を阻害しかねないことも示されている。

このように，個々の患者においてX線検査の累積線量を記録・管理する意義も方法も議論が始まったばかりであり，それが患者に便益をもたらすかどうかも今後の検討に委ねられている。したがって，現時点で診療用放射線の記録・管理の中に累積線量を定める必然性はなく，当面は現状のDRLsを用いた最適化を推進することが妥当と考えられる。

●参考文献
1) Martin, C.J. : 20 years of patient dose studies: where should we go from here? Brit. J. Radiol., 78 (930) : 477-479, 2005.
2) ICRP Publication 135 : Diagnostic reference levels in medical imaging. Ann. ICRP., 46 (1), 2017.
3) Frija, G., Damilakis, J., Paulo, G., et al. : Cumulative effective dose from recurrent CT examinations in Europe : Proposal for clinical guidance based on an ESR EuroSafe Imaging survey. Eur. Radiol., 31 (8) : 5514-5523, 2021.

1. 日本医学放射線学会における Japan DRLs 2025改訂に向けた取り組み

粟井　和夫　日本医学放射線学会放射線安全管理委員会委員長／広島大学大学院医系科学研究科放射線診断学研究室

日本医学放射線学会（Japan Radiological Society：JRS）は，これまで医療放射線の安全管理に関するさまざまな取り組みを行ってきた。Japan DRLs 2025の策定に向けては，すべてのモダリティのプロジェクトチーム（PT）にJRSより委員を派遣することを検討している。本稿では，JRSが最近実施したJapan DRLs 2025の策定に向けての「CTに関する線量管理とDRL運用の実態調査」の結果について，その一部を紹介する。

医療放射線の安全管理に関するJRSの取り組み

JRSの医療放射線の安全管理に関する近年の取り組みとしては，2019年3月に公布された「医療法施行規則の一部を改正する省令」への対応として，「診療用放射線に係る安全管理体制に関するガイドライン」および「診療用放射線の安全利用のための指針に関する参考資料」（初版2019年10月，改訂版2019年11月）を発出した。これに関連して，学会員が属する施設向けに診療用放射線の安全利用のための研修ビデオも公開した（第1版2020年6月，第2版2021年10月）。2022年6月には，非会員向けの研修ビデオも公開している（単純X線撮影装置のみを有し，CTなどについては他医療施設に委託する施設を主な対象）。さらに，JRSでは，医用画像における人工知能（AI）開発や被ばく管理に役立てることを目的として，大量の医用画像データの収集を行うプロ

ジェクト「日本医用画像データベース（J-MID）」を7年前から始めている。今後，収集された画像データに対して，クラウド上で線量管理ソフトウエアを適用し，被ばく線量のデータ収集や管理に利活用する方法を検討していく予定である。現在，J-MIDには全国から10大学が参画している。

「日本の診断参考レベル（2020年版）（Japan DRLs 2020）」の策定においては，すべてのモダリティのPTにJRSから委員を派遣したほか，一部のPTにはデータ集計費用などの援助も行った。2025年の診断参考レベル（DRLs）改訂に向けても，全PTに委員の派遣を検討しているところである。

CTにおける線量管理とDRL運用の実態調査について

今後のDRLsの運用および改訂を円滑かつ負担の少ないものとするためには，各施設の線量管理やDRLs運用の実態を把握する必要がある。JRSでは，この目的のため，画像診断管理認証機構の協力の下，2022（令和4）年1月31日～3月1日にかけて，CTにおける線量管理とDRL運用の実態調査を行った。CTを調査対象とした理由は，CTが集団線量に大きく寄与し，国によっては画像検査の線量の70％に達していると考えられているからである（ICRP pub.102）。今後，この調査結果はJRSホームページで会員限定にて公開する予定である

が，調査結果の一部を本稿で紹介する。

調査は，画像診断管理加算2もしくは3を取得している医療機関を対象に行われた。このうち，加算2を取得している施設は1075施設，加算3を取得している施設は48施設，合計1123施設であり，回答が得られたのは840施設（74.8％）であった。調査の依頼については，郵送および学会事務局よりJRS会員向けにメールで通知し，Webによるアンケート方式にて実施した。

図1に，CTのDRL運用において，自施設の線量調査結果を評価し，プロトコール見直しの要否を判断する会合に参加しているスタッフの種別を示す。会合に参加しているスタッフとしては，放射線診断専門医，診療放射線技師が多かったが，（放射線診断専門医以外の）医師，医学物理士，看護師が参加している施設も少数ながら存在した。今回の調査は，画像診断管理加算2もしくは3を取得している医療機関を対象としているため，ほぼすべての調査対象施設には放射線診断専門医が在籍しているはずである。しかしながら，会合に放射線診断専門医が参加しているのは620施設であった。このことは，線量の調査集計を実施している（回答施設840施設から，調査集計をしていない54施設を除いた）786施設の中に，放射線診断専門医が会合に参加していない病院が相当数存在していることを意味している。自施設の線量を検討する場合は，線量のみならず，得られた画像において十分に診断に資する画質が担保されているか，あるい

　〈0913-8919/23/¥300/論文/JCOPY〉

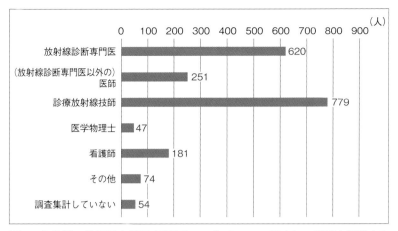

図1 自施設の線量調査結果を評価し、プロトコール見直しの要否を判断する会合に参加しているスタッフの種別

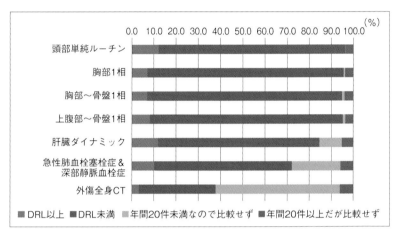

図2 自施設の線量をJapan DRLs 2020と比較した結果

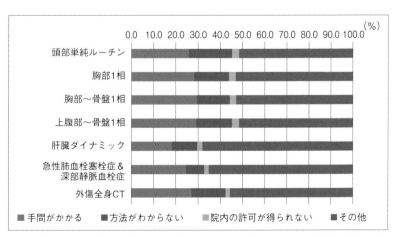

図3 年間20件以上の症例があったにもかかわらず、DRLとの比較を実施しなかった施設における理由

は診断に必要な以上の高画質で撮影されていないかなどの検討が必要であり、放射線診断専門医の参加が不可欠である。今後、JRSとして、自施設の線量調査に放射線診断専門医が必ず参加するように啓発していきたい。また、54施設と少ないながらも自施設の線量調査を

実施していない施設も存在することから、今後も、引き続きDRLについての教育・普及活動が必要と思われた。
　図2は、プロトコールごとに、Japan DRLs 2020と各施設のCT検査の線量分布中央値を比較した結果である。数値は、回答していただいた840施設の割

合（％）を示している。Japan DRLs 2020と比較を実施している施設においては、86％以上の施設で、いずれのプロトコールでもJapan DRLs 2020未満の値であったと回答している。このことからは、Japan DRLs 2020策定の調査時よりも全体として撮影線量が低下していることがうかがえる。いずれのプロトコールにおいても、「Japan DRLs 2020と比較して自施設の線量分布中央値が高い」と答えた施設では、「管電流低減あるいは目標SD値増加」もしくは「管電流低減あるいは目標SD値増加以外の検査プロトコールや撮影条件の改定」などを行っている施設が多く、おおむねDRLの本来の目的に沿って運用されているものと思われた。
　図3は、各プロトコールにおいて、「年間20件以上検査があるが、DRLと比較していない」と回答した施設に対して、その理由を尋ねた回答である。各プロトコールとも、「手間がかかる」とした施設が比較的多く、この回答をした施設の80％以上で線量管理ソフトウエアが未導入であった。また、「その他」と回答した施設における自由記載でも「線量管理ソフトウエアが未導入」と回答した施設が多く、DRLを自施設の線量管理に生かすためには、今後、線量管理ソフトウエアの導入が重要な因子と考えられた。また、「急性肺血栓塞栓症＆深部静脈血栓症」「外傷全身CT」では、「撮影範囲や撮影条件などが撮影ごとに異なるため」と答えた施設が比較的多く、これらのプロトコールについては次回の調査法の検討などが必要と思われた。
　今回の調査は、画像診断管理加算2あるいは3を取得している施設を対象としたため、放射線安全管理の意識が高い施設が多いと推察される。調査対象以外の施設では線量管理が十分に行われていない可能性も否定できないため、今後もJRSとして、DRLなどの医療放射線の安全管理に関して普及啓発に努めていきたいと考えている。

〈謝辞〉
アンケート実施にご尽力いただきましたJRS理事長の青木茂樹教授（順天堂大学）、東京大学・阿部　修教授、国立国際医療研究センター国府台病院・待鳥詔洋先生、国際医療福祉大学・赤羽正章教授に深謝いたします。

医療被ばくの最適化に向けた動向と線量管理システム活用の実際

Ⅱ Japan DRLs 2025改訂に向けた現況とトピックス

2. 日本放射線技術学会における Japan DRLs 2025改訂に向けた取り組み

五十嵐隆元　国際医療福祉大学成田病院放射線技術部

「日本の診断参考レベル（2020年版）（Japan DRLs 2020）」の設定から3年が経とうとし，2025年の改訂に向けた動きが始まっている。医療被ばく研究情報ネットワーク（Japan Network for Research and Information on Medical Exposure：J-RIME）では，診断参考レベル（diagnostic reference level：DRL）改訂のための組織であるDRLワーキンググループ（DRL-WG）が組織され，改訂に向けた議論が始まりつつある。そのような中で，日本放射線技術学会として，2025年改訂に向けてどのようなことを考え，どのようなことを議論しようとしているかについて述べていきたいと考えている。

線量データの収集について

J-RIMEでは，DRL-WGの傘下に，モダリティごとにプロジェクトチーム（PT）を組織し，DRL改訂の実務を行っている。Japan DRLs 2020の際には，一般撮影，CT，マンモグラフィ，核医学，診断透視，IVR，歯科の7つのPTが組織され，それぞれが個別に線量データの収集を行っていた。しかしながら，national surveyとして考えると，必ずしもデータ数が多いとは言えない[1]（**表1**）。そのような中で，すべてのモダリティが一括して関連学会のWebサイトから線量データを入力できる方式にできないかも検討できればよいと考える。さらには，医療法施行規則の改正により，各医療機関に線量の管理が求められており，その管理の方法としてDRLとの比較が推奨さ

れている。そのため，各医療機関ではDRLの改訂に資するデータをすでに持ち合わせているということになることから，Japan DRLs 2025では協力施設数の増加が見込まれるものと考えている。

また，DRLの策定の実務を行うPTのリーダーやメンバーの入れ替わりが改訂の度にあるのは当然のこととはいえ，一部のモダリティではそのたびにデータの収集対象や方法が異なってしまっている。今後は，将来的に持続可能な方法で，常に同じ対象でデータを収集することが肝要と考えるとともに，その方法を検討しなくてはならないと考える。そのためにも，関連学会のWebサイトなどから一斉に全国すべての医療機関を対象としたデータ収集が望まれる。

ファントムによるDRLの設定

ファントムを用いたDRLの設定について，国際放射線防護委員会（International Commission on Radiological Protection：ICRP）は，Publication 135 "Diagnostic reference levels in medical imaging"[2] において，以下のように述べている。

・The use of phantoms is not sufficient in most cases, as the effects of operator performance are not taken into account when phantoms are used.
・Phantoms can be useful for assessing general radiographic exposures obtained with automatic exposure

control (AEC) for comparison of the performance of different x-ray units or for checking the performance of mammography units, but setting DRL values using phantom-based surveys is not appropriate.
・Phantoms may provide a convenient first step for evaluating the performance of mammography, radiography, and fluoroscopy equipment, but their use should not replace patient dose surveys.

つまり，ファントムを用いた線量は，あくまで装置の管理のためのものであり，オペレータの能力などが反映されていないことから，実際の患者の被ばくを正しく表していない。さらには，逆にオペレータに関する部分を覆い隠してしまう可能性がある。そのため，ICRPではファントムによるDRLの設定は不適切とし，臨床

表1　各PTが独自に集めた線量データの施設数[1]

モダリティ		線量データの施設数
CT	成　人	182
	小　児	37
一般撮影		57
マンモグラフィ	2 D	52
	DBT	24
歯　科	口内法	29
	パノラマ	30
	CBCT	30
IVR	頭部／頸部	91
	心　臓	175
	胸腹部	142
診断透視		136
核医学		256

〈0913-8919/23/¥300/論文/JCOPY〉

での線量データからDRLを設定すること
を推奨している。わが国でファントムを用
いたDRL設定がなされているのはマンモ
グラフィとIVRであるが，既存のファン
トムによるDRLを今後どうしていくかを
検討していかなくてはならないと考える。

2つのDRL量

　CTでは2015年から行われている複数
のDRL量の設定であるが，これはDRL
の理念として大変重要なことと考える。
CTでは，computed tomography dose
index (volume) ($CTDI_{vol}$) とdose-
length product (DLP) という2つの
DRL量が採用されている。$CTDI_{vol}$はあ
る点の線量を示している状態であり，言
うなれば照射条件を表すものということ
ができる。それに対し，DLPは患者に当
たった線量全体を表している（**図1**）。こ
の2つを利用することにより，照射条件
が適正なのか，そして，撮影範囲が適
正なのかを検討することができる。

　同様な状況が一般撮影でも考えら
れる。入射表面空気カーマ（entrance-
surface air kerma：$K_{a, e}$）は照射条件
を反映する指標であり，面積空気カーマ
積算値（air kerma-area product：
P_{KA}）は照射範囲を加味した指標である
（**図2**）。照射条件が適正でも，絞りが広
ければ患者の被ばくは増えるはずである
が，$K_{a, e}$だけではそこまでの管理ができ
ない。そこで重要となるのが，照射野面
積を加味したDRL量のP_{KA}である。国
際的にもこの二本立てでDRLが設定さ
れている国が多い[3]。近年のデジタル化
や装置の自動化により，一部では絞りの
問題をより重要視する必要があると考え
ている。

　P_{KA}の問題点は，患者ごとにP_{KA}を計
測することが事実上不可能であり，面積
線量計を付けた装置からの出力に依存
することになってしまうことである。し
かしながらわが国では，面積線量計を装
備した，もしくは計算によってP_{KA}の表
示，およびRadiation Dose Structured
Report (RDSR) 出力のできる一般撮
影用装置が十分には普及していない。
Japan DRLs 2025でP_{KA}を導入するこ
とで，これらの普及が進むのではないか

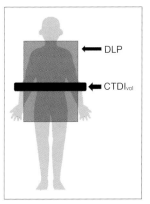

図1　$CTDI_{vol}$とDLPの模式図

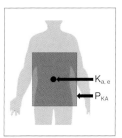

図2　$K_{a, e}$とP_{KA}の模式図

と考えている。したがって，一般撮影の
DRLにP_{KA}を併記できないかを検討す
る時期に来ていると考える。

線量について

　DRLの最近の流れ，医療法施行規則
の改正などから合わせ考えると，装置が
出力するRDSRやModality Performed
Procedure Step (MPPS)，核医学分野
ではRadiopharmaceutical Radiation
Dose Structured Report (RRDSR) の
数値から線量を考えるようになってきて
いる。装置が表示する線量値と実測の
線量値との間には乖離が見られるという
研究や調査は多く見られるが，臨床での
線量値での評価へDRLの考えが移行し
てきており，やむを得ないことになって
いる。

　DRLで扱う線量値と科学研究で用い
る線量値は，もはや同一で考えてはなら
ないと考える。したがって，実際の線量
との間には誤差が存在することを加味し
てDRLを運用していく必要があると考
える。

Japan DRLs 2025改訂
に向けた取り組み

　DRLは，言うまでもなく最適化を行
うためのツールである。DRLとは，比較
的に高い線量を用いている施設を減らし
ていくための数値であり，高い線量を用
いている施設が減れば，結果として，そ
の後の改訂でDRLが下がる。その結果
からの新しいDRLを超えた施設がまた
線量を減らす作業を行うという繰り返し

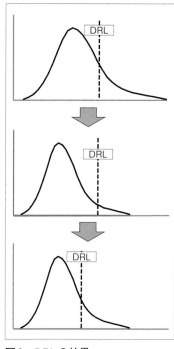

図3　DRLの効果
（参考文献4）より引用転載）

であり，国全体としての最適化は中長期
的なスパンで考える，時間のかかる終わ
りのない作業である[4]（**図3**）。

　最適化を主に担当する診療放射線技
師が多く加入している学術団体である日
本放射線技術学会としては，DRLの目
的，用途，およびその運用はもちろんの
こと，今回実施する改訂の主旨も含め
十分に周知していく必要があると考える。

　このDRLを作る作業は，関係する学
協会や団体からの医師，医学物理士，
企業の研究者の方々と同じ方向を向い
て，協調・協力しながら作業していくと
いう，きわめて貴重な経験ができる場で
もある。日本放射線技術学会は，この
作業が単なる最適化の推進のみならず，
チームとしての放射線医学や放射線診
療に貢献できるよう努力する所存である。

●参考文献
1）医療被ばく研究情報ネットワーク，他：日本の
診断参考レベル（2020年版）.
http://www.radher.jp/J-RIME/report/Japan
DRL2020_jp.pdf
2）ICRP Publication 135：Diagnostic reference
levels in medical imaging *Ann. ICRP*, 46 (1),
2017.
3）RADIATION PROTECTION N°195, European
Study on Clinical Diagnostic Reference Levels
for X-ray Medical Imaging. European Commis-
sion, 2021.
4）五十嵐隆元：最適化に向けてのDRLの活用.
Rad Fan, 17 (13)：58-61, 2019.

3. 線量管理システムの役割・機能

長束　澄也　日本画像医療システム工業会放射線・線量委員会

　線量管理システムは，放射線画像診断検査における被検者の被ばく線量や機器撮影線量の管理を目的とし，放射線機器などから得られる線量を効率的に収集かつ的確に記録し，線量評価や統計処理を行うための仕組みである。

　日本画像医療システム工業会（Japan Medical Imaging and Radiological Systems Industries Association：JIRA）は，2019年4月に発行した「JIRAテクニカルレポート2019. VOL.29 NO.1」[1]にて，医療被ばく線量管理システムの特集を組み，国内で提供されている線量管理システムを紹介した。また，2021年10月の第49回日本放射線技術学会秋季学術大会において，「医療現場における線量情報管理の現状～メーカ側およびユーザ側の取り組み～」というテーマで，日本放射線技術学会の先生方とJIRAワークショップを開催し，メーカーとユーザーの立場を越えて，めざすべき線量管理システムに向けた検討を行った。

　本稿では，線量管理システムに求められる役割と今後の課題について紹介する。

線量管理システムの役割

　線量管理システムを用いることにより，病院内で使われているさまざまな装置を一括で管理することで，他施設との比較や過去検査との統計的な変化を見出すことが可能となる。また，データ処理が行えるため，被ばく線量管理や撮影線量の最適化へつなげられると期待が寄せられている。

　JIRAは，放射線照射線量レポートの取り扱いに関して，以下のガイドライン基本方針を示している。
① 照射線量管理の構造は，基本的にDICOM Radiation Dose Structured Report（RSDR）の定義に従う。
② 情報交換手順は，基本的にInte-grating and Healthcare Enterprise（IHE）が定めるRadiation Exposure Monitoring（REM）に準拠するが，国内の医療環境に合わせた修正を施す。
③ 情報収集の目的に応じた個人情報の匿名化処理を施す。
④ DICOM RSDRは比較的新しい規格であるため，これに対応していない装置も多く存在していることを考慮し，RDSR以外の方法による照射線量管理の取得方法も提案する。

線量管理システムの構成例

　図1に，線量管理システムの構成例を示す。各種モダリティから送信された被ばく線量の情報を一元管理し，いくつかの表示モードを用意し，それらを切り替えながらわかりやすく情報提供している。

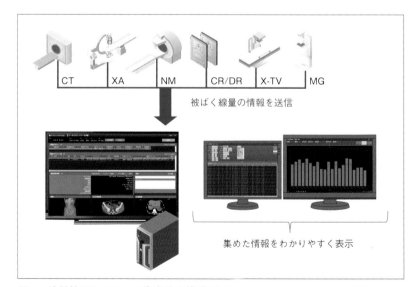

図1　線量管理システムの代表的な構成例

〈0913-8919/23/￥300/論文/JCOPY〉

表1 線量管理システム搭載の代表的な機能～システム関連～

機 能	内 容	業務改善への寄与
患者ごとの線量情報集計	患者ごとに線量情報を一元管理	患者ごとに線量の管理・最適化を検討できる。
モダリティごとの線量情報集計	モダリティごとに線量情報を一元管理	モダリティごとに線量の管理・最適化を検討できる。
グラフ表示・レポート出力	線量情報をわかりやすく表示・出力	統計処理や比較検討を容易にする。
マンモグラフィや一般撮影への対応	義務化されていないモダリティへの対応	撮影トータルの一元管理を可能とする。
被ばく線量の算出（一般撮影）	NDD法を用いた入射表面線量算出	被ばく相談の多い撮影にも対応する。

表2 線量管理システム搭載の代表的な機能～画質関連～

機 能	内 容	業務改善への寄与
DRLsやガイドラインとの比較	線量情報をDRLsやガイドラインと比較	線量の最適化を検討できる。
画像の確認	線量情報と画像を同時に確認	線量不適切時の原因検討などを容易にする。
異常時の確認（画像，撮影部位など）	閾値を超えた場合に，画像や撮影部位などを確認	再撮影（撮影失敗）の判断を容易にする。

線量管理システム搭載機能の概要

線量管理システムの使用者や使用目的は多様であり，提供されているシステムも多様である。「JIRAテクニカルレポート2019．VOL.29 NO.1」で紹介したシステムを中心として，各社線量管理システム搭載の代表的なシステム関連機能を**表1**に，画質関連機能の概要を**表2**に示す。

システム関連の機能を使用することで，効率的に線量の管理や最適化を行っていただき，さらに，画質関連の機能を活用することで，画像の確認など業務の改善に寄与することが可能となる。

今後の発展性

現在の線量管理システムは完成形ではなく，今後，以下の項目を中心に，継続して改良を行って進化する必要がある。

① RDSR未対応装置への対応
② 装置更新やソフトウエアバージョンアップへの対応
③ DICOM規格変更への対応
④ Japan DRLs 2025への対応
⑤ 線量超過時や不足時のアラート機能の充実
⑥ 学会ガイドラインへの対応

JIRAと日本放射線技術学会は，2021年10月の第49回日本放射線技術学会秋季学術大会でJIRAワークショップを開催し，「複数の線量管理システムの特徴をどう使い分けるか？」「線量管理システム未導入施設へはどう対応すべきか？」「現在対応していない機能はどうすべきか？」などに関して議論を行った。線量管理システムはまだ過渡期であり，日本放射線技術学会の先生方と意見交換を行っている。上記の項目に確実に対応することで，画質評価を含めた管理と最適化を行い，医療業界全体への貢献を行っていく必要がある。

2023年11月には，日本で初開催の第7回放射線防護委員会（ICRP）国際シンポジウム（The 7th International Symposium on the System of Radiological Protection）が開催され，新主勧告に関する本格的な議論が開始される予定である。JIRAでは引き続き，国内外の動向を積極的に把握し，線量管理システムのより適切な使われ方を実装するための取り組みを，ユーザーと連携して進めていくことで，医療の質向上に貢献できることをめざしていく。

●参考文献
1）JIRAテクニカルレポート2019．日本画像医療システム工業会，29（1），2019.
https://www.jira-net.or.jp/publishing/files/tech_report/56/jira_technical_report_56.pdf

Ⅱ Japan DRLs 2025 改訂に向けた現況とトピックス

4. 透視下内視鏡手技における取り組みと現状

西田　勉*1／林　史郎*1, 2／竹中　完*3／細野　眞*4

＊1 市立豊中病院消化器内科　＊2 健都はやしクリニック
＊3 近畿大学医学部消化器内科　＊4 近畿大学医学部放射線医学教室

透視下消化器内視鏡手技領域における放射線防護に関する現状

　放射線防護教育と訓練に関して，国際放射線防護委員会（ICRP）のPublication 113（2009年）では，放射線関連処置に携わる多岐にわたる医療従事者に対して放射線防護に関する適切な知識を持つことや，教育と訓練に対する包括的なアプローチについて提言されているが，近年，消化器領域においてもその重要性は認識されつつある。日本消化器病学会および日本消化器内視鏡学会のWebサイトに，2019年12月2日付で両学会連名による学会員向けの案内として「放射線業務従事者に対する線量測定の徹底と眼の水晶体被ばくに係る放射線障害防止対策の周知」が掲載され，今後，消化器領域においては，日本消化器内視鏡学会が中心となって，放射線防御に関する講習会などを実施することを計画していると締めくくられていた。

　海外では，米国消化器内視鏡学会（ASGE）において，2010年の内視鏡検査における労働災害の最小化に関する提言の中で，医療被ばくの安全性について，その重要性が明記されている[1]。また，2015年には，消化器領域の透視下内視鏡手技で最も件数が多い内視鏡的逆行性胆管膵管造影検査（ERCP）のquality indicatorとして，透視時間と放射線量の測定が示され，患者の被ばく量を減らすことが提案されたが，具体的な診断参考レベル（DRL）までは言及されていなかった[2]。2012年には欧州消化器内視鏡学会（ESGE）から，消化器内視鏡検査における放射線防護に関するガイドラインが出版された[3]。その中では，ERCP時の放射線被ばく量に関して具体的なDRL値が示されていたが，限られた症例数からの検討（5試験194検査）であり，限局的な値であると記載されていた。

　2011年に消化器内科医の放射線防護に関する認知度に関して韓国の膵胆道学会の医師100人を対象とした匿名の調査の結果が韓国から報告された。この報告では，ERCP時にほぼ全員が防護エプロンを着用していたが，医師では甲状腺カラーをいつも着けているのは52.5％で，26.9％はほとんど着用しないと回答し，防護メガネもいつも着けているのは14％のみで，69％は着用していないと回答した。個人線量計もいつも着けているのはわずか10％で，66.7％が一度も使用していないと回答しており，韓国における内視鏡医の放射線防護に関する認識は低く，この報告では深刻であると結論づけられていた[4]。

本邦における透視下消化器内視鏡手技にかかわるスタッフの医療被ばくに関する認知度

　さて，このような状況で，本邦の消化器内科医の放射線防護に関する認知度はどうなのだろうか。このような疑問の下，われわれは，2020年1～2月にかけて，日本国内23施設の透視下内視鏡手技にかかわる医師168人，看護師90人，診療放射線技師24人を対象として放射線防護に関する匿名のインターネット調査を実施した[5]。この結果，防護エプロンは，韓国での調査と同様ほぼ全員が着用していたが，甲状腺カラーの着用率は32％，防護メガネは21％と少数にとどまっていた。個人線量計の装着率も69％と不十分であり，特に医師では52％と低率であった。これらの使用率は，経験年数，透視検査に関する知識，被ばく線量に対する認識，放射線防護に関する講義の受講歴の有無による差はないことも判明した。

　この調査の直後の2020年4月1日に，診療用放射線の安全利用に関する医療法施行規則の改正が施行された。この改正により，医療機関においては，診療用放射線の線量管理が義務化された。

　この改正から2年が経過し，改正が周知されたと考えられる2022年5～6月にかけて，われわれは再度，同様の内容でフォローアップの調査を行った。この調査では，国内34施設の医師267人，看護師153人，診療放射線技師44人から回答を得ることができた。結果は，防護エプロンの着用率は前回と同様であったが，甲状腺カラー，防護メガネ，個人線量計の着用率は，それぞれ27％，35％，74％と，目に見える改善は認めなかった。特に，医師の個人線量計の装着率は58％と改善に乏しく，大きな問題と考えられた。今回の調査では，水晶体の等

〈0913-8919/23/¥300/論文/JCOPY〉

表1 REX-GI研究における透視下内視鏡手技における装置表示線量から算出した
診断参考レベル

	件　数	$K_{a,r}$ (mGy)	P_{KA} (Gy・cm^2)	透視時間 (分)	撮影枚数 (回)
全ERCP	11162	145 (69)	32 (16)	20 (11)	9
総胆管結石	3932	126 (62)	30 (15)	18 (10)	9
肝門部悪性胆道狭窄	1617	223 (118)	48 (27)	31 (18)	10
遠位悪性胆道狭窄	2489	121 (59)	29 (14)	18 (10)	8
膵疾患	1163	148 (74)	30 (15)	20 (11)	10
EUS	374	219 (106)	41 (23)	27 (17)	12
BAE	301	81 (35)	43 (16)	15 (7)	6
消化管金属ステント留置	523	104 (53)	32 (16)	15 (10)	9
イレウス管留置	599	104 (56)	47 (28)	18 (12)	4

75パーセンタイル値の小数点以下四捨五入した値をDRL値と設定
括弧書きで50パーセンタイル値（中央値）を表示

価線量限度とDRLの認知度に関しても追加して調査したが，それぞれ認知度は，56％，18％（医師17％）と低いことも判明した（現在，投稿中）。以上の結果より，本邦の消化器領域においても，放射線防護に関する認知度は十分でなく，さらなる啓発活動が必要な状況であることがわかった。

消化器領域における透視下手技の放射線照射量調査の取り組み

本邦では，2015年「最新の国内実態調査結果に基づく診断参考レベルの設定」いわゆるDRLs 2015が設定され，2020年には「日本の診断参考レベル（2020年版）（Japan DRLs 2020）」が改訂，公開された。DRLs 2015では，特定の手技として消化器領域のDRL値の提示はなく，「IVRの診断参考レベル」の項目で，IVR全体として透視線量率20mGy/min（ファントム入射表面線量の86パーセンタイル値）がDRL値として採用された。Japan DRLs 2020の改訂では，基準透視線量率は17mGy/min（DRLs 2015の75パーセンタイル値に相当）に引き下がった。また，検査やIVR種別により，このDRL値が最適化の指標となる場合とならない場合があることから，IVRの項目が細分化された。消化器領域においては，食道・胃・十二指腸造影（全体，精検，検診），イレウス管挿入，大腸（注腸）造影，ERCP（診断，治療）のDRL値が追加された。

この改訂とほぼ同じ時期に，われわれは消化器領域透視下放射線のDRLを探索すべく，2018年，REX-GI（Radiation exposure from gastrointestinal fluoroscopic procedures）研究グループを立ち上げ，2019年5月～2020年12月，国内23施設において施行されたERCP，インターベンショナル超音波内視鏡（EUS），バルーン内視鏡（BAE），消化管金属ステント留置，イレウス管留置の消化器領域の手技において，放射線装置表示線量の実測値を前向きに調査した。ESGEガイドラインでは，診断的ERCPに比べ，治療的ERCPでは約3倍高い線量値と記載されており[3]，Japan DRLs 2020でも，ERCPでは診断と治療に分けたDRL値が採用された。しかし，近年，診断目的のERCPは，非侵襲性検査であるMR胆管膵管撮像に置き換わり，純粋な診断目的だけのERCPは減っているのが現状である。そのため，本試験では，ERCPを診断と治療に分けずに，病変の部位（disease site）による細分化[6]を採用した。評価項目は，透視時間（FT：分），患者照射基準点での空気カーマ（$K_{a,r}$：mGy），面積空気カーマ積算値（P_{KA}：Gy・cm^2），透視線量率（RDR：mGy/min）とし，75パーセンタイル値をDRL値として採用した。最終的に，日本国内の合計1万2959例の透視下消化器内視鏡手技に関する実測データが登録された。その内訳は，ERCP 1万1162例，EUS 374例，BAE 301例，ステント留置523例，イレウス管留置599例であった。それぞれの$K_{a,r}$（mGy），P_{KA}（Gy・cm^2）のDRL値は，ERCPが145mGy／32Gy・cm^2，EUSが219mGy／41Gy・cm^2，BAE 81mGy／43Gy・cm^2，ステント留置

104mGy／32Gy・cm^2，イレウス管留置104mGy／47Gy・cm^2（表1）で，手技およびdisease siteにおける細分化の重要性も認識された。本研究で採用した透視線量率DRL値は9.4（中央値5.9）mGy/minであった。計測方法が各手技での値を集積した群の75パーセンタイル値であり，一概に比べられないが，Japan DRLs 2020と比較すると，装置基準透視線量率（86パーセンタイル値17.2mGy/min，75パーセンタイル値12.5mGy/min）より低値であった。また，Japan DRLs 2020での報告同様に，各施設間には大きなバラツキがあることも判明した[7]。

今後の展望

消化器領域における医療被ばくの認識はいまだ不十分な状況である。今後，消化器関連学会においても放射線防護の重要性，必要性に関してさらなる啓発活動が行われ，消化器領域の臨床の場においてもDRL値が活用され，REX-GI研究がJapan DRLs 2025改訂に向けての一助となることを期待する。

●参考文献
1) ASGE Technology Committee : Minimizing occupational hazards in endoscopy : Personal protective equipment, radiation safety, and ergonomics. *Gastrointest. Endosc.*, 72 (2) : 227-235, 2010.
2) Adler, D.G., Lieb, J.G., 2nd, Cohen, J., et al. : Quality indicators for ERCP. *Gastrointest. Endosc.*, 81 (1) : 54-66, 2015.
3) Dumonceau, J.M., Garcia-Fernandez, F.J., Verdun, F.R., et al. : Radiation protection in digestive endoscopy : European Society of Digestive Endoscopy (ESGE) guideline. *Endoscopy*, 44 (4) : 408-421, 2012.
4) Son, B.K., Lee, K.T., Kim, J.S., et al. : Lack of radiation protection for endoscopists performing endoscopic retrograde cholangiopancreatography. *Korean J. Gastroenterol.*, 58 (2) : 93-99, 2011.
5) Hayashi, S., Takenaka, M., Kogure, H., et al. : A questionnaire survey on radiation protection among 282 medical staff from 26 endoscopy-fluoroscopy departments in Japan. *DEN open*, 1 (1) : e5, 2021.
6) Hayashi, S., Nishida, T., Matsubara, T., et al. : Radiation exposure dose and influencing factors during endoscopic retrograde cholangiopancreatography. *PLoS One*, 13 (11) : e0207539, 2018.
7) Hayashi, S., Takenaka, M., Hosono, M., et al. : Diagnostic Reference Levels for Fluoroscopy-guided Gastrointestinal Procedures in Japan from the REX-GI Study : A Nationwide Multicentre Prospective Observational Study. *Lancet Reg. Health West. Pac.*, 20 : 100376, 2022.

医療被ばくの最適化に向けた動向と線量管理システム活用の実際

Ⅲ　医療被ばく線量の管理・記録の現状

1. 医療被ばくの線量管理と記録
── まずはできることから始めよう

奥田　保男　量子科学技術研究開発機構情報基盤部

　診療用放射線の線量を管理することが義務化されてから2年半が経過した。医療機関において，すでになんらかの形で実施されていると考えるが，本稿では，規則などで示されている内容について改めて復習し，医療機関に求められている目的と実施すべき要件について再認識していただければと思う。

概　要

　2019（平成31）年3月12日に，厚生労働省医政局から「医療法施行規則の一部を改正する省令の施行等について（以下，規則）」[1] が各都道府県知事，保健所設置市長および特別区区長宛に通知され，2020（令和2）年4月よりこれが施行された。具体的には，診療用放射線に係る安全管理のための責任者を置くこと，安全利用のための指針を策定すること，放射線診療に従事する者に対する研修を行うこと，放射線診療を受ける者の当該放射線による被ばく線量の管理および記録，その他の診療用放射線の安全利用を目的とした改善のための方策を行うこと，放射性同位元素を使用する新規の医療技術への対応を行うことが示された。なお，上記指針の策定に関するガイドラインとして，厚生労働省から，2019（令和元）年10月3日に「診療用放射線の安全利用のための指針策定に関するガイドライン（以下，ガイドライン）」[2] が公表されている。

被ばく線量を
管理・記録する目的

　医療機関は，なぜ医療放射線による被ばくの線量を管理し記録しなければならないのであろうか。この回答として「医療法施行規則で定められたから」という発言を耳にしたことがある。ある意味間違いではないであろう。しかし，ではなぜ「医療法施行規則」で定められたのだろうか。この解として，「医療法施行規則の一部を改正する省令の施行等について」の第4項に，「放射線診療を受ける者の当該放射線による被ばく線量の管理及び記録その他の診療用放射線の安全利用を目的とした改善のための方策」という表記がある。ここから，対象者は「放射線診療を受ける者」，いわゆる「患者」であり，この対象に対する「診療用放射線の安全利用」を実施することが目的であることが理解できる。

　また，少し角度の異なる視点として，2020年11月に，原子力安全研究協会は，「生活環境放射線（国民線量の算定）第3版」[3] にて，日本人の国民線量を図1に示すように発表した。これによると，1年間に日本人が受ける平均被ばく線量は4.7ミリシーベルトであり，医療被ばくによるものは2.6ミリシーベルトと推定されている。2011年に公表された3.87ミリシーベルトよりも大きく減少しているが，世界平均の0.6ミリシーベルトよりも依然として高い。ただ，これが一概に問題であるということではないことを申し添える。

診療用放射線に係る
安全管理のための責任者

　病院などは，「医療放射線安全管理責任者（以下，責任者）」を配置する必要

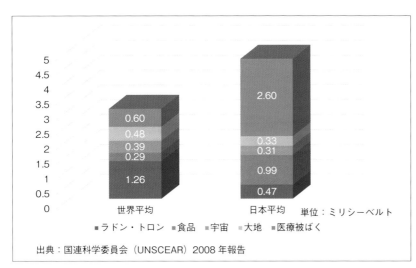

図1　日常生活における被ばく線量（年間）[3]

出典：国連科学委員会（UNSCEAR）2008年報告

世界平均　日本平均　単位：ミリシーベルト
■ラドン・トロン　■食品　■宇宙　■大地　■医療被ばく

〈0913-8919/23/￥300/論文/JCOPY〉

があり，原則として「常勤」の医師または歯科医師のいずれかの資格を有していることが条件になっている。ただし，「正当化」を「常勤」の医師または歯科医師，「最適化」を「常勤」の診療放射線技師が担保し，かつ「当該」医師または歯科医師が「当該」診療放射線技師に対して適切な指示を行う体制を確保している場合にかぎり，診療放射線技師を責任者としても差し支えない。

なお，責任者の選定には，ガイドラインに示されている「放射線の過剰被ばくその他の放射線診療に関する有害事例等の事例発生時の対応」が要件となっているため，これについて十分考慮する必要がある。

診療用放射線の安全利用のための指針

指針については前述したとおり，ガイドラインが発出されているため，これを精読いただく必要がある。また，具体的なサンプルが医療放射線にかかわる学会や団体から示されているため，これを参考にして病院などの状況を鑑み作成することをお勧めする。

なお，基本的な内容として，以下が示されている。

① 診療用放射線の安全利用に関する基本的な考え方
② 放射線診療に従事する者に対する診療用放射線の安全利用のための研修に関する基本方針
③ 診療用放射線の安全利用を目的とした改善のための方策に関する基本方針
④ 放射線の過剰被ばく，その他の放射線診療に関する事例発生時の対応に関する基本方針
⑤ 医療従事者と患者間の情報共有に関する基本方針

基本的な考え方

国際放射線防護委員会（ICRP）の2007年の勧告にあるとおり，被ばくはその対象者および被ばくの状況に応じて，「職業被ばく」「医療被ばく」および「公衆被ばく」の3区分に分けられるが，本稿の対象は「医療被ばく」である。ここで，患者に対する過剰な照射を避けなければならないことは言うまでもなく，「放射線防護の原則」として「線量限度の適用」「正当化」「最適化」があり，それぞれについて検討する必要がある。ただし，線量限度は，規制された線源からの被ばく量の総和を制限するためのものであるため，患者が必要な放射線診療を受けることができなくなるおそれがあり，今回の規則の範囲としては適用外となっている。

一方，「正当化」「防護の最適化」については適切に対応する必要がある。ガイドラインではそれぞれについて，「『正当化』とは，医学的手法の正当化を意味し，当該診療を受ける者のベネフィットが常にリスクを上回ることを考慮して，適正な手法を選択することが必要であること。放射線診療を受ける者の医療被ばくにおける『防護の最適化』とは，放射線診療を受ける者の被ばく線量の最適化を意味し，放射線診療を受ける者の医療被ばくを『合理的に達成可能な限り低く（as low as reasonably achievable：ALARA）』する，ALARAの原則を参考に被ばく線量を適正に管理することが必要であること」と記されている。

安全利用のための研修

責任者は，施設の放射線診療の正当化または患者の医療被ばくの最適化に付随する業務に従事する医師，歯科医師，診療放射線技師などが，従事する業務に応じて十分な知識を習得している必要があるため，研修を行う必要がある。

研修の頻度としては，1年度あたりに1回以上とし，研修への参加者および内容を記録しなければならない。なお，研修内容としては，「正当化」「最適化」に加え，有害事例が発生した場合の対応や患者への情報提供などが含まれる。なお，研修の実施について苦慮している医療機関もあると思うが，日本医師会が監修し作成した動画〔日本医師会の公式Youtubeチャンネル（https://www.med.or.jp/doctor/sien/s_sien/009621.html）〕など，関連する学会から提供されている資料を参考に実施する，あるいは医療機関外で開催されている研修などに対象者を受講させることでも代用可

能である。

ここで，医療従事者への教育を含め，一部混乱が生じているため，念のため申し添えるが，「電離放射線障害防止規則（昭和47年労働省令第41号）」において，放射線業務における眼の水晶体の被ばくに係る放射線障害防止対策として，等価線量限度などが示されているが，これはあくまで医療機関などに従事する「医療従事者」を対象としたものである。よって，考え方，教育内容やタイミングなども異なるため，混同しないように注意が必要である。

1. 被ばく線量の管理および記録，安全利用を目的とした改善のための方策

本項では，「線量管理」と「線量記録」について，実際に医療機関で行う場合の手法なども含め，以下に解説する。

1) 対象機器・装置

対象となる機器については規則に示されているが，実際に自施設に設置されている機器が対象かどうか不明な場合は，機器の添付文書に記載されている機器名称と規則に示されている名称とを確認すればよい。ここで，規則に示される機器以外については線量の管理や記録を行ってはならないということではなく，医療機関において，これを実施する管理体制が十分に整備できているならば，積極的に実施すべきと考える。

2) 線量管理

線量管理について，「診断参考レベルを活用して線量を評価する」とガイドラインには記載されている。線量を評価することで必要な線量の低減が進み，これによって，新たな診断参考レベルが算出される。図2に示すようなサイクルが実施されることで，わが国としての線量管理が形成されると言える。

医療機関において評価する数値を算出する方法は，診断参考レベルがどのように策定されているかを知ることで容易に理解できる。例えば，大人のCT検査の診断参考レベルは，標準的な体格（体重50〜70kg）の20〜80歳の30例の中央値を医療機関から収集する。次に各医療機関から送付された値を並べ，線量の高い方から1/4の値を75パーセン

タイル値（マンモグラフィなどは95パーセンタイル値）としている[5]。よって，実際に医療機関で管理を行う場合も同様に，標準的な体形の患者の値を収集し，中央値を算出し，これと診断参考レベルの値とを比較することが正しい評価と言える。

次に，値の評価と基本的な対応について述べる。値が診断参考レベルより高いならば，その原因を分析し，必要に応じて撮影条件などについて検討を行う。逆に低い場合は，画像自体のクオリティに問題ないかを確認する。なお，値が高いからと言って条件を下げてはいけないケースがある。なぜならば，最適な線量は，検査の目的や機器・装置の特性などにより異なり，画質や診断に影響を及ぼすほど条件を下げることは，ALARAの原則から逸脱することになるためである。

ここで望ましくないケースについて紹介する。1つ目は，「患者個々の値と診断参考レベルを比較する」ことである。体格が大きい方は診断参考レベルが示す値より大きく，小さい方は小さくなる傾向となるのが明白である。2つ目は，「該当する検査部位の撮影を行った全結果から導き出した値と比較する」ことである。どちらも異なる対象から求めた値を比較しているため，評価として適切とは言い難い。

3）線量記録

線量記録については，「関係学会等の策定したガイドライン等を参考に，『（1）線量管理及び線量記録の対象となる放射線診療機器等』において定めた放射線診療機器等ごとに，当該放射線診療を受けた者を特定し被ばく線量を適正に検証できる様式を用いて記録を行うこと」とガイドラインに示されている。「線量管理」とは異なり，上述した対象機器に関し，診療用放射線を用いた検査・撮影を行うたびに「患者単位」で記録することが要件となっている。

2. 線量管理システムは必須か

「線量管理システム」については，少なくとも導入することが「目的」ではなく，導入しないと規則が示す要件を満たさないということでもない。ただし，「線量管理」や「線量記録」を医療機関で実施するに当たり，効率的にこれを実施できるなど，有益なツールであることは言うまでもない。

ガイドラインには，「線量管理」や「線量記録」の記録内容，および「線量記録」の様式が示されており，記録する場所・帳簿として，以下が例示されている。
・医師法（昭和23年法律第201号）第24条に定める診療録
・歯科医師法（昭和23年法律第202号）第23条に定める診療録
・診療放射線技師法（昭和26年法律第226号）第28条に定める照射録
・医療法施行規則第20条第10号に定めるエックス線写真
・医療法施行規則第30条の23第2項に定める診療用放射性同位元素又は陽電子断層撮影診療用放射性同位元素の使用の帳簿

また，日本医学放射線学会から出されているガイドラインには，上記に加え，以下について例示されている。
〈ア〉線量管理システムに線量情報を保存する。
〈イ〉撮影装置で生成された線量記録画像を画像サーバに保存する。
〈ウ〉撮影装置に表示された線量指標を放射線情報システムRISに入力する。
〈エ〉撮影装置で生成された線量記録画像をX線フィルムに記録する。
〈オ〉撮影装置に表示された線量指標を照射録に記載する。

〈カ〉放射性薬剤の名称と投与放射能量を専用の管理システムに入力する。
〈キ〉放射性薬剤の名称と投与放射能量を放射性同位元素の使用の帳簿に記載する。

例えば，〈イ〉については，医療機関に設置されているCTに付属している機能であり，これを画像サーバに保存することはさほど難しい要件ではない。要するに，若干の改修が必要な場合もあるが，既存のシステムを利用することで，最低限の要件を満たすことは可能と言える。

◎

診断参考レベルに示されている値は，最適化などを行う場合に容易に取得できる方法で得られる値であり，都度，被ばく線量を計測した値ではない。また，装置から出力される値も患者個々の「被ばく線量」を適切に示すものではなく，あくまで「線量評価値」であることに留意する必要がある。

●参考文献
1）厚生労働省医政局地域医療計画課：医療法施行規則の一部を改正する省令の施行等について．事務連絡，2019．
2）厚生労働省医政局地域医療計画課長：診療用放射線の安全利用のための指針策定に関するガイドライン．医政地発1003第5号，2019．
3）生活環境放射線（国民の線量の算定）第3版．原子力安全研究協会，東京，2020．
4）環境省：放射線による健康影響等に関する統一的な基礎資料（平成26年度版）第1章　放射線の基礎知識と健康影響．2013．
https://www.cnv.go.jp/content/900413184.pdf
5）医療被ばく研究情報ネットワーク，他：日本の診断参考レベル（2020年版）．
http://www.radher.jp/J-RIME/report/JapanDRL2020_jp.pdf

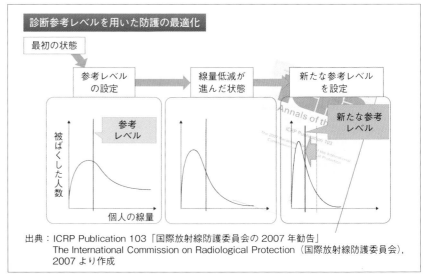

図2　診断参考レベルを用いた最適化のサイクル
（参考文献4）より引用転載）

出典：ICRP Publication 103「国際放射線防護委員会の2007年勧告」
The International Commission on Radiological Protection（国際放射線防護委員会），
2007より作成

診断参考レベルを用いた防護の最適化

最初の状態

参考レベルの設定　→　線量低減が進んだ状態　→　新たな参考レベルを設定

参考レベル

被ばくした人数

個人の線量

新たな参考レベル

2. 医療機関におけるDRLsの活用事例
——医療被ばくの最適化に向けた取り組みの紹介

川眞田 実／峠田 晃伸／大塚 竜登
米田 昭敏／中西 克之 大阪国際がんセンター放射線診断・IVR科

2019年3月12日に，厚生労働省医政局から「医療法施行規則の一部を改正する省令の施行等について」[1]が，都道府県知事，保健所設置市長および特別区区長宛に通知され，2020年4月より施行された。これにより医療機関においては，診療用放射線の線量を管理することが義務化された。具体的には，「診療用放射線に係る安全管理のための責任者を置くこと」「安全利用のための指針を策定すること」「放射線診療に従事する者に対する研修を行うこと」「放射線診療を受ける者の当該放射線による被ばく線量の管理および記録を行うこと」「診療用放射線の安全利用を目的とした改善のための方策を行うこと」「放射性同位元素を使用する新規の医療技術への対応を行うこと」などが示された。

この通知を受けて，当院では，2019年の「診療用放射線の安全利用のための指針策定に関するガイドライン（厚生労働省）」[2]に則り，医療安全部門と協議を行い，診療用放射線安全管理委員会を2020年4月に立ち上げた。本委員会は医療放射線安全管理責任者を配置し，関連部署の医師，看護師，薬剤師，診療放射線技師，事務職員で構成されており，安全管理のための指針を策定した。また，放射線従事者などに関する医療放射線に係る安全管理のため，全職員を対象の研修として，放射線診療に関する正当化の理解を深める目的で，年1回のe-learning研修を実施している。

当院における線量管理の実施方法は，関連学会の策定したガイドライン[3]などに則り，本邦の診断参考レベル（2020年版）

（DRL）[4]を活用して線量を評価し（2回／年），診療目的や画質などに関しても十分に考慮した上で，最適化を定期的（1回／年）に行っている。また，線量記録においても上記ガイドラインなどを参考に，線量管理システムだけでなくRISなどのシステムを組み合わせて行っている。線量記録の対象となっている放射線機器だけでなく，放射線を発生するすべての機器ごとに当該放射線診療を受けた検査を特定し，被ばく線量を適正に検証できる形で記録を行っている。

本稿では，CTおよびPET検査を対象に，DRLを利用した当院の線量管理および線量記録についての取り組みを紹介させていただく。

CT

日本放射線技術学会にて策定された「医療被ばくを評価するデータを電子的に記録するためのガイドライン」[3]では，医療被ばく線量情報を電子的に収集する方法として，①DICOM画像から取得する方法，②DICOM規格であるModality Performed Procedure Step（MPPS）を用いて取得する方法，③DICOM規格であるRadiation Dose Structured Report（RDSR）を用いて取得する方法の3つが紹介されている。③については，厚生労働省の標準規格であるIHE-REM（Radiation Exposure Monitoring Integration Profile）[5]に基づいて記載されている。また，収集する上での3つのユースケースが紹介されており，RISとの連携方法についても記載されている。

当院では，本ガイドラインに定義されている方法を用いて医療被ばく線量情報の収集を行っている。当院のモダリティごとの収集方法を表1に示す。RDSRが出力されない，もしくはRDSR内のデータが不十分な装置は①，画像だけでは線量情報の収集が不可能な透視系装置などは②，それ以外は③の方法を用いている。CT検査では，①DICOM画像と③RDSRおよびRISを組み合わせた収集データフローを採用している（図1）。①の方法を採用する理由として，利用頻度の高いRISに線量情報を記録する効果と，照射録に正確な情報を書

表1 当院の被ばく線量情報の収集状況

	DICOM画像	MPPS	RDSR	R-RDSR
一般撮影装置（F社3台）	●		●	
マンモグラフィ（S社2台）	●			
CT（C社4台，G社1台）	●		●	
アンギオ（C社2台，G社1台）	●	●	●	
透視（S社2台，F社1台）	●	●		
PET（G社1台）			●	●

R-RDSR : Radiopharmaceutical Radiation Dose Structured Report

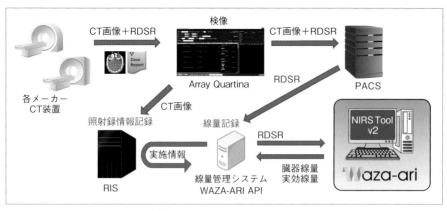

図1　CT検査の線量情報収集データフロー

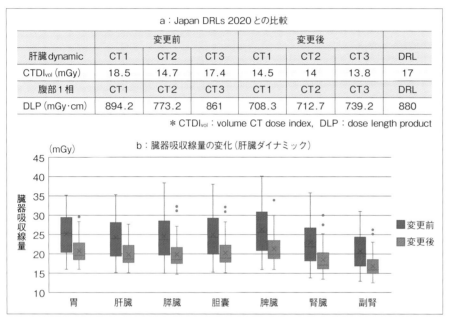

図2　プロトコール変更後の評価

a：Japan DRLs 2020との比較							
	変更前			変更後			
肝臓dynamic	CT1	CT2	CT3	CT1	CT2	CT3	DRL
CTDI$_{vol}$ (mGy)	18.5	14.7	17.4	14.5	14	13.8	17
腹部1相	CT1	CT2	CT3	CT1	CT2	CT3	DRL
DLP (mGy·cm)	894.2	773.2	861	708.3	712.7	739.2	880

＊CTDI$_{vol}$：volume CT dose index，DLP：dose length product

b：臓器吸収線量の変化（肝臓ダイナミック）

き出せることが挙げられる。この手法だけでも法令で定められた要件を満たすことが可能であるが，③を採用した理由としては，簡便に線量情報を抜き出せる点と，各臓器の吸収線量（臓器線量）や実効線量を算出することが可能である点が挙げられる。当院は，量子科学技術研究開発機構との共同研究により，院内の端末でCT線量評価用システム「WAZA-ARIv2」の利用が可能になっており，臓器線量や実効線量の算出が可能になっている（WAZA-ARIv2の院内利用は量子科学技術研究開発機構と当センターの双方での倫理承認が必要）。

2021年度の院内の診療用放射線安全管理委員会において，撮影機種ごとの線量情報におけるDRLの値との比較結果を提示したところ，腹部CT検査と肝臓ダイナミック検査でDRLに比べて高い線量を出力しているという指摘が入った。その結果を受けて，検査室と医局において意見交換を行い，特定の範囲に限定して線量低減プロトコールを段階的に臨床適応した。診断医による画質の確認を行いつつ，線量低減に取り組んだ結果の一例を図2に示す。CTDI$_{vol}$は約20％，DLPは約18％の線量低減を認めることができた。また，腹部CT検査の撮影範囲内の臓器吸収線量については，乳房，膵臓，胆囊，生殖腺以外の臓器ではすべての装置で有意に値が減少しており，肝臓ダイナミック検査においては，食道，結腸以外の臓器では有意に値が減少していることがわかった。今回のプロトコール変更により，臓器吸収線量が約10〜20％低減することが示唆された。

WAZA-ARIv2を利用する上での注意点は，RDSR内の「Target Region」の情報を用いて線量シミュレーションをしている点である。1相目を肝臓，2相目を体幹部のようなプロトコールでは，計算結果に誤りが生じる可能性がある。また，Target Regionについては，メーカーや装置のバージョン，オペレータによって適切にデータとして埋め込まれていない可能性があるので，注意が必要である。さらに，RDSRには自動露出機構（AEC）に関する情報の記載はないため，管電流が一定値として計算されていることも把握しておく必要がある。

PET

これまで当院のPET検査は複数の外部医療機関へ委託していたが，メインの委託先との契約期間が終了することから，2022年9月より院内にPET/CTを導入する方針となった。本検査は線量情報管理が法的に義務づけられていることから，機器調達前に想定したデータフローはIHE-REM-NM（Radiation Exposure Monitoring for Nuclear Medicine Integration Profile）[6]のワークフローに準拠することとした。IHE-REM-NMでは，自動注入装置から発生したRadiopharmaceutical Radiation Dose Structured Report（R-RDSR）[7]をRISに格納し，MWMの際にPET装置が患者属性情報や注入情報などを手入力することなく取得することが可能になっているが，当院のRISは対応していないことから，薬剤注入量のみ手入力する運用となった。R-RDSRは，薬剤投与量や投与開始時間など核医学検査にとって非常に重要なデータを格納できるDICOM規格であるものの，RDSRほどは浸透していないことから扱えるメーカーは非常に少ない。ただ，当院に導入されている検像システムや統合型PACS（VNA-PACS）はR-RDSRに準拠していることから，投与量情報を電子的に保管することが可能となっている。実際の運用は，核医学特有の線量情報管理が可能な線量管理システムを用いている（図3）。核医学検査において，投与量や画質に大きく影響する患者の体格を正確に把握することは重要であることから，

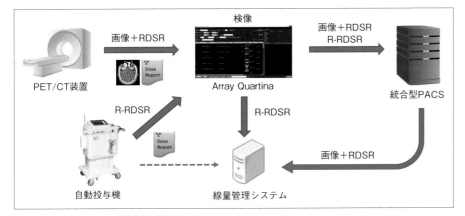

図3　PET検査の線量情報収集データフロー

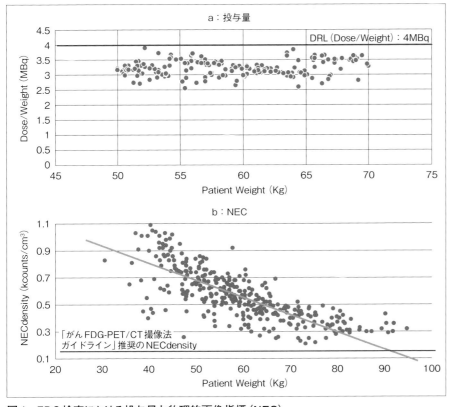

図4　FDG検査における投与量と物理的画像指標（NEC）

図には示していないが，薬剤投与前に計測した体重を即座に電子カルテに取り込むシステムを構築しており，MWMの際に装置が最新の体重情報を取得できる仕組みとなっている。

当院では病院の特性上，FDG検査（デリバリー）しか行っていないが，運用開始から約2か月間のデータをDRLと比較した結果を図4に示す。体重あたりの投与量についてはDRL値（4MBq）より低く（図4 a），標準体重患者への投与量についても中央値は191.8MBqであり，DRL値（240MBq）より低い値であった。また，今回導入した装置では

物理的画像指標（noise equivalent count：NEC）の算出が可能であることから，NECを用いた画質と投与量・撮像時間の関係性についても分析することができる。当院の分析では，「がんFDG-PET/CT撮像法ガイドライン」[8]に示されている値以上の結果となった（図4 b）。これにより，将来的には体重に応じた投与量の最適化だけでなく，収集時間や予約枠の最適化なども可能となり，経営面において病院に貢献できるのではないかと考えている。

◎

一般的には線量管理システムを導入

すると，自施設のプロトコールとDRLの項目の紐付け作業を行っているが，そのほかの膨大な被ばく線量データは十分に活用されていないと感じている。欧米ではこれらのデータも含め収集しており，線量低減に向けた取り組みを行っているが，本邦においても同様に行う必要があると考えている。例えば，厚生労働省標準であるJJ1017コードをベースとしたプロトコール名の標準化を行った上で，DRL策定のためのデータ収集を行った場合，今まで以上に正確で，かつ多くのデータを収集することが可能になり，新たなDRLプランの策定も可能になるのではないだろうか。今後もオールジャパンで医療被ばく防護に取り組む活動に期待したい。

本稿では，当院のCT検査とPET検査における線量管理の現状を報告した。そのほかのモダリティにおいても，CT検査と同様のデータフローで線量管理を行っている。今後も院内の診療用放射線安全管理委員会と連携を取りながら，画質レベルを保ちつつ，線量低減に努めたいと考えている。

●参考文献
1) 厚生労働省医政局長通知：医療法施行規則の一部を改正する省令の施行等について．医政発0312第7号，2019．
https://ndrecovery.niph.go.jp/trustrad/images/notification0312_7.pdf
2) 厚生労働省医政局地域医療計画課長通知：診療用放射線の安全利用のための指針策定に関するガイドラインについて．医政地発1003号第5号，2019．
https://www.jastro.or.jp/medicalpersonnel/notification/1003_5.pdf
3) 医療被ばくを評価するデータを電子的に記録するためのガイドライン Ver 1.1．日本放射線技術学会，2019．
https://www.jsrt.or.jp/97mi/content/guideline/exposuredata_guideline_ver1.1.pdf
4) 医療被ばく研究情報ネットワーク，他：日本の診断参考レベル（2020年版）．
http://www.radher.jp/J-RIME/report/JapanDRL2020_jp.pdf
5) 医療放射線被ばく管理統合プロファイル．日本IHE協会，2020．
https://www.ihe-j.org/file2/docs/rem/IHE_Rev1.00a_20200121.pdf
6) 核医学放射線被ばく監視統合プロファイル．日本IHE協会，2019
https://www.ihe-j.org/file2/docs/放射線被ばく監視_添付資料_REM-NM_Rev1.21.pdf
7) Radiopharmaceutical Radiation Dose Reporting (Dose SR). Digital Imaging and Communications in Medicine, Supplement159, 2014.
https://www.dicomstandard.org/News-dir/ftsup/docs/sups/sup159.pdf
8) がんFDG-PET/CT撮像法ガイドライン．核医学技術，33（4）：377-420, 2013.

医療被ばくの最適化に向けた動向と線量管理システム活用の実際

Ⅲ　医療被ばく線量の管理・記録の現状

3. CTプロトコールの標準化と 線量管理

高木　卓　千葉市立海浜病院放射線科

　日本放射線技術学会撮影部会では，2006年よりCT検査プロトコールの標準化に継続的に取り組んできた。学術大会のワークショップでの検討，調査研究班による作業を進め，2010年には放射線医療技術学叢書として『X線CT撮影における標準化～ガイドラインGuLACTIC～』[1]を発刊，2015年には『X線CT撮影における標準化～GALACTIC～（改訂2版）』[2]を発刊している。これまで，「GALACTIC（ギャラクティク）」の呼称で知られてきた標準化プロトコールは，初版と改訂2版で延べ8500部以上が頒布され，国内の多くの施設で臨床において利用されている。標準化プロトコールはCT検査の役割や装置性能，検査技術の向上に合わせて改訂が計画され，2021年調査研究班「X線CT撮影の標準化改訂に向けた撮影プロトコールの調査とDRLs 2020への適応」において，改訂のための調査，研究が進められている。本稿では，標準化プロトコールの臨床と線量管理における役割について解説する。

背　景

　以前より，わが国のCT設置台数は，諸外国と比べ極端に多いことが知られている。経済協力開発機構（OECD）の2021年のデータ[3]では，わが国の人口100万人あたりのCT設置台数は111台で，オーストラリアの70台，米国の42台を大きく上回っている。一方，放射線診断専門医の人数は米国に比べ人口比0.3に過ぎないと言われており[4]，人口比の

CT装置の設置台数が約2.6倍であることから，装置1台あたりの専門医の人数は米国に比べかなり少ないと推測される。このように，放射線診断専門医の絶対数が不足している状況においても画像診断管理の必要性は議論されており，2018年度の診療報酬改定では「画像診断管理加算3」の算定要件に画像診断管理として放射線診断専門医による個々の患者の症状・状況にあった画像診断法およびプロトコールの選択と実行，医療被ばく管理などが求められている[5]。放射線診断専門医が十分に配置されている施設であれば，検査目的，臨床状況に応じてCT検査の適応の判断を行い，検査実施に際しては撮影プロトコールの選択と症例に応じたカスタマイズを行うことで，診断能の確保と読影効率の向上が期待できる。しかし，放射線診断専門医が非常に少ないわが国の現状を考えた場合，前述したような施設は一部に限定されていると予測される。

CTプロトコールの 標準化の必要性

　今日の診療において，成人だけでなく，小児も含め多くの疾患がCT検査の適応となる。CTプロトコールを構築するためには，検査目的を定め，正確な診断情報を取得するための画質（線量）の設定，撮影範囲，画像再構成条件（再構成関数，再構成スライス厚），造影検査の適応，造影剤注入条件（注入速度，注入量），撮影時相（撮影タイミング），

画像表示条件（WW/WL，画像処理）を決定するとともに，検査被ばくの最適化にも配慮する必要がある。放射線診断専門医が在籍している施設では，個々の患者の症状や状況に応じたプロトコールの選択が可能であるが，放射線診断専門医が不足している現状において，CTプロトコールの標準化を進める必要性は大きい。2017（平成29）年8月に，日本学術会議（臨床医学委員会放射線・臨床検査分科会）から公開された「CT検査による医療被ばくの低減に関する提言」[6]には，「CT検査による被ばく情報の記録体制を構築すべきであり，そのためにはCT撮影プロトコールの標準化を検討することが望まれる」との記載があり，CTプロトコールの標準化は，臨床における利用だけでなく，被ばく情報の記録体制を構築していく上でも求められている。

X線CT撮影における 標準化～GALACTIC～ の取り組み

　1998年頃より臨床に導入されたマルチスライスCTの登場により，撮影時間の大幅な短縮，撮影範囲の拡大，造影検査では多時相撮影が可能となり，CT検査の適応疾患も拡大した。一方，International Commission on Radiological Protection（ICRP）は，Publication 87[7]において，CT検査の頻度が増加傾向であること，技術的および臨床的なCTの発展は検査あたりの患者線量の低減を一般的にもたらしていないこと，CT

　　　　　　　〈0913-8919/23/¥300/論文/JCOPY〉

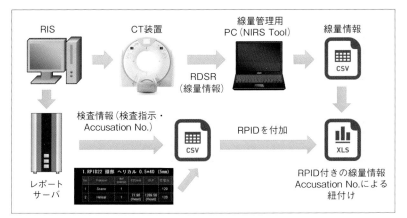

図1 CT撮影標準化プロトコールのRPIDとRDSRによる線量情報収集手順
CT装置から出力されるRPIDにはacquisition protocolなどの検査プロトコールの情報が出力されないため，レポートサーバから出力した検査情報にRPIDを付加してExcelにてRDSRの情報と紐付けを行い，線量情報の集計を行った。

による組織吸収線量が，発がんの確率を確実に増加させることが知られているレベルにしばしば近いか，あるいはそれを超えることがありうることを示し，CT検査の線量管理の重要性を勧告した。このような状況も踏まえ，日本放射線技術学会では，2008年に組織された学術研究班「X線CT撮影における標準化」（梁川班）により，CTプロトコールの標準化に向けた研究が開始され，2010年に『X線CT撮影における標準化〜ガイドライン GuLACTIC〜』（初版）[1]を発刊した。初版では，CTプロトコールの目的，撮影範囲，撮影条件，再構成条件，造影法，表示法などを詳細に提示した。しかし，被ばくの最適化については，撮影範囲と撮影時相の最適化が主であり，画質（線量）の標準化まで示すことはできなかった。2014年には，学術研究班（高木班）が改訂のための作業を開始し，標準化プロトコール作成のエビデンスの明確化と，画質および被ばくの最適化に向けた取り組みを行った。標準化プロトコール作成のエビデンスとして「画像診断ガイドライン2013年版」[8]をはじめとする診断・診療に関するガイドラインを参照し，CT検査の有用性が示されている部位・疾患を対象に，標準化プロトコール作成を行った。これにより，放射線診療で重要となる正当化が担保された部位・疾患に対して，標準化プロトコールを作成した。また，画質および被ばくの最適化として，CT-automatic exposure control（CT-AEC）の使用を前提とした上で，ICRP Publication 102[9]に記載がある「特定の検査目的に特定のノイズレベルを要求する」方法を用いて，画質の定義を行った。例として，腹部領域の画質設定は，「CT-AECは体幹部標準関数の5mmスライス厚で画像standard deviation（SD）が10〜12程度となるように設定する」と定義している。ここで，再構成関数と再構成スライス厚を明記しているのは，これらが画像SDに影響を与える因子のためである。また，画像再構成法はfiltered back projection法（FBP法）を前提条件としており，非線形の画像再構成法である逐次近似（応用）再構成法は対象としていない。画像SDを用いた画質設定は初めての試みであり，被ばく線量の増加も懸念されたが，2015年6月に医療被ばく研究情報ネットワーク（J-RIME）より公開された診断参考レベル[10]を対象となる部位・疾患のプロトコールに併記することで，画質だけでなく被ばくの最適化にも配慮している。高木班で改訂作業を進め，2015年に発刊された『X線CT撮影における標準化〜GALACTIC〜（改訂2版）』[2]は，正当化を前提として，画質基準と診断参考レベルを併記することで，より実践的な標準化プロトコールを提示できたと言える。

CTプロトコールの標準化における線量管理の取り組み

改訂2版では，前述した日本学術会議「CT検査による医療被ばくの低減に関する提言」にも示されている標準化プロトコールによる被ばく情報の記録体制を構築することを将来的な目標として，Appendixに「CT検査と線量情報の収集」を掲載している。ここでは，電子的に被ばく情報を収集する方法として，DICOMが規定する構造化文書Radiation Dose Structured Report（RDSR）と，医療機関で共通利用するコードのJJ1017コード[11]もしくは，RadLex Playbook ID（RPID）[12]による線量管理について解説を行っている。JJ1017コードは，わが国において医療情報システムの連携のため，医師からのオーダ内容を正しくかつ円滑に部門に連携するための手法として認定されている。RPIDは，American College of Radiology/Radiological Society of North Americaなどがサポートをしている。放射線領域の情報資源を均一に扱うことや，コミュニケーションを促進させることを目的に策定されたコードである。標準化プロトコールとこれらのコードを対応させた上でRDSRを収集することで，検査部位だけでなく，疾患別や検査目的別の線量情報の収集が電子的に可能となり，「臨床的適応に基づく診断参考レベル」であるclinical DRLs[13]を確立するための線量管理にも役立つと期待できる。そのため，改訂2版では，標準化プロトコールに対応したJJ1017コードとRPIDの一覧を掲載している。

ここで，当院で実際に行ったX線CT撮影における標準化に対応したRPIDとRDSRを利用した線量管理について紹介する。調査対象は，2017年5月〜2018年3月の期間に実施した，成人（15歳以上）のCT検査6547件を対象とした。なお，この調査では，標準体格などは考慮していない。CT装置はキヤノンメディカルシステムズ社製「Aquilion PRIME（Ver.5.0）」，RDSRの収集には放射線医学総合研究所（現・放射線医学研究所）と共同研究を行っている「放射線診療における医療被ばくの実態調査及び線量評価と医療被ばくデータベース構築の検討」で使用している線量管理ソフトウエア「NIRS Tool」を使用した。図1に，線量情報の収集手順を示す。この結果，当院で実施した成人のCT検査において，

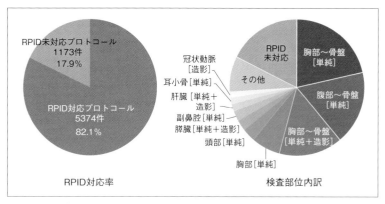

図2　撮影プロトコールのRPID対応率と検査部位の内訳
当院で実施した成人のCT検査において約82％の検査が標準化プロトコールに該当し，RPIDを用いて線量の集計が可能であった。

表1　検査プロトコールと線量調査におけるDLPの中央値

検査 プロトコール	RPID	RadLex【Long Description】	DLP [mGy・cm]
頭部［単純］	22	CT HEAD WITHOUT IV CONTRAST	878.5
頭部外傷 ［単純］	1807	CT HEAD TRAUMA WITHOUT IV CONTRAST	1191.3
副鼻腔［単純］	62	CT HEAD PARANASAL SINUSES WITHOUT IV CONTRAST	185.5
内耳［単純］	41	CT HEAD TEMPORAL BONE WITHOUT IV CONTRAST	281.0
頸部［単純］	37	CT NECK WITHOUT IV CONTRAST	143.3
頸部 ［単純＋造影］	38	CT NECK WITHOUT THEN WITH IV CONTRAST	586.9
胸部〜骨盤 ［単純］	357	CT CHEST ABDOMEN PELVIS WITHOUT IV CONTRAST	985.0
胸部〜骨盤 ［単純＋造影］	250	CT CHEST ABDOMEN PELVIS WITHOUT THEN WITH IV CONTRAST	2520.8
大動脈 ［単純＋造影］	986	CT CHEST ABDOMEN PELVIS ANGIOGRAPHY WITHOUT THEN WITH IV CONTRAST	1509.6
冠状動脈 ［造影］	420	CT CHEST CORONARY ARTERIES WITH IV CONTRAST	487.6
腹部〜骨盤 ［単純］	144	CT ABDOMEN PELVIS WITHOUT IV CONTRAST	742.0
腹部〜骨盤 ［単純＋造影］	198	CT ABDOMEN PELVIS WITHOUT THEN WITH IV CONTRAST	2258.4

約82％の検査が標準化プロトコールに該当した検査であり，RPIDを用いて線量の集計が可能であった（**図2**）。**表1**に主な検査プロトコールに対応したRPIDとdose length product（DLP）の中央値を示す。頭部領域では，頭部［単純］，頭部外傷［単純］，副鼻腔［単純］，内耳［単純］に対応し，胸部〜骨盤領域では，胸部〜骨盤［単純］，胸部〜骨盤［単純＋造影］に加え，撮影範囲がほぼ同一となる大動脈［単純＋造影］にも対応できており，前述したclinical DRLsを検討するための線量情報を収集できることが示された。

CT撮影プロトコール
標準化の改訂と役割

日本放射線技術学会2021年学術研究班「X線CT撮影の標準化改訂に向けた撮影プロトコールの調査とDRLs 2020への適応」では，『X線CT撮影における標準化』の改訂作業を進めている。プロトコールの見直しや統合，細分化を行い，最適化で重要となる検査部位，目的別の画質基準の再検証を行うとともに，逐次近似再構成法や低管電圧撮影も取り入れていくことを予定している。

CT撮影プロトコールの標準化は，現状の装置性能などを含め，一般的な患者に推奨される検査プロトコールを定義していくものであるが，諸外国と比べ放射線診断専門医が少ない本邦において，その役割は重要である。また，標準化プロトコールを利用した線量管理を進めることは，より多くの線量データを効率良く電子的に収集可能となり，CT検査被ばくの最適化に役立つことが期待される。

●参考文献
1）日本放射線技術学会撮影部会：X線CT撮影における標準化〜ガイドライン GuLACTIC 〜．日本放射線技術学会，2010.
2）日本放射線技術学会撮影部会：X線CT撮影における標準化〜 GALACTIC 〜（改訂2版）．日本放射線技術学会，2015.
3）OECD Health Statistics 2021.
https://www.oecd.org/els/health-systems/health-data.htm
（2022年10月1日閲覧）
4）日本放射線科専門医会・医会遠隔画像診断ワーキンググループ：遠隔画像診断に関するガイドライン．2010.
http://www.radiology.jp/content/files/700.pdf
（2022年10月1日閲覧）
5）Japan Radiology Assessment 2020 〜画像診断編〜．
https://www.jcr.or.jp/fee_web/2020/2_imaging.pdf
（2022年10月1日閲覧）
6）日本学術会議臨床医学委員会放射線・臨床検査分科会：CT検査による医療被ばくの低減に関する提言．2017.
https://www.scj.go.jp/ja/info/kohyo/pdf/kohyo-23-t248-1.pdf
（2022年10月1日閲覧）
7）ICRP Publication 87 : Managing Patient Dose in Computed Tomography. *Ann. ICRP*, 30（4），2000.
8）日本放射線医学会，日本放射線科専門医会・医会編：画像診断ガイドライン2013年版．金原出版，東京，2013.
9）ICRP Publication 102 : Managing Patient Dose in Multi-Detector Computed Tomography（MDCT）. *Ann. ICRP*, 37（1），2007.
10）医療被ばく研究情報ネットワーク，他：最新の国内実態調査結果に基づく診断参考レベルの設定．2015.
11）HIS, RIS, PACS, モダリティ間 予約, 会計, 照射録情報連携 指針 バージョン3.4（2022）〈JJ1017指針Ver3.4（2022）〉．日本放射線技術学会，2022.
https://www.jsrt.or.jp/97mi/content/jj1017/v3_4_2022/jj1017_v3_4_2022_guideline.pdf
（2022年10月1日閲覧）
12）RadLex Playbook 2.2 User Guide. Radiological Society of North America（RSNA），2016.
http://playbook.radlex.org/playbook-user-guide.pdf
（2022年10月1日閲覧）
13）Tsapaki, V., Damilakis, J., Paulo, G., et al. : CT diagnostic reference levels based on clinical indications : Results of a large-scale European survey. *Eur. Radiol.*, 31（7）：4459-4469, 2021.

4. 「WAZA-ARI」とMEDRECの現状と活用

古場 裕介 量子科学技術研究開発機構量子生命・医学部門
放射線医学研究所放射線規制科学研究部

わが国は，世界的に見ても医療放射線を用いた診断の頻度が高く，医療被ばく線量が高いことが知られている。これまで放射線医学研究所（放医研）では，関連学会・団体と協力して医療被ばく研究情報ネットワーク（J-RIME）を設立し，わが国の診断参考レベルの設定のため，放射線診断の実態調査を行ってきた[1], [2]。診断参考レベルについては，2017年に国際放射線防護委員会（ICRP）がPublication 135[3]を公表しており，その中では，少なくとも3〜5年ごとに診断参考レベルの改訂を推奨している。J-RIMEでは，2015年にわが国初の診断参考レベルを公表し，2020年にその改訂を行っているが，これらの作業の中で大規模な放射線診断の実態調査を行っており，今後，定期的に診断参考レベルの改訂を行っていくためには，効率の良い実態調査の検討が必要とされている。このような中，2020年4月1日に，医療被ばく規制を含む医療法施行規則の一部を改正する省令が施行され，個々の医療施設において，撮影条件などの管理および記録が義務化された。そのため，多くの医療施設では線量管理システムを導入し，電子的なデータ管理を進めている状況である。このような現状から，今後効率良く医療被ばくの実態調査を行っていく上では，各医療施設の線量管理システム上のデータを集約していくことが重要と考えられる。国外の電子的なデータ管理としては，米国のACR-DIR（American College of Radiology-Dose Index Registry）が有名であり，CT装置から出力される線量レポートデータを自動的にデータベース化し，

ACRが管理する専用サーバにて集約・解析を行うものである[4]。同様な仕組みは米国以外においても運用開始または検討が行われており，わが国においても各医療施設の線量管理システム上のデータを集約していくためのシステムが求められている。

本稿では，医療被ばくの中で，特に被ばく線量の高いCT撮影に関する患者の被ばく線量評価に役立つ「WAZA-ARI」と，国内の医療被ばくの実態調査のための枠組みである医療被ばく線量登録コンソーシアム（Medical Exposure Dose REgistry Consortium：MEDREC）の現状と活用状況について説明する。

患者の被ばく線量の評価・管理

現状，医療施設において管理・最適化が求められている線量値は，線量指標と呼ばれる撮影条件に依存する数値であり，個々の患者の放射線被ばくによるリスクと直接関係がある臓器被ばく線量などの「患者の被ばく線量」については評価・管理されていない。被ばく線量と人体の放射線影響・リスクに関しては，広島・長崎の原爆被爆者のデータから予測されているが，100mSv以下の低線量被ばくの影響とリスクについては線量推定の限界やデータの不足により，十分に明らかにされていない。医療被ばくについては，医療上のメリットに比べてデメリットが非常に小さいとして無視されてきたが，今後，患者ごとの臓器被ばく線量を管理していくことができれば，低

線量被ばくの影響とリスク研究のための貴重なデータとしても利用することができると期待される。

医療被ばくの中でも特に被ばく線量が高いCT撮影においては，繰り返しの診察により，積算線量が100mSv以上となることもある。個々の撮影においては適切な正当化により，診断のためのメリットが被ばくによるデメリットを十分に超えて実施されているが，過度な撮影を避け，適切な線量で撮影されるべきである。患者の被ばく線量については線量指標とある程度の相関はあるものの，患者の体格や撮影部位により臓器の被ばく線量は大きく異なる。医療被ばくの実態を把握するためには，このように「患者の被ばく線量」についても十分把握する必要があると言える

WAZA-ARIの概要と現状

日本国内のCT装置の台数は世界的にも多く，日本人のCT被ばく線量は世界的に見ても高いと考えられており，実際の医療現場での撮影の状況や受ける総被ばく線量を適切に評価することが求められている。CT撮影は，その撮影目的によって撮影条件が大きく異なるため，撮影単位の被ばく線量も大きく異なる。また，患者の体格によっても臓器の吸収線量は大きく異なるため，患者ごとの被ばく線量の推定には，撮影条件と患者体格を適切に考慮する必要がある。CT撮影の被ばく線量評価システムWAZA-ARIは，CT撮影時の撮影条件

表1　代表的なCT撮影時の被ばく線量の評価ツールやシステムとその特徴

	WAZA-ARIv2	ImPACT	CT-Expo	ImpactDose	VirtualDose
計算ファントム	Voxel	MIRD	MIRD	MIRD and Voxel	Voxel
ファントムの人種	日本人	コーカソイド	コーカソイド	コーカソイド	コーカソイド
年齢依存	0, 1, 5, 10, 15歳, 成人	係数で対応	係数で対応	0, 1, 5, 10, 15歳, 成人	0, 1, 5, 10, 15歳, 成人
体型依存	○ 標準体型, 痩せ型, 肥満型2種	×	×	×	○ 標準, 肥満型5種, 妊婦3種
ファントム数	18	1	4	12＋2	25
AEC機能を利用した撮影時の線量計算	○	×	×	○	○
計算結果の統計機能	○	×	×	×	×
使用料	無料	有料（データセット）	有料	有料	有料（CT装置ごと/年間ライセンス）
プラットフォーム	Webブラウザ	Excel	Excel/iPhoneアプリ	PC	Webブラウザ
CT装置のパラメータ化	○	○	×	×	?
作成または販売	放医研, JAEA, 大分県立看護科学大学（日本）	ImPACT group（イギリス）	Sasctad（ドイツ）	CT Imaging（ドイツ）	Virtual Phantoms Inc.（アメリカ）

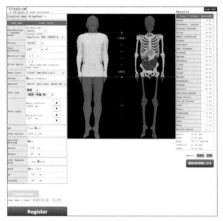

図1　WAZA-ARI (version 2.7) の線量計算画面
ファントムとして「Adult optional phantom」を選択できるようになり，身長と体重を入力することによりBMIに応じて体型補正した被ばく線量値を推定できるようになっている。また，オプションとして線量指標の1つであるSize-Specific Dose Estimates (SSDE) を算出する機能も追加された。

と患者体格を適切に考慮し，「患者の被ばく線量」を評価するために利用できるシステムである。

CT撮影時に患者の被ばく線量を計算するためには，患者体型を模した計算用ファントムとモンテカルロコードを用いて，CT装置から発生するX線の患者臓器への線量付与をシミュレーションする必要がある。しかし，このシミュレーションを行うためには多くの時間・計算機リソースと高度な技術が必要になり，臨床現場に従事する各人がこのシミュレーションを行うことは現実的ではない。

そこで，CT撮影時に患者被ばく線量を計算するためのツールがこれまでにいくつか開発され，広く利用されている。これらのツールは，対応するCT装置の種類や計算ファントムの違い，使用料の有無など，特徴が異なっている。表1に，代表的なCT撮影時の被ばく線量の評価ツールやシステムとその特徴を示す。WAZA-ARI (version 2以降) は，放医研と日本原子力研究開発機構（JAEA），大分県立看護科学大学が共同で開発した，CT撮影による被ばく線量を評価するWebシステムであり，インターネットに接続したWebブラウザより誰でも無料で利用することができる[5]。また，WAZA-ARI以外のツールなどは，計算ファントムの体格がコーカソイド（欧米人）となっており，比較的体格の小さい日本人の被ばく線量を評価する際，臓器によっては差異が大きくなることがある。WAZA-ARIは日本人標準体型を基に作成されたファントムを使用し，日本人体型の統計分布から痩せ型，肥満型2種を含めて4つの体型に対応した線量計算が可能である。さらには，BMIに応じた被ばく線量の補正機能も有している[6]。図1に，WAZA-ARI (version 2.7) の線量計算画面を示す。WAZA-ARIには現在，国内使用されているCT台数の70％以上に対応するモデルが選択可能となっており，随時新たに発売

されたCT装置への対応も進めている。2022年11月現在，WAZA-ARIの登録ユーザーは3500名以上となっており，国内外で広く利用されている。

WAZA-ARIの応用と展開

Webシステムである WAZA-ARI は，ユーザーが1件ずつ撮影条件や患者体型などを入力する必要があり，各医療施設の全撮影における患者被ばく線量の評価・管理を行うには膨大な作業時間を有するため，現実的ではない。そこでWAZA-ARIでは，線量管理システムとの連携を行うため，患者被ばく線量計算API（WAZA-ARI API）を開発し，サービスを提供している[7]。このWAZA-ARI APIを用いることにより，後述のMEDRECにおいて，医療施設の線量指標と患者被ばく線量の評価・管理が可能となっている。

WAZA-ARIはCT撮影時の患者被ばく線量の推定しかできないが，現在，X線一般撮影やIVRなどの透視撮影の患者被ばく線量の評価をするためのシステムについても開発を進めている。X線一般撮影は，1回の撮影による被ばく線量は約0.06mSvと非常に小さいが，実施回数が多いため，国民線量としてはCT撮影に次いで高いことが知られている。また，X線一般撮影は，目的や範

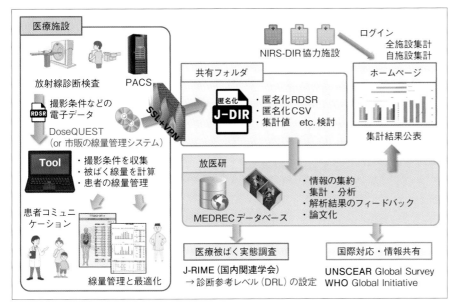

図2　医療被ばく線量登録コンソーシアム（MEDREC）の概要

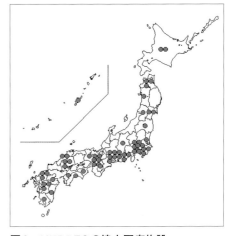

図3　MEDRECの協力医療施設
これまでに60施設がMEDRECの研究計画に参画している。

囲，部位によって被ばく線量が大きく異なるため，個別の撮影における患者の被ばく線量の推定は非常に難しい。さらに，IVRなどの透視撮影においては1回の手技中の被ばく線量が非常に高くなることから，皮膚線量についてはリアルタイムでモニタリングするツールなどがすでに使用されているが，臓器の被ばく線量については把握できないのが現状である。今後，X線一般撮影やIVRなどの透視撮影にWAZA-ARIが対応することができれば，医療における患者の被ばく線量の実態を把握することができると期待される。

MEDRECの現状と展望

　放医研では，2012年から米国などが行っている線量登録システム「DIR（Dose Index Registry）」の日本版のシステム（NIRS-DIR）の開発を進めてきた[8]。NIRS-DIRでは，2018年までに40万件以上の撮影の線量指標データを放医研に集約しており，協力医療機関の線量情報の管理と評価を行い，その結果の論文化を進めてきた。その後，2018年からは，NIRS-DIRのデータ収集ツールと上述のWAZA-ARI APIを組み合わせた新たな線量収集・管理ツールとして「DoseQUEST」の開発を行った。DoseQUESTは，CT装置などから撮影条件

などの電子データを収集し，その撮影条件ごとにWAZA-ARI APIを用いることにより，線量指標と患者被ばく線量の両方を管理することができるツールである。このDoseQUESTを用いてNIRS-DIRの枠組みを発展させ，新たな枠組みとして医療被ばく線量登録コンソーシアム（MEDREC）の構想を開始した（図2）。MEDRECでは，DoseQUESTだけでなく，WAZA-ARI APIと連携した市販の線量管理システムを用いた施設にも参画してもらい，現在，全国で60施設が研究計画として登録されている。図3はMEDRECの全国の協力医療施設を示しており，国内の広い範囲においてデータ収集を行っていることがわかる。MEDRECでは2021年までに，CT撮影において成人185万件，小児3万件以上のデータを収集しており，国内の医療被ばくの線量に関して詳細な解析を進めているところである。今後，MEDRECのホームページの開設や集計結果の公表を行い，協力施設の拡大を行っていく予定である。そして，MEDRECで解析したデータをわが国の医療被ばくの詳細な実態データとして，さまざまな方面に提供していくことをめざす。

〈謝辞〉
WAZA-ARIおよびDoseQUESTの開発は以下のメンバーの協力により開発を行っている（以下敬称略）。

【量研放医研】仲田佳広，横岡由姫，赤羽恵一，奥田保男，神田玲子，盛武　敬
【東京都立大学】張維珊，松本真之介
【原子力機構】佐藤　薫，高橋史明
【大分県立看護科学大学】吉武貴康
【東海大学医学部付属東京病院】長谷川隆幸
【東海大学医学部付属病院】勝沼　泰
【東京医療保健大学】小野孝二
【日本文理大学】甲斐倫明
【千葉大学医学部附属病院】笠原哲治

●参考文献
1）医療被ばく研究情報ネットワーク，他：最新の国内実態調査結果に基づく診断参考レベルの設定．2015．
http://www.radher.jp/J-RIME/report/DRL houkokusyo.pdf
2）医療被ばく研究情報ネットワーク，他：日本の診断参考レベル（2020年版）．
http://www.radher.jp/J-RIME/report/Japan DRL2020_jp.pdf
3）ICRP Publication 135：Diagnostic reference levels in medical imaging. Ann. ICRP, 46（1）：1-144, 2017.
4）American College of Radiology：ACR-DIR（Dose Index Registry）.
https://www.acr.org/Practice-Management-Quality-Informatics/Registries/Dose-Index-Registry
5）WAZA-ARI-A web-based CT dose calculato-. http://waza-ari.nirs.qst.go.jp/
6）Chang, W., Koba, Y.：Evaluation of the Correction Methods Using Age and BMI for Estimating CT Organ Dose Using a Radiophotoluminescence Glass Dosimeter and a Monte Carlo-based Dose Calculator. Health Phys., 121（5）：463-470, 2021.
7）CT検査の患者全員分の被ばく線量管理の実現に向けて―患者被ばく線量評価システムWAZA-ARIv2がもっと使いやすく―．量子科学技術研究開発機構プレスリリース，2018．
https://www.qst.go.jp/site/press/1187.html
8）奥田保男：日本版DIRの構築と経過，INNERVISION, 31（12）：51-54, 2016.

医療被ばくの最適化に向けた動向と線量管理システム活用の実際

Ⅳ　被ばく線量管理システム導入・活用のノウハウ

1. 水戸赤十字病院における「SYNPSE DS」の使用経験

島根　　悠/千木﨑信介/菊池　正見/
野澤　哲也/大貫　信也　水戸赤十字病院放射線科部放射線技術課

　水戸赤十字病院は，茨城県水戸市に位置し，1923（大正12）年の開院以来，2023（令和5）年で100周年を迎える。水戸および近隣地区の急性期医療を担う中核病院として，病床数442床，標榜診療科24科〔2022（令和4）年10月時点〕を擁しており，茨城県基幹災害医療センター，がん診療指定病院，地域周産期母子医療センターなど多くの指定を受けている。主な放射線関連機器は，一般撮影装置3台，ポータブル撮影装置4台，外科用イメージ装置2台，骨密度測定装置1台，マンモグラフィ装置1台，X線TV装置3台，結石破砕装置1台，血管撮影装置1台，CT 2台，MRI 2台，核医学装置1台，放射線治療装置1台で，常勤放射線科医1名，診療放射線技師16名が在籍している。2016（平成28）年12月には，全国循環器撮影研究会の定める「IVR被ばく低減推進施設」の認定を受け，医療被ばくの正当化および最適化を推進している。

　2020年4月の医療法施行規則の改正により，CT，血管造影，核医学検査における線量の記録が義務化されて2年が経過した。現状では，線量管理システムや画像サーバに保存，放射線科情報システムに入力など，線量記録の保存場所や記録様式は各医療機関の判断に任されている。一方で，放射線医療は多様化し，膨大なデータをどのように管理するかは大きな課題となっている。当院では，「SYNAPSE」（富士フイルム社製）の線量管理オプションである「SYNAPSE DS」を導入し，線量管理を行っている。本稿では，SYNAPSE DSの特徴と使用経験について紹介する。

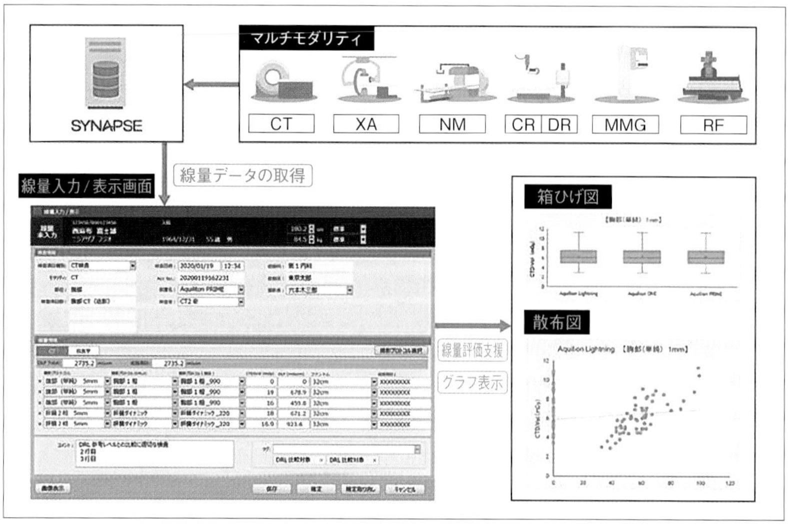

SYNAPSE DSの特徴

　SYNAPSE DSは，線量管理の義務化に伴う業務の負担を少しでも軽くすべく，CT，血管造影，核医学，マンモグラフィなどマルチモダリティに対応し，線量データの一元管理，グラフ表示，画像連携といった機能を搭載している。SYNAPSEのオプション機能とすることで，シンプルかつ機能的な線量管理を実現している（図1）。

線量管理機能

　SYNAPSE DSは，装置から出力されたRadiation Dose Structured Report（RDSR）に基づき，線量情報を一元管理するシステムである。線量の入力・閲覧は，SYNAPSE関連システム共通のワークリストである「Smart Worklist」上から可能となっている。統計についても箱ひげ図と散布図に対応しており，部位や年齢といった条件をプリセットとして保存することで，簡便にデータの比較が可能となっている。また，グラフの作成と同時に，抽出したデータのIDや検査日などをまとめたデータベースも出力されるため，検査内容，患者情報なども容易に確認できる仕様となっている。さらに，検査画像についても登録画面からワンクリックで参照でき，症例ごとの検査方法や撮影範囲を考慮した線量管理が可能となる（図2）。

　線量入力画面にはコメント入力とタグ

図1　システム概要

〈0913-8919/23/￥300/論文/JCOPY〉

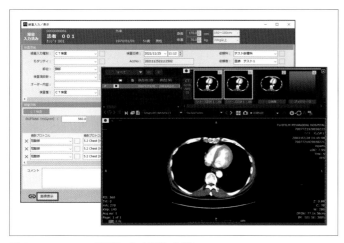

図2 SYNAPSE連携による画像参照

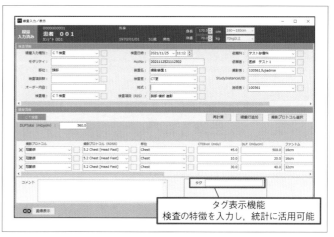

図3 タグ付け機能による検査単位での線量管理

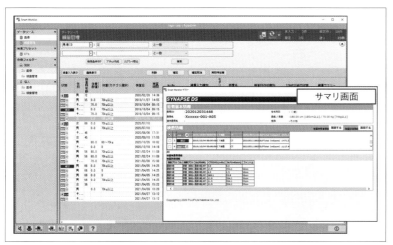

図4 線量サマリ表示

の登録機能があり，特殊な検査や再撮影を行った検査にタグ付けすることで，ワークリスト上でも確認可能となり，データを再確認する際や医療従事者同士での情報共有にも便利な機能となっている。また，タグ付けした検査を統計から除外する機能も有しており，より高い精度での線量管理が可能となる（図3）。

システムの構築・運用方法

CT検査についてはRDSRから線量情報を取得し，血管撮影および透視装置については装置に表示される線量を手入力で管理している。核医学検査については，以前より投与前後の実測値の差分での記録を行っていたため，システム導入後も実測値をSYNAPSE DSに入力

し，記録している。今後，RDSRが出力可能な装置に更新になれば，随時RDSRでの管理に切り替えを予定している。

評価・今後の展望

当院では，SYNAPSE DSを活用し，透視や血管撮影の線量について，診療放射線技師間での比較を実施している。その結果，診療放射線技師間で透視時間や撮影範囲に違いが見られた。今後も比較を続け，院内教育に活用していきたい。また，現状では，メーカーごとに表示・出力される線量の形式や単位が異なるため，院内での共有には至っていないが，こういった課題が解決すれば，線量サマリの表示機能を活用して，院内での被ばく線量の共有を行いたいと考えている（図4）。

運用における注意点

運用における注意点としては，装置から出力されるデータの形式が統一されていないことが挙げられる。前項でも記載したが，現状では形式がメーカーごとに異なるため，データを確認し，線量管理システム上でプロトコール名を変換するといったプロセスが必要となる。

もう一つ注意が必要な点として，身長・体重のデータ取得方法が挙げられる。線量管理において，被検者の体格は重要な因子であるが，検査時に身長・体重がわからないことや電子カルテの情報が古いといったケースが多く見られる。この問題については，検査時に直接確認し，線量管理システムに入力する方法が最も確かではあるが，検査ごとに実施するのは現実的ではなく，CT装置および線量管理システムのメーカーと協議し，現在，解決方法を検討している。

◎

SYNAPSEの線量管理オプションであるSYNAPSE DSの特徴と，当院における運用事例について紹介した。線量情報の管理，線量の最適化といった課題に対し，すべてを手入力で運用することは困難である。本システムを用いてデータ収集，統計を自動化することで，線量管理に伴う業務負担を大幅に改善できるため，線量の最適化を行う上で重要なツールであると考えられる。

2. 信州大学医学部附属病院における「Radimetrics」の使用経験

窪田 寛之 信州大学医学部附属病院放射線部

背景および当院の「Radimetrics」導入・選定理由

　2020年4月から，医療法施行規則の一部改正に伴い，X線CT，血管造影，核医学検査において，患者が受ける医療被ばくの線量記録および線量管理が義務づけられた。医療被ばくの線量記録は，施設に応じて被ばく線量管理システム，RIS，Excelなどのツールを用いているが，被ばく線量管理システムを導入する際には当該システムを扱うベンダーが多いため，選定に難渋されると思われる。当院は，2018年12月に被ばく線量管理システムRadimetrics（バイエル薬品社）を導入した。選定の経緯は，さまざまなモダリティの装置に対して線量管理ができること，検査や治療における被ばくの問い合わせがあった際に，患者個別の資料としても活用できる「モンテカルロシミュレーションを用いた臓器線量推定機能[1), 2)]」が備わっていること，さらにファントムのサイズや撮影範囲などを切り替えて再シミュレーションが可能であることが大きな理由である。2019年1月より被ばく線量管理チームが発足され，定期的に会議を行い，被ばく線量管理体制の整備や線量評価および最適化について議論し，対応してきた。本稿では，当院の線量記録・管理から，Radimetricsの運用方法，線量評価および最適化，そして，今後の展望として現在院内で取り組んでいることなどを紹介する。

当院の線量記録・管理体制

　当院のRadimetricsを用いた線量記録対象としては，CT装置，血管撮影装置，透視装置，RI装置（CTのみ）である。診療業務終了後にPACSから自動でQuery/Retrieve（Q/R）されて，Radimetricsに線量情報（RDSR，DICOMタグ，Dose Reportなど）が取得される。ただし，核医学検査の実投与量や，異なるPACSを用いている血管撮影装置の集計に関しては，Excelを用いた管理で行っているのが現状である。

　Radimetricsによる線量記録は，接続および線量情報取得の設定が完了すれば可能となるが，被ばく線量管理システムでは，モダリティごとに「日本の診断参考レベル（2020年版）（Japan DRLs 2020）[3)]」と自施設のプロトコールの紐付け設定が必要で，管理体制を整えるには時間と労力を必要とする。一例として，当院の血管造影における線量情報取得の工夫を紹介する。血管造影のJapan DRLs 2020は，手技別・疾患別に多種多様な項目が存在している。項目ごとにプロトコールを作成することも考えられたが，装置ごとのプロトコール管理（線量調整やプロトコール反映）が煩雑になることが想定された。そこでプロトコールでの管理ではなく，血管撮影装置（Artis zee BA Twin：シーメンス社製）の使用していない項目欄に「Japan DRLs 2020に沿った項目」を入力することで，被ばく線量管理業務の際にフィルタ抽出できるようにした。これにより，プロトコール管理体制も今まで同様に行えるため，臨床業務と被ばく線量管理業務の両立が可能となった。

当院の運用方法と線量評価・最適化について

　ここでは，Radimetricsの使用環境や，線量評価から最適化についてまでを具体的に述べる。

　当院におけるRadimetricsの使用環境は，医療情報部と連携して放射線部内のHIS/RIS端末から利用可能とした。これによりアクセスが容易になり，将来的には各診療科医が利用可能となる使用環境拡充を想定している。

　次に，CT検査の線量評価後にプロトコール最適化を進めた流れについて紹介する（図1）。2020年1～12月において線量を集計した結果，CT装置（Revolution HD：GE社製）において，「胸部」が撮影領域に入るプロトコールの中央値がJapan DRLs 2020より高い傾向にあった。高い理由は，①肺野病変観察目的「薄いスライス厚で観察」，②画質向上目的「高分解能モード使用」の2つによる画像ノイズ増加を抑えるためであると考えられた。対象装置および検査背景として，Revolution HDでは，検診で要精査となった病変精査目的や経過観察の症例の撮影が多く，単純CT検査を中心に行っている。それらを踏まえた上でプロトコール調整は，①高分解能モード使用の再検討，②線量調整（Japan

〈0913-8919/23/¥300/論文/JCOPY〉

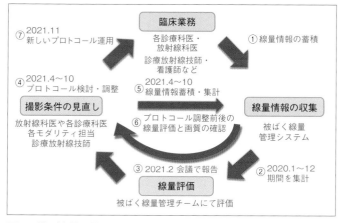

図1　被ばく線量管理の流れ～CT検査の事例～

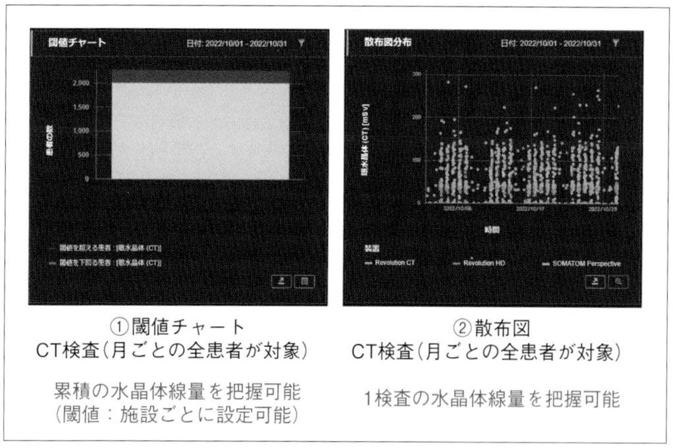

①閾値チャート
CT検査（月ごとの全患者が対象）
累積の水晶体線量を把握可能
（閾値：施設ごとに設定可能）

②散布図
CT検査（月ごとの全患者が対象）
1検査の水晶体線量を把握可能

図2　累積の水晶体線量管理～グラフ例～

DRLs 2020：胸部1相，胸部～骨盤1相を目標）の2段階で行った。

高分解能モード使用については，放射線科医，呼吸器専門医との再検討でも必要性が高いという判断に至ったため，使用した上で線量調整を行うこととした。CT担当診療放射線技師，放射線科医と相談しながら管電流の最大mAやnoise indexを調整し，臨床画像による画質評価と線量評価を行った。各プロトコールの中央値は，最適化により胸部1相ではvolume computed tomography dose index（CTDI$_{vol}$）が14.6mGy（約20％低減），胸部～骨盤1相ではCTDI$_{vol}$が15.8mGy（約6％低減）となった。今回の最適化において，放射線科医と呼吸器専門医から，診断に影響はないとの回答を得た。胸部1相は，Japan DRLs 2020と比較すると少し高い値ではあるが，当院は「胸部1相に相当するプロトコールが検査目的別の運用ではない」「基準画像がフィルタ補正逆投影（filtered back projection：FBP）法を用いた画像」であるため，今回の最適化はここまでとし，今後，検査目的ごとなどのプロトコール細分化やノイズ低減技術の活用[4), 5)]を検討している。ただし，プロトコール細分化は，放射線科医のプロトコール入力から診療放射線技師によるプロトコール選択・検査実施までに影響し，業務全体が煩雑になる可能性があることに留意する必要がある。そのため，臨床業務と管理業務のバランスも大事であると考える。また，最適化を行う場合は線量評価を何回か行う必要があるため，効率的に行うこと

が必須であり，Radimetricsは線量情報を集計する際に抜群の威力を発揮する。

当院の取り組みと今後の展望

最近，若年層の頭部CT検査頻回症例において，水晶体被ばく線量の増加が懸念される症例を経験し，装置からの線量情報だけを見ていても被ばく線量管理が不十分であることに気がついた。Harbronらは，小児および若年成人頭部CT検査（英国：1985～2014年）の累積回数を算出し，約1％は10回以上，約0.1％は20回以上の頭部CT検査を受けており，約0.8％は累積の水晶体線量500mGyを超える線量を受けた可能性があると報告した[6)]。頻回症例は割合こそ少ないが，白内障リスク[7)]の可能性を考慮すると管理が必要と考える。そこで当院では，モンテカルロシミュレーション機能を用いてCT検査（月ごとの全患者）における累積の水晶体線量が500mGyを超えた患者の抽出を現在検討している（図2）。Radimetricsからのエクスポートデータでは「診療科」の特定が困難なため，医療情報部と連携し，別プログラムでHISの情報とマッチングさせて「診療科」の特定が可能となるシステムを考えている。これにより，各診療科医へフィードバックすることで，医療被ばくによるリスク管理について病院全体で今後検討できるようになると考える。また，このようなHISとのマッチングについても，今後Radimetricsで容易に連携可能となると，さらに使い勝手が良くなると考える。

◎

Radimetricsの使用経験を述べてきたが，Radimetricsのような被ばく線量管理システムを導入することで，線量記録・管理の効率化が図られ，一度管理体制を整えさえすれば，「被ばく線量管理業務の強い味方」になると考えられる。今後は，モンテカルロシミュレーション機能を活用し，医療被ばくによるリスク管理および患者へのリスク説明の体制構築実現のため検討を進めていきたい。本稿が，各施設の被ばく線量管理業務の一助となれば幸いである。

●参考文献
1) Fujii, K., Nomura, K., Muramatsu, Y., et al. : Evaluation of organ doses in adult and pediatric CT examinations based on Monte Carlo simulations and in-phantom dosimetry. *Radiat. Prot. Dosimetry*, 165 (1-4) : 166-171, 2015.
2) 入内島明子, 福島康宏, 小倉明夫 : モンテカルロ・シミュレーションによるCT検査の臓器線量計算と物理ファントムによる計測値との比較. 日本放射線技術学会雑誌, 74 (2) : 166-171, 2018.
3) 医療被ばく研究情報ネットワーク, 他 : 日本の診断参考レベル（2020年版）. http://www.radher.jp/J-RIME/report/JapanDRL2020_jp.pdf
4) Tang, H., Yu, N., et al. : Assessment of noise reduction potential and image quality improvement of a new generation adaptive statistical iterative reconstruction (ASIR-V) in chest CT. *Br. J. Radiol.*, 91 (1081), 2018.
5) Zeng, W., Zeng, L.M., et al. : Noise Reduction Effect of Deep-learning-based Image Reconstruction Algorithms in Thin-section Chest CT. *Sichuan Da Xue Xue Bao Yi Xue Ban*, 52 (2) : 286-292, 2021.
6) Harbron, R.W., Ainsbury, E.A., et al. : Radiation dose to the lens from CT of the head in young people. *Clin. Radiol.*, 74 (10) : 816, 2019.
7) ICRP Publication 118 : ICRP Statement on Tissue Reactions and Early and Late Effects of Radiation in Normal Tissues and Organs. *Ann. ICRP*, 41 (1-2) : 1-322, 2012.

3. 日本医科大学千葉北総病院における「Radamès」の使用経験

宮坂 純基 日本医科大学千葉北総病院放射線センター

2020年4月1日の「医療法施行規則の一部を改正する省令」の施行から，まもなく3年を迎えることになる。本改正に対応するに当たり，各施設とも日々尽力していることと思う。当施設も本法令改正に対応すべく，各モダリティの線量管理業務に取り組んできた。本稿では，アレイ社の被ばく線量管理システム「Radamès」の導入経緯と現在までの運用方法について紹介する。

施設概要

当院は，千葉県北西部地区（千葉県印旛医療圏）の「地域中核大学病院機能」を基盤に，ドクターヘリを活用した救命救急, 脳卒中救急, 循環器救急などの「高度急性期医療」を担う大学病院である。病床数は574床, 27の診療科, 1日の外来患者数は約1000人である。また，第三者評価機関である日本医療機能評価機構より，機能種別版評価項目 3rdG：Ver.2.0の「認定」を受けている。近年では，国際ニュース週刊誌 *Newsweek* による "World's Best Hospitals 2022" にも選出されている。

システム選定理由

放射線科情報システム（radiology information system：RIS）の更新と改正医療法施行規則の施行のタイミングが一致したこともあり，検像システムと線量管理システムが低コストで導入できることを重視した。アレイ社の被ばく線量管理システムRadamèsは，DICOM画像検像システム「Array Quartina」のオプションとして構成されており，追加の費用がかかることなく導入が可能であったことと，関連病院で導入実績があったことから導入に至った。

構成

Radamèsは，Array Quartinaが自動的にRadiation Dose Structured Report（RDSR）を渡すため，オペレータがRDSRを別途送信したり，DICOM Q/Rにより情報を取得するような操作が不要となる。

当院のシステム構成は，各モダリティと Array Quartina，Radamès，RIS，PACS（共に富士フイルムヘルスケア社）で構成されている（**図1**）。

当院は，サーバ機にRadamèsをインストールしている。これにより，同じネットワーク内の機器よりリモートでRadamèsの画面を展開することが可能である。また，RIS端末や各 Array Quartina でアクセスし運用を行っている。アクセスできる端末に制限はなく，動作が遅くなるなどの心配がいらないことは，管理上とても有用と言える。

当院のシステムでは，DICOM画像データやRDSR，RISによる記録情報を取得し，Radamèsへデータを蓄積する。また，未接続であるが，CTは「WAZA-ARIv2」（量子科学技術研究開発機構）と連携し，臓器ごとの実効線量を把握することが可能である。

Radamèsは線量情報の収集にDICOM画像データとRDSRを使用するが，オーダのaccession numberをキーとして，RISより撮影オーダや患者情報（身長・体重など）を取得しデータの補完を行っている。

また，Radamèsで取得した内容をRISへ返し記録することも可能である。

運用方法

運用開始当初は，線量管理と記録が

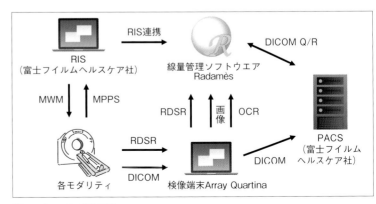

図1 システム構成図

〈0913-8919/23/￥300/論文/JCOPY〉

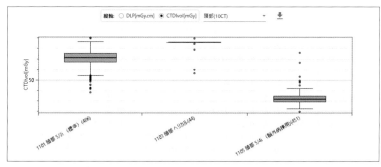

図2　頭部CTプロトコール別線量比較

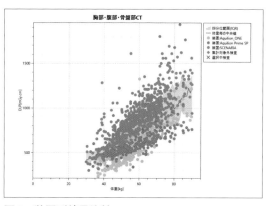

図3　装置別線量比較

義務づけられているCT検査，血管造影検査，RI検査の管理を中心に行っていた。CT検査は，RDSRにより線量情報の取得と，RIS連携により患者の体格情報などを補完している。

RI検査は，RIS連携により薬剤名や投与時刻を取得し，検定時間と減弱曲線よりRI薬剤投与時の放射能量を算出し，記録している。

血管造影検査は，すべての装置がRDSR出力に対応している状況ではない。RDSRを出力できない機器に関しては，手入力によるRadamèsへの記録や，DICOM画像のプライベートタグに格納された線量情報を取得している。

また，診断参考レベル（diagnostic reference level：DRL）については，各施設が対応に苦慮していることと思われるが，多数存在する評価部位項目との紐付けにもRadamèsを利用することで容易に対応することができる。方法としては，まず，RISにおいて，該当の検査に紐付いているコメント欄に所定の文言を記述する〔例：（術前）嚢状動脈瘤〕。そのコメントをRIS連携によりRadamèsで取得する。あらかじめ，DRL項目とRISのコメント欄へ記載する文言の対応表をRadamèsへ登録することで，紐付けが可能となる。この方法によって，診断から治療に変わるケースにも適宜対応することが可能となる。

続いて，一般撮影と治療計画CTにおける線量情報の記録方法を紹介する。

当院の一般撮影装置はRDSR出力に対応していないが，Array Quartinaに送信されたDICOM画像より情報を取得している。主に，撮影部位と撮影条件，exposure index，deviation indexの取得により記録と管理を行っている。

治療計画装置においては，装置より出力されるdose report画像を文字認識（OCR）することで線量情報を取得し，RIS連携により患者情報を補完している。

また，Radamès上に記録したデータは，ソフトウエア上で集計や解析することも可能だが，CSV出力することにより，管理者が任意にデータ解析をすることが可能となる。当院では，1か月ごとに外れ値の把握と検証を行い，半年ごとに線量管理実施記録の作成を実施している。図2，3には，それぞれプロトコールごと，装置ごとの線量比較例を示す。線量管理実施記録の作成はRadamès上にて行うことができ，操作性も簡便である。

評　価

Radamèsは，運用当初から現在にかけて，われわれの要望に一つひとつ応えることで改良を進めてきた。その結果，線量情報の取得と解析の質も高まり，線量管理業務の負担も大きく削減できている。

しかし，他社製の線量管理システムと比較し，いまだ実装できていないことも多い。CTでは，Size-Specific Dose Estimates（SSDE）への対応，施設基準値の設定，そして，Radamès上で外れ値の原因調査を行うために，画像の閲覧ができるよう要望を挙げている。

特に，DRLを線量低減目標とするのではなく，適切な臨床画質を維持しつつ，広く使用されている技術や技法を用いての線量最適化の努力のため，当施設での基準値の設定をすることが検討課題となっている。現状，Radamès上ではDRL以外の閾線量の設定はできないため，要望を挙げているところである。

血管造影では，検査中に，リアルタイムで患者皮膚線量と線量分布の把握ができることが理想である。早期一過性皮膚紅斑は2〜24時間以内に発症するとされているため，手技後すぐに患者皮膚線量の把握ができることが望ましい。現在，DICOM情報より角度情報を取得できていることから，ワーキングアングルの使用頻度の可視化ができるよう要望を挙げている。

◎

現在，当院での最優先の事項は，WAZA-ARIv2との連携を行い，各臓器の被ばく線量を解析し，患者ごとの実効線量を算出することである。また，さらなる最適化をめざす目的で，施設内基準値の設定をすることや，一般撮影，透視装置，マンモグラフィなど，まだ線量管理と記録が義務化されていない領域でも管理を進めていくことが挙げられる。

Radamèsは，シンプルなユーザーインターフェイスで直感的に操作がしやすいことが特長であり，導入より提案と改善を繰り返し，より使いやすいソフトウエアへと進化している。当院ではRadamèsを導入し，各検査における線量情報を簡単に取得・記録する体制が整いつつある。しかしながら，ゴールは適正な被ばく線量管理を行うことであり，線量管理システムはそのツールにすぎない。初期導入費用に見合った運用が実施できているかの評価は必要であり，その観点からRadamèsの導入は一定の評価がされると考えている。今後は，Radamèsで記録したデータをアセスメントすることで，撮影プロトコールの最適化を図るとともに，メーカーと連携を取り，より精度の高い管理をしていきたい。

4. 鹿児島大学病院における「Kada-Report」の機能を活用した「放射線被ばく線量管理レポート」の使用経験

川原　浩　鹿児島大学病院臨床技術部放射線部門

　2019年3月の医療法施行規則の改正に基づき，2020年4月より診療放射線にかかわる装置を備えているすべての医療機関は，放射線診療を受ける者の当該放射線による被ばく線量の管理および記録などが義務づけられた。血管造影部門のIVRにおける被ばく線量管理および記録については，多くの施設で，装置本体からの装置表示値である面積線量および患者照射基準点における空気カーマの積算値を，DICOM-SRとして収集することで管理していると考えられる。今回，DICOM-SRの管理に有用な，当院で検査台帳のデジタル化として運用しているフォトロン社の「Kada-Report」の機能を活用した「放射線被ばく線量管理レポート」について記載する（図1）。

血管造影部門の概要とシステム選定について

　当院の血管撮影装置は，主として虚血性心疾患を対象とした「Artis Q.zen」，不整脈領域を対象とした「Artis Zee Biplane Pure」，頭部・腹部領域などを対象としたCT装置搭載の汎用型装置（IVR-CT）として血管撮影装置：「Artis Q Biplane」とCT装置：「SOMATOM Definition AS open」，ハイブリッド手術室には多目的の治療が可能な多軸型血管撮影装置「Artis zeego」の計4台，すべてシーメンス社製装置を使用している。また，救急患者の緊急対応に際し柔軟に対応できる

よう，バックアップ機能としての運用も考慮している。

　PACSへの画像転送は，主として関係診療科医師のニーズや読影レポートなどを考慮し，小児科含めた循環器領域の動画画像はフォトロン社製動画サーバシステム「Kada-Serve」，そのほかの画像は富士フイルム社製「SYNAPSE」に転送し，電子カルテ上で参照できるようになっている。

　2010年までの被ばく線量管理は，看護記録への記載（透視時間，空気カーマ値），血管撮影装置固有の集計レポート（EXAM report。血管撮影装置のsecondary caputure image）を，検査治療画像とともにPACSへ転送し，手技や統計などに役立てる検査台帳で運用していた。

　2010年以降は血管撮影装置更新のタイミングに合わせ，DICOM-SRを利用できる環境を整備し，検査台帳のデジタ

ル化，可視的に局所線量箇所を把握できるシェーマの作成を行っている。また，血管撮影装置搭載ソフトウエア「CARE monitor」（シーメンス社）により算出される局所的な最大線量も把握でき，被ばく線量管理の機能と精度が向上した。DICOM-SRは，Kada-Serveへ転送している。よって，大まかに現在に至るまで，看護記録の記載，血管撮影装置固有の集計レポート（EXAM report）のPACSへの転送，検査台帳のデジタル化で運用している（透視時間，空気カーマ値，面積線量値）。

　線量管理システムの選定に関しては，DICOM-SRデータの活用が可能なこと，RISでのオーダリングや検査・治療に応じた装置プロトコールにおいて，疾患に対する手技などの詳細な区分が難しい点や，業務統計などや関係学会などに関するアンケートへの対応，DRLに関する臨床的比較検討，他メーカーを鑑みた

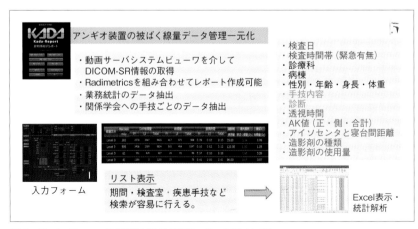

図1　Kada-Reportの被ばく線量管理レポートについて

〈0913-8919/23/¥300/論文/JCOPY〉

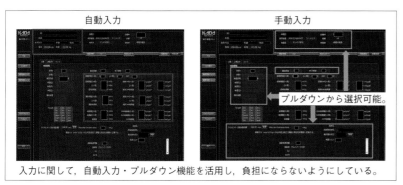

入力に関して，自動入力・プルダウン機能を活用し，負担にならないようにしている。

図2　被ばく線量管理レポート

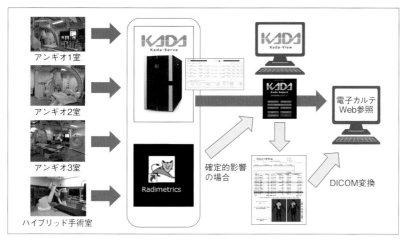

図3　接続環境（被ばく線量管理）

線量管理システムの連携，確定的影響を及ぼした際に対応できる資料の作成などを実現できるシステムを熟慮した結果，現行システムとなった。詳細な内容については，以下に示す。

運用方法

検査・治療終了後，必要画像はPACSへ転送し，DICOM-SRはKada-Serveへ転送する。

次に，DICOMビューワ「Kada-View」にある放射線被ばく線量管理レポート（FileMaker Pro）を立ち上げる。該当患者のDICOM-SRを取得するボタンをクリックすると，自動的に収集を開始し，終了後，入力画面が自動展開するようになっている。

入力画面では，自動的に患者ID，氏名，生年月日，透視時間，空気カーマ値，面積線量値が入力されるようになっている。疾患名，手技項目，使用装置などは入力の手間を考慮し，多くをプルダウンから選択でき，そのほか一部項目は手動入力が可能である（図2）。

確定的影響を考慮した装置の局所最大線量の把握には，患者の身長・体重が必要であるが，救急患者やModality Worklist Manager（MWM）で取得できない場合は，過去データを基に，手技による一次回帰式での計算推定値の記入ができるようになっている。

また，汎用型装置（IVR-CT）に搭載されたCTの被ばく線量管理と血管造影スキーマの特徴も考慮し，CT部門で運用されているバイエル社製の線量管理ソフトウエア「Radimetrics」への接続も行い，DICOM-SRを現行システムだけではなく，Radimetricsにも自動転送させ運用している。

確定的影響を考慮した管理目標値は，局所的最大線量を2Gyと定め，超える場合は関係医療スタッフへわかりやすいレポートを作成し，DICOM変換して画像に付記できるようになっている（図3）。

評　価

血管撮影装置全般において，Kada-Reportの運用により線量管理記録の一元管理が可能となり，現在も問題なく運用できている。「日本の診断参考レベル（2020年版）（Japan DRLs 2020）」の診断参考レベル（DRL）との比較検討，過去の手技ごとの被ばく線量比較には，入力されたリスト一覧から任意期間を容易に抽出でき，市販の表計算ソフトウエアによる手技ごとの箱ひげ図や散布図，ヒストグラム表示による線量分布の作成なども可能である。

今後の展望

今回，Japan DRLs 2020で血管撮影・IVR領域における臨床でのDRL値が提示された。今後の改訂では，さらに手技などが細分化されることが予想される。Kada-Reportは，低コストで入力項目の細分化が変更・追加可能で，手技などの変化に柔軟に対応でき，長期的な運用が問題なく行える。今後の運用効率化に際しては，他メーカーにあるグラフ自動作成が簡便にできるように取り組んでいく予定である。また，2021年度から改正電離放射線障害防止規則により，放射線業務従事者の水晶体等価線量限度が引き下げとなり，放射線防護に関する認識も深まり，防護措置の取り組みも行われてきている。

現行のシステムでは，患者の角度ごとの透視・撮影被ばく線量が集計表示できるため，ファントムを用いた術者立ち位置での相関関係（一次回帰式など）を得ることができれば，手技などに応じた医療従事者の水晶体，不均等被ばく線量の推定算出ができる。また，関係スタッフへの防護措置の重要性を含めた教育資料に役立てられるのではないかと考える。

◎

今回，Kada-Reportの機能を活用した放射線被ばく線量管理レポートにつき記載した。血管造影部門では，多岐にわたるさまざまな手技の把握と被ばく線量管理の運用，業務統計などに苦慮している施設が多いと認識している。Kada-Reportは，被ばく線量管理と業務集計などを一体化しており，ユーザーのニーズに応じ，柔軟にカスタマイズ可能で，経済的観点を考慮した点でも有用なシステムである。

Ⅳ　被ばく線量管理システム導入・活用のノウハウ

5. 当院におけるクラウド型線量管理システム「MINCADI」の使用経験

田中　義明　佐世保市総合医療センター医療技術部放射線室

2020年4月，線量管理と線量記録が義務化されたことに伴い，当院においても線量管理システムを導入することを決定した。

「MINCADI」導入時

数ある線量管理システムの中で，MINCADI（開発：A-Line社，販売：PSP社）はクラウド型の線量管理システムであり，個別にサーバが不要であること，専用アプライアンスサーバ「NOBORI-CUBE」（PSP社製）を設置するだけで既存のPACSおよび動画サーバをそのまま使用可能であること，核医学装置と直接連携が可能であることなど，当院における線量管理システムの新規導入に非常に適しているものであった。

導入後においては，CT装置の増設や更新があったが，容易に対応可能であったことも非常に良かった点である。

メンテナンスについても，定期的にA-Line社からのシステムアップデートが行われ，システムエラーなどがあれば随時修正される。ユーザーからの要望や提案があれば，即座にシステムに反映され，常に最新の機能が追加されたシステムを使用できることは，ユーザーとしては非常にありがたい。国内メーカーであること，クラウドシステムを採用していることなどが，積極的にシステムアップデートを行える理由と言える。

さらに，クラウド型システムの利点として，装置と期間，照射部位などを設定するのみで，容易にMINCADIが導入されている他施設と線量を見比べることができる。比較画面では，表示する他施設の病床数も設定可能で，施設名は匿名化されている。MINCADIによる適切な線量管理と線量設定が実施されている施設間での75パーセンタイル値が示されるので，自施設の線量設定，プロトコール設定を見直す際に非常に有用であり，さらなる低線量での検査の実施につながる（図1）。

日々の作業

当院では，年間でおおよそCT3万件，核医学検査1200件，循環器領域での血管造影は1000件の検査を行っている。

1. CT

当院は，メーカーの異なる2台のCTを使用しており，各装置からMINCADIへ送られてくるデータに対しプロトコール紐付け作業（Aline-ment）を行っている。

各装置によってデータ表記に違いもあるが，基本的にはRadiation Dose Structured Report（RDSR）を基にデータが構築されているので，作業内容として変わりはない。日々，膨大な量のCTデータが送られるが，一度Aline-mentしてしまえば，同プロトコールであるものは同じ検査内容で自動的にAline-mentされるので，基本的には登録ボタンを押すだけでアップロードが完了する（図2）。自動Aline-ment機能は担当者の負担を軽減する機能の一つである。

2022年3月に新装置を導入し，一からAline-mentを行ったが，自動Aline-ment機能を有効に扱うために，CT担当者との話し合いを行い，継続的に使用していく上でのプロトコール作成などの対策を講じていたため，スムーズに新装置への移行が可能であった。

MINCADIを運用していく中で，紐付け作業を含めた適切な線量管理を行うために，プロトコールの整備と線量の見直しを行った。主に撮影する範囲が違わないようにするためのシンプルなプロトコールを作成し，操作者によってプロトコール選択が異ならないようにCTグループで意思統一を行うため，定期的

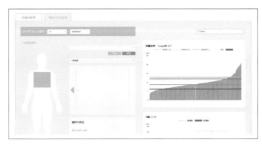

図1　他施設との比較画面

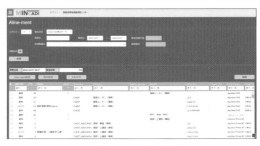

図2　Aline-ment（紐付け作業）画面

〈0913-8919/23/¥300/論文/JCOPY〉

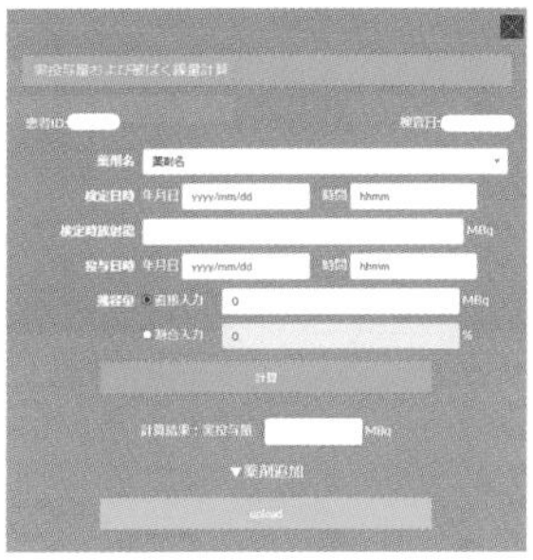

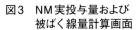

図3 NM実投与量および被ばく線量計算画面

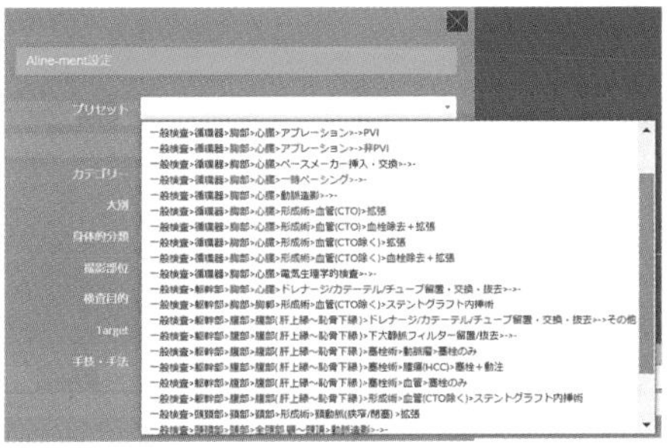

図4 Aline-ment時のプリセット選択画面

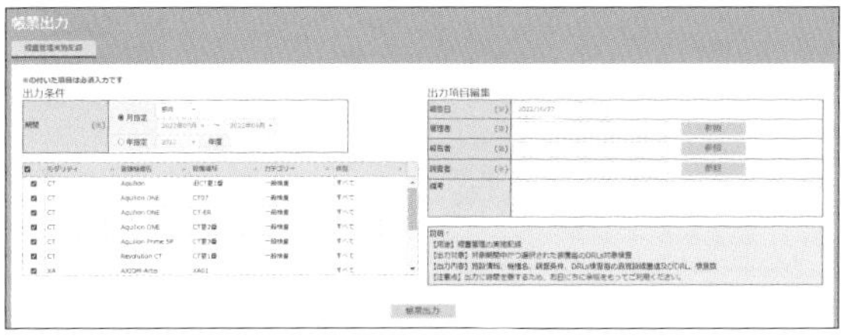

図5 帳票出力画面

に話し合いをするなどして，線量管理および被ばく低減への意識向上をめざしている。

2. NM

核医学検査についてのAline-mentを行う際は，検査内容（static収集，SPECT収集，dynamic収集など）の紐付け作業が完了した後，事前に記録しておいた検定時刻，注射時刻を入力することで，実際に投与した放射能量が自動で計算され，サーバへ登録される（図3）。ジェネレータを用いて検査を行う場合は，ドーズキャリブレータによる測定値を記録し，測定時刻を検定時刻と設定している。

当院では撮像条件の管理も鑑み，装置からraw dataを直接NOBORI-CUBEへ送信している。そうすることで，実投与量のみのAline-mentでなく，どのような検査・撮像であったかも表示することが可能で，適切な線量管理ももちろんのこと，撮像方法や検査内容も確認することができている。

他施設との線量比較も行っており，施設によって注射時刻や実投与量の違いもあることを考慮しつつ，データを参考にして検査を行っている。

3. XA

循環器用X線透視診断装置（XA領域）について，当院では動画サーバを経由した線量管理を行っているが，Aline-ment作業画面上の表示にPACSとの変わりはなく，各検査にAline-mentを行い，クラウドサーバへアップロードする。

診断装置はCTと同様に，各検査オーダ内容に沿ったプロトコールを作成してあり，Aline-ment画面でAcq.Ptlを表示させることで情報量を増やし，紐付け作業を比較的簡便に行っている。

心臓カテーテル検査（CAG），大動脈造影検査（AoG），経皮的冠動脈インターベンション（PCI）〔PCIでは慢性完全閉塞（CTO），非CTO〕など，多岐にわたった検査内容となるが，循環器医による検査レポートを確認し，一つひとつAline-mentを行っている。大変な作業であるが，MINCADIでは検査内容についてプリセット機能を備えており，ルーチンで行われる検査についてはあらかじめ設定した項目をプルダウンから選択するだけの作業でAline-mentを行うことができる（図4）。

全身用X線透視診断装置（脳血管，体幹部造影）については，RDSRを記録する装置が2022年度導入予定である。現在は検査の内容を確認しAline-mentを行っているのみで，MINCADIでの被ばく線量の記録管理は2023年以降となる。全身装置においてはさまざまな部位，症例での検査，治療が行われるので，内容に沿ったプロトコール作成や線量設定など，稼働開始からスムーズにMINCADIによる線量管理，線量記録を行うことができるよう担当者と綿密な話し合いを進めている。

立ち入り検査への対応

立ち入り検査時に提出を求められる線量管理・線量記録対象機器の一覧を作成する際に，これまでは施設情報や装置名，調査条件，診断参考レベル（DRLs）との比較表など，一つひとつの装置について調査し，作成作業を行っていたが，MINCADIのシステムアップデートにより，非常に簡便に立ち入り検査資料を作成することが可能になった。

調査期間と装置を設定するだけで，

施設情報，機種名，調査条件，線量管理の実施記録，対象期間かつ装置ごとのDRLs対象検査，DRLs対象検査ごとの自施設線量値およびDRLと検査数が資料フォームでPDF出力される（図5）。加えて，線量管理を実施した際に，その内容を記録として保存しておき一覧化することが可能で，日々の線量管理の記録やプロトコールを見直した記録を残すことで立ち入り検査に対応することができる。

実際の検査時には，さまざまな条件下での撮影が行われる。追加の時相撮影や撮影範囲の追加の指示などで想定よりも過剰に照射が行われた場合に，過剰照射メモとして，どのような条件下であったのかコメントを残すことが可能で，院内の放射線運営委員会へ報告し，議題として扱った事例など，年度単位で一覧化し，立ち入り検査時に簡便に提出できる。

立ち入り検査や院内の放射線運営委員会において，MINCADIによる迅速で正確かつわかりやすいデータを示すことが可能であることは，限られた人員の現場の中では非常に有意義なものである。

◎

今回，当院におけるMINCADIの導入から，MINCADIをどのように使用し，どのように日々の放射線業務に生かしているかを述べた。

A-Line社の，ユーザビリティを重視した方針がことごとく反映されたMINCADIが導入され，検査全体の線量管理もちろんであるが，個々の患者においても簡便に被ばく線量が把握できるようになったことで，今後さらに加速する放射線検査の低被ばく化に後れを取らずに対応可能となった。今後も，MINCADIによって日々積まれていく線量データを基に，よりいっそう線量の最適化に取り組んでいきたい。

6. 高梁中央病院における 「DoseChecker」の使用経験

迫　　寛明　高梁中央病院放射線科

当院概要

当院は，岡山県北の人口3万人弱の高梁市にあり，一般病床116床，療養病床44床の地域の中核病院（災害拠点病院，地域がん診療病院）として地域医療を担っている。診療放射線技師は6名，常勤放射線科医師は不在である。岡山大学病院に遠隔読影を依頼，院内での専門的な放射線業務問題は，メールや電話にて大学病院放射線科医師と相談して対応している。

2012年よりシーメンス社製CT装置「SOMATOM Definition AS」の導入を経て，2021年2月，「SOMATOM go.top」に更新した。CT撮影装置は1台にて運用，2021年度のCT撮影件数は約7400件，PACSはPSP社製「EV Insite」を導入，RISは未導入にて運用している。

購入経緯

2015年6月に，医療被ばく研究情報ネットワーク（J-RIME）より，日本で初めて医療被ばくの線量指標を示した診断参考レベル（DRLs 2015）が発表され，当院でもデータ数十件を手入力にて集計し，中央値を実際に算出したが，通常業務の傍らに線量管理を行うのは負担であると感じていた。さらに，2019年3月に，診療放射線に係る安全管理体制について医療法施行規則が一部改正され，2020年4月より医療被ばくの線量管理が始まることになり，CT装置での被ばく線量の管理および記録の義務化において，Excelでの診療放射線技師による手入力運用か，専用ソフトウエアでの自動取得管理運用を行うか判断を迷った。当院でのCT撮影検査は1日約20〜30件あり，手入力での作業に大きな負担を感じた半面，当院規模での運用コスト的な問題もある。診療放射線技師のマンパワーのリソース，手入力での打ち間違いのリスク，働き方改革に沿った時間外労働の削減などを考え，最終的に，専用ソフトウエアの購入希望を上層部に申請した。

近隣の中小施設では，専用ソフトウエアの購入見送りや次回CT装置更新まで待ち，しばらくは手入力でのExcel運用という施設が多い中，幸いにも上層部から購入の許可が下りた。線量管理システムの機種選定では，当時はまだまだ開発途中のメーカーが多く，はっきりとした情報が少ない中，コスト面と機能のバランスが良く，シンプルで使いやすそうなジェイマックシステム社の「DoseChecker」を選定した。特に決め手となった機能は3点で，過線量の原因検証結果コメントを残せる点，データのCSV出力が可能という点，データが修正可能という点である。また，卸メーカーより保守込みでの見積もりを提案いただき，そのまま採用した。運用開始から，DoseCheckerでのデータ修正や設定変更なども随時リモートサービスで対応してもらい，安心感を持って運用できている。

2020年3月末にDoseCheckerを設置・導入開始し，まずはCT装置側のプロトコールの見直しや整理を行い，放射線科内にDoseChecker専用端末設置・設定やリモート回線設備を経て運用が開始された。また，2020年7月に「日本の診断参考レベル（2020年版）（Japan DRLs 2020）」が発表された際は，閾値設定をその線量へ変更することも，ジェイマックシステム社にリモートサービスにて対応していただいた。

接続概要

当院では，CT装置のみを対象に線量管理運用を行っている。放射線科内のDoseChecker専用端末とPACSを接続し，CT装置から線量情報として，DICOM規格であるRadiation Dose Structured Report（RDSR）をPACS経由で取得している。それらをDoseCheckerでデータベース構築し，自動集計で診断参考レベル（DRL）との比較，分布の把握と分析管理ができるシステムを構築している。

特長は，DoseCheckerとの接続がPACS間との接続のみでよいため，今後予測される線量管理対象拡大への対応が容易であり，低コストでの運用が継続可能である。また，RDSRをPACSとDoseCheckerで重複保存しているので，データ保全面でも安心でき，さらに，無停電電源装置（UPS）を装備し，もしもの急な停電から大事なデータを守ってくれる。PACSからのデータ取得は通信が

〈0913-8919/23/￥300/論文/JCOPY〉

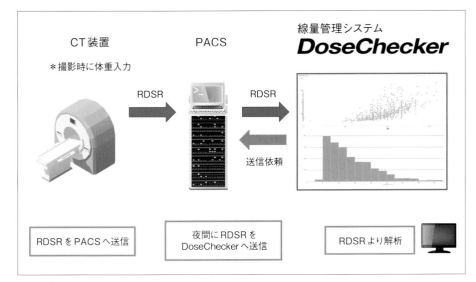

図1　当院の運用フロー

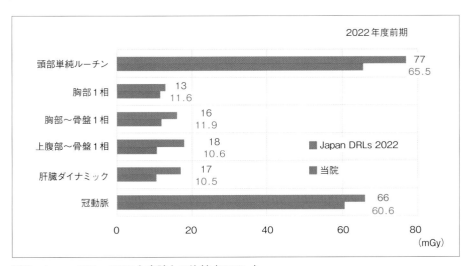

図2　Japan DRLs 2020と当院との比較（CTDI$_{vol}$）

ている。

　過線量の原因として，DLPのみが高値の場合はプロトコール選択間違い，撮り直しで2回撮影，撮影範囲が長いなどが多く，それ以外の場合では高BMI，上肢挙上不可，被写体厚が大きい場合，体内金属，ポジショニングの問題などが多く挙げられる。また，同じ部位のプロトコールでも撮影者間で差があることがわかり，しっかり被写体をCTの中心に合わせることや撮影範囲を適正に設定するなどのスタッフ教育にも役立っている。これらを踏まえ，線量設定変更を行うか委員会にて報告・検討するため，資料としてJapan DRLs 2020との比較の一覧と原因検証結果をまとめて添付している。

　2021年度には，成人頭部CT，小児頭部CT，小児腹部CTにおいてやや過線量との判断となり，画質も担保される線量が検討され，より低線量へ設定変更した（図2）。

　今後の課題は，体幹部での過線量の原因が上肢挙上不可と高BMIであることが多すぎるため，これらを除外しやすいよう，体幹部CT撮影時に上肢挙上の可・不可でプロトコール選択する運用や，CT撮影時の身長入力を必須にする運用を検討していく予定である。

　また，被写体の体格や体位ごとに被ばく線量を比較していけるように，将来的には新しい被ばくの推定値Size-Specific Dose Estimates（SSDE）の解析を検討していきたい。

◎

　DoseCheckerを導入して2年7か月ほど経過した。途中，CT装置更新もあり，既存装置での運用実績は浅いが，おおむね満足な運用ができている。また，シンプルな使用方法ではあるが，いまだに使ってない便利な機能を発見し驚くことがあり，今後も続けて，スタッフ全員がより使いやすく，より容易に操作できるようにカスタマイズしていきたい。DoseCheckerには患者単位での被ばく線量を一覧で閲覧できる機能があり，今後，積算での評価を医師へフィードバックすることや，実効線量値算出などで活用できたらよいと考えている。

少ない夜間に自動で取得するため，通常業務で診療放射線技師がかかわることはほぼない。CT装置のModality Worklist Manager（MWM）で唯一自動取得ができない患者体重については，撮影時に装置側に入力している。取得されたRDSRから属性情報や体重，年齢，プロトコール名で絞り込み，CTDI$_{vol}$とDLPを自動取得している（図1）。

使用状況

　年2回，DoseCheckerにてJapan DRLs 2020との比較と全過線量検査の原因検証を行っている。Japan DRLs 2020との比較では，プリセットで作成した一覧から赤文字で強調されている過線量をピックアップし，原因検証を行うために，それぞれの散布図，ヒストグラム表示，箱ひげ図で外れ値の極端な偏りの有無をチェックしている。気になった散布図上の気になる点（プロット）をダブルクリックすると，詳細な患者情報，検査情報や被ばく情報を見ることが可能で，さらに，PACSの画像や電子カルテを参照して検証を行っている。

　全過線量の原因検証では，線量検知機能にて一覧表示し，個別データごとに原因検証内容や対策などのコメントを直接入力ができる。ソート機能も有しているため，患者ID順や部位ごとでの比較，コメントごとにまとめて検証している。コメントは設定変更可能で，施設使用状況に合わせてカスタマイズして使用し

7. 名寄市立総合病院における線量管理の取り組み
——「teamplay Dose」を用いて

淡路　周平／上野　友紀／藤井　悠輔／河野　伸弘
名寄市立総合病院医療技術部放射線科

診療放射線技師にとって，撮影に要する放射線量やそれに伴う被ばくの影響を検査で考慮することは当たり前のように行われていることである。近年，医療機器は，高性能化に伴い診療に役立っている一方で，医療被ばくが増大しているという問題点もある。

放射線被ばくの防護において「正当化」「最適化」「線量限度」という三原則があるが，医療被ばくには線量限度が存在しないことから，正当化と最適化が重要視されていることは言うまでもない。2020年4月より「診療用放射線に係る安全管理」が新たに規定され，医療被ばくの線量管理・線量記録が義務づけられている。当院でも，2020年より放射線診療機器から患者氏名，患者ID，$CTDI_{vol}$などが記載された線量プロトコールをPACSに送信するところから始め，翌年の2021年にシーメンス社の放射線線量に関するクラウドベースの管理システム「teamplay Dose」を導入した。本稿では，teamplay Doseの紹介，当院での運用方法について記載する。

施設の概要

名寄市立総合病院は，北海道北部の名寄市にある，救命救急センターを有する道北三次救命医療圏の地方センター病院であり，ヘリポートおよびドクターカー稼働により北北海道の救急医療を実現している。総病床数359床を有し，22科から構成される施設である。主な放射線関連機器は一般撮影装置3台，CT2台，MRI1台，核医学装置1台，血管撮影装置2台，マンモグラフィ装置1台，X線TV装置2台，骨密度測定検査装置1台，眼底検査装置1台，移動型X線撮影装置5台，外科用X線撮影装置3台で，診療放射線技師は常勤15名である（2022年4月現在）。

システム導入経緯

teamplay Doseの導入に際しては，「teamplay digital health platform」に展開するアプリケーションの一つで，各種セミナーの案内や装置の保守点検が管理可能な「teamplay Fleet」もサポートしており，「線量管理」だけにとどまらない拡張性がある点が評価のポイントとなった。teamplay Doseにおいても，導入している他施設との中央値の比較が可能なベンチマーク機能や，常に最新バージョンが利用できるクラウドサービスならではの特長もあり，それも導入のきっかけとなった。

teamplay Doseとは

一般的に，CT検査や血管造影検査を終了すると，線量レポートが作成され，患者個人の線量情報が確認できる。これにより，検査ごとの線量を把握することが可能となる。患者個人のみを評価するのではなく，検査全体の傾向を把握することや，課題を確認し，検査の「適正化」を行うことが線量管理ソフトウエアの最大の目的となる。現在のCT装置や血管撮影装置は，検査に利用したすべての照射情報を保持する情報ファイルであるRadiation Dose Structured Report（RDSR）が出力できるようになっており，そのRDSRを線量管理ソフトウエアに転送することで解析を行うことができる。解析を行い，数値化されたデータは記録され，そのデータを撮影プロトコール単位での分析や国内基準などと比較し，検討する。その分析結果から撮影プロトコールの再検討，各機器の調整などを行う。これら解析結果から分析し，評価するまでの一連の作業を行うソフトウエアがteamplay Doseである。

teamplay Doseの構成

ログインを行うと最初に表示されるダッシュボード画面では，施設内の基準線量以下で実施された検査の割合，施設内の基準を上回った検査数，さらに，国内基準である「日本の診断参考レベル（2020年版）（Japan DRLs 2020）」を上回った検査数が表示され，一目で概要が把握できる。国内基準を上回った線量イベントの検査の中身を見ているのが図1である。この検査を見てみると，$CTDI_{vol}$・DLP共に線量超過していることがわかる。位置決め画像を確認すると，体格も大柄であり，かつ両上肢挙

〈0913-8919/23/¥300/論文/JCOPY〉

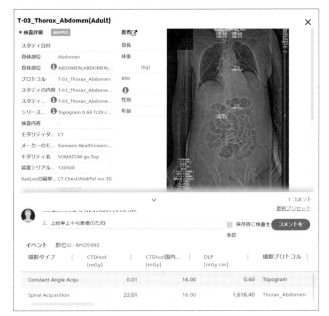

図1　線量超過した検査詳細

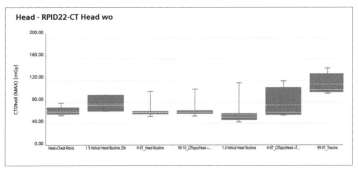

図2　プロトコール別RPID22-CT Head woの線量分布

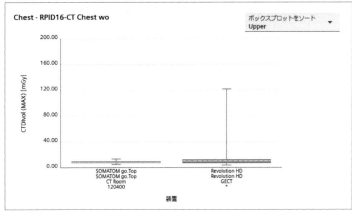

図3　装置間における線量分布

上不可が原因と考えることができる。teamplay Doseではコメントを残すことができるため，いつでも国内基準を上回った検査について，なぜこのような検査に至ったのか把握することができる。

当院での運用方法

現在，血管撮影装置2台，CT装置2台をteamplay Doseに接続している。血管造影検査，CT共に，すべてのプロトコールに，北米放射線学会（RSNA）によって定められているRadLex Playbook ID（RPID）を紐付けすることから線量管理が始まる。RPIDには，Japan DRLs 2020と施設内基準を設定することができる。国内基準値は自動で設定されており，施設内基準値はユーザー側で自由に設定可能である。当院のCT検査では，頭部CTや肺野・縦郭CTなど，すべての検査プロトコールにRPIDを振り分けている。1つの検査プロトコールでも，撮影部位が頭部と胸腹部が複合されている場合や，単純・造影など，複雑なプロトコールが存在するが，1つ1つの撮影に対してRPIDを振ることができるため，どのプロトコールを使用しても，細かく管理が可能となっている。また，ベンチマーク機能では，設定したRPIDごとに（例えば，RPID22-CT Head woはJapan DRLs 2020の頭部単

純ルーチンに該当する）国内基準や施設内基準と比較しながら，当院の撮影線量がどのくらいの位置にあるのかを把握することが可能となり，プロトコールを見直すことができる。

図2は，RPID22-CT Head wo（頭部単純ルーチン）を撮影する各プロトコールのCTDI$_{vol}$を表したもので，縦軸にCTDI$_{vol}$，横軸に撮影プロトコールを表している。図2より，頭部のルーチン検査として使用する場面や，交通外傷時などで頸部まで撮影する場合があるため，頭部CTといっても，さまざまなプロトコールによって撮影線量にバラツキがあることがわかる。

今後の展望

導入から1年以上が経過し，施設内で比較するだけのデータが集まり，国内での自施設の立ち位置なども見えてきているため，この膨大なデータをどのようにして日常業務に生かしていくかが，teamplay Dose上で作業している時に一番考えることである。

図3は装置による比較である。他社製

CT装置であっても，RDSRを転送することによって同様に解析を行うことができる。当院では，現在シーメンス社製「SOMATOM go.Top」をメイン機器として使用しており，他社製CT装置での検査数は減少しているが，今後，このモダリティ間による線量のバラツキについても考えていく必要があると考えている。

今後は，自施設の検査状況をさらに把握し，装置間や国内基準と比較した際にどのような差があるのかプロトコールの見直しを行い，どのように検査を実施するのかをスタッフ全員で共有し，考える必要があると感じている。今後，導入予定のマンモグラフィ装置では，マンモグラフィに特化した「teamplay Mammo Dashboard」を拡張予定で，線量管理における平均乳腺線量の把握や検査効率，装置のワークフローの最適化を促す情報もモニタリングできるため，活用していきたいと考えている。また，ほかのモダリティ装置も併せて管理していき，放射線科として質の高い検査を実施することが可能となれば，結果として患者に安心・安全な医療を提供することにつながるだろう。

8. 山口大学医学部附属病院における「ShadeQuest/DoseMonitor」の使用経験

小池　正紘　山口大学医学部附属病院放射線部

山口大学医学部附属病院は，現在，ベッド数756床，30診療科と24の診療部を擁し，あらゆる分野の疾患を総合的に診療できる山口県内唯一の特定機能病院である。被ばく線量管理システムの導入の契機は，2020年の改正医療法施行規則の対応と，画像診断管理加算3や頭部MRI撮影加算への対応であった。2020年末から線量管理システムの導入を行い，2021年より本格稼働をしている。約2年間の線量管理システムの運用について紹介したい。

線量管理システムについて

線量管理システムの選定を行った際に，重要視した点は以下の4点である。
① 改正医療法施行規則および画像診断管理加算などの対応ができること
② 可能なかぎりDICOM Radiation Dose Structured Report（RDSR）での線量管理を行うこと
③ コストパフォーマンスに優れること
④ プロトコール分類が容易であること

①に関しては導入の目的を達成するための必要最低限の機能として必須であること，②に関しては管理対象となる装置の大部分がDICOM RDSRの出力に対応していたこともあり，標準的な管理方法として重要視した。

③のコストパフォーマンスについては，システムのハードウエアのコストのみならず，放射線機器類との接続コストも考慮に入れる必要性を感じており，管理対象装置が拡大された場合においても，接続費用面で柔軟に対応ができるよう考慮して機種選定を行った。

④に関しては後述するが，実運用の際の主たる業務として想定されたプロトコールの分類を，通常の業務に可能なかぎり少ない負担で組み込みつつ実施できるかが重要と考えた。

上記条件を満たすシステムとして，当院は，富士フイルム医療ソリューションズ社の「ShadeQuest/DoseMonitor」の導入を決めた。

ShadeQuest/DoseMonitorの特長について

当院では，同社のPACSである「ShadeQuest/Serv」と放射線部門業務システム（RIS）である「ShadeQuest/TheraRIS」が導入されており，画像の出力やModality Worklist Manager/Modality Performed Procedure Step（MWM/MPPS）など，各装置との連携がすでに構築されている状況であったため，導入から運用まで低コストかつ迅速な稼働が可能であった。本システムの当院での大きな特長として，他システムとのスムーズな情報連携が挙げられる。RDSR以外の多くの情報も線量管理システムで利用することが可能であり，特にRISの持つ多くの情報を活用できることや，RISのインターフェイスを利用できることで，線量管理業務の簡略化が期待できる点が，非常に有用である。当院の線量管理システムの構成図を図1に示す。

1. プロトコール分類について

当院のシステム導入時に最も注視した点が，プロトコール分類である。一般的なプロトコール分類のキーとしては，各装置でのプロトコールごとのデータをRDSRとして出力し活用することとなるが，装置に設定しているプロトコール分類で十分なのかという点が議論となった。例えば，CT検査では，「日本の診断参考レベル（2020年版）（Japan DRLs

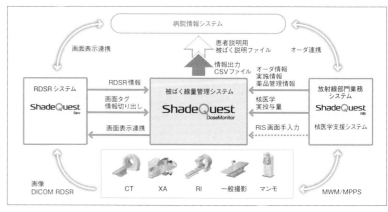

図1　当院の線量管理システム構成図

〈0913-8919/23/￥300/論文/JCOPY〉

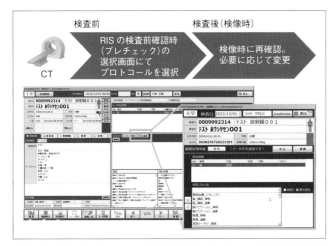

図2　CT検査のプレチェック時におけるプロトコール分類選択画面

2020)」で示されたプロトコール分類が可能なことは前提とした上で，実際の検査は多くのバリエーションがあることから，さらに細分化したプロトコール分類が必要と判断した。具体的には，肝臓ダイナミックの検査において，同時に胸部や骨盤部を撮影することも多く，胸部や骨盤部が単純のみであったり造影のみであったりと，同じ検査でも多くのバリエーションが存在する。それらのすべての組み合わせを装置側に登録して利用することは最適ではないと判断したことなどが，装置側に設定したプロトコール分類では十分でない例として挙げられる。さらに，造影剤漏れやルート確保が困難な場合など，さまざまな状況に応じて検査プロトコール自体を若干変更することも想定されるため，別途プロトコール分類を設定・決定する方法を検討した。

一方で，核医学検査については，プロトコール分類がオーダ情報と一致することから，そちらを利用することを基本とした。血管造影についてはオーダ情報とは必ずしも一致しないと判断し，CT検査と同様，別途プロトコール分類が必要と判断した。

2. 検査ごとの最適なプロトコール分類業務の構築について

CT検査においては，細分化したプロトコール分類を作成し，検査前のチェック時に，検査目的に合わせたプロトコール分類を検査に紐付けて登録作業を行う（図2）。予定どおり検査が実施されれば検査前のプロトコール分類を線量管理システムに登録し，実際の検査が変更

となった場合は検像時に修正して登録するフローとなる。プロトコール分類の登録業務は増えてはいるが，医療安全上のアプローチを意識し，通常の業務フローにプロトコール分類を組み込んだ運用が実現できていると考える。

核医学検査においては，プロトコール分類がオーダ情報と一致するため，特にユーザー側がプロトコール分類を実施する必要はない。

血管造影については，Japan DRLs 2020のプロトコール分類が術前診断・術後診断およびIVRと分類されており，当院でのオーダ情報と一致しないため（診断の上，必要に応じてIVRに移行する可能性もあるため），別途プロトコール分類を設定。RISの血管造影業務画面上にて，別途プロトコール分類用の管理項目を設け，そちらにプロトコール分類を入力して実施することで，線量管理システムの分類に反映されるフローとした。

線量管理システムを利用した医療放射線安全管理業務

当院での線量管理システムの活用状況としては，院内での医療放射線安全管理委員会および外部委員による病院監査委員会内での線量管理指標の報告をメインで使用している。

また，被ばくに関する意識向上を目的とし，定期的な線量管理指標値の院内への広報と，ホームページでの広報を実施している。Japan DRLs 2020のプロトコール分類ごとのDRL値を指標として，毎年前期・後期に分けて線量値を集計し報告を行っている。

当院では，日本医学放射線学会が実施する被ばく線量調査へ参加していたこともあり，システム導入前に被ばく線量の最適化を実施しており，介入すべき項目などはなかったため，経時的な線量管

理指標として活用しているのが実情である。予期せぬ線量となる可能性があるものとして，装置の更新，プロトコールの見直しおよび装置の故障によるプロトコール情報の移行ミスなどが想定されるが，これまでの期間で上記の作業はなく，安定した運用となっている。

今後の課題，さらなる活用に向けて

線量管理システムの導入によって，患者，装置，プロトコールなど，さまざまな条件で被ばく線量の値を出力し確認することが可能であることは，最も大きな利点である。一方，コストと労力をかけて適切なデータベースを構築したものの，その情報を適切に活用できているかという点については，当院での課題となっている。当院の線量管理システムの特徴として，PACSやRISの持つ多くの情報（身長・体重・コメント類など）を利用できるため，目的に応じた情報を活用できる可能性も高く，今後，われわれユーザーが有益な活用方法を見出していくことも重要と考えている。

また，被ばく線量と画質はトレードオフの関係であることは周知の事実であり，システムとして画質の評価指標を組み込むことで，さらに最適なシステムとなることをメーカーに期待したい。

◎

当院では，適切な被ばくデータをデータベースとして構築する上で，プロトコール分類作業が最もユーザー側の業務負担となると考え，適切な分類作業を実現するために，検査ごとの実情に合わせて必要最低限の作業を通常の業務フローとしてRIS側に組み込むことで運用している。また，追加の業務フローは，被ばく線量管理業務というよりも，医療安全の対応の一環として取り組むことで，モチベーションを保ちながら運用に当たっている。

さらなる活用として，データをどのように組み合わせて統計的に出力し，有効的に利用していくのかを，われわれユーザー側の課題として，前向きに取り組みを進めていきたいと考えている。

1. 「Radamès」を用いた線量管理

稲垣 春思 アレイ㈱ソリューション・インテグレーション部

DRLs 2015・Japan DRLs 2020の公表,2020年の医療法施行規則の改正による線量記録・管理の法令化と,ここ数年で医療被ばくに関する医療機関の意識が大きく変化している。線量記録・管理システムを導入した施設もかなり増加した。近い将来には,各施設やメーカーの枠を超えた患者ごとの線量記録が行われることが期待されるが,今はその足場を固めるために,まず施設ごとに適切な線量記録・管理を行う必要がある。

現状,線量管理の手法は,各施設の考え方や画像診断装置のメーカー・機種によって異なる。線量管理ソフトウエア「Radamès」は主に以下の機能を持つが,それ以外にもユーザーの意見を取り入れた機能改善やカスタマイズを続けている。

■Radamèsの構成

Radamèsは,単独での導入以外に,アレイの検像システム「Array Quartina(クアルティーナ。以下,Quartina)」のオプションという形で販売している。Quartinaは,CTなどの画像診断装置から受信したDICOM Radiation Dose Structured Report(RDSR)や画像を自動的にRadamèsに渡すため,ユーザーが意識することなくデータが蓄積される(図1)。すでにQuartinaを利用している環境にRadamèsを追加する場合,画像診断装置との新たな接続が発生しないため追加費用がかからず,また,新たにハードウエアを購入する必要がないというメリットもある。

■情報取得

画像診断装置からDICOM storageを受信したり,DICOM Q/Rで画像サーバから自動的に線量情報を取得したりできる。Radamèsが対応する画像診断装置は,2022年現在,CT,血管造影,診断透視,一般撮影,マンモグラフィ,RI・PETと

それに付随するCTで,2023年中には歯科分野にも対応する予定である。RDSRが出力されない装置の場合,CTは線量レポート画面からの文字認識(OCR),それ以外の画像診断装置は画像から情報を取得する。また,患者情報修正・薬剤情報の手入力,DICOM Radiopharmaceutical Radiation Dose Structured Report(R-RDSR)からの情報取得,RIS連携など,状況に合わせたさまざまなデータ取得・入力方法を用意している。

■WAZA-ARIv2との連携

Radamèsには,放射線医学研究所の「WAZA-ARIv2」を利用してCT検査の臓器線量を算出する機能があり,すでにいくつもの施設で運用されている。RDSRを基に撮影条件などをWAZA-ARIv2に渡し,返ってきた臓器線量を保存・表示する。WAZA-ARIv2を院内で利用するには多少の手続きが必要だが,それにより,院外に接続せずに連携を完結できる。

■RISとの連携

線量管理には患者の体重を用いるが,RDSRや画像にはそれが記載されていないことが多い。その場合,RISとの連携が重要となってくる。連携により身長・体重や検査項目,検査実施の際のコメント,PET・SPECTの使用薬剤の情報などを取得できる。そのほか,検査を実施した

診療放射線技師・医師を記録することにより,教育として利用とすることもできるだろう。また,JJ 1017などの撮影コードを利用している施設では,それを使っての線量管理も可能である。将来的に,施設をまたいでの線量記録・管理を行う時は,施設固有のプロトコール名ではなく一律のコードを用いることが重要となる。

■線量管理実施記録やレポートの出力

Radamèsは,「線量管理実施記録」を出力できる。これは,任意の画像診断装置や検査期間を指定し,診断参考レベル(DRL)プロトコール単位で施設の被ばく線量の中央値を算出するものである。日本医学放射線学会の「Japan DRLs 2020の発行に伴う医療放射線安全管理関係資料」に沿った書式での出力ができ(図2),院内の委員会や監査の際に提出するための資料として活用できる。

また,医師用と患者用の被ばく線量レポート機能もある。すべての患者に,検査ごとに被ばく線量を伝えている医療施設はまだ数少ないが,まずは医師に医療被ばくに対する認識を持ってもらうために,医師用のレポートを電子カルテやレポートサーバに渡すことをお勧めしている。

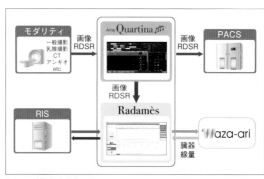

図1 構成とデータフロー

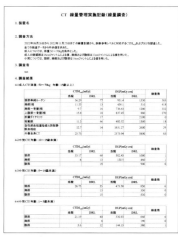

図2 線量管理実施記録

【問い合わせ先】セールス・サポート部 TEL 03-3320-3911 URL https://www.array.co.jp/

〈0913-8919/23/￥300/論文/JCOPY〉

2. 最新バージョン（Ver.10）で進化した 被ばく管理機能

久野　恵梨　インフォコム（株）ヘルスケア事業統括本部放射線システム製品管理部

インフォコムは，iRadシリーズ製品である診断RIS「iRad-RS」，レポーティングシステム「iRad-RW」，治療RIS「iRad-RT」の新バージョン（Ver.10）を，2022年11月に発表した。新バージョンは，旧バージョンのアーキテクチャを継承しつつ，データセンター型のシステム環境対応を追加した。電子カルテやPACSベンダーの環境に合わせたデータセンター型のシステム要件にも対応することができる。従来どおりのオンプレミス環境での利用も可能で，施設の環境に応じたシステム構築が可能となっている（図1）。また，ユーザーインターフェイスの改善や業務分析機能を充実させ，ユーザーに新たな価値を提供するような新しい機能が充実した。以下に，今回刷新された機能の一つである「被ばく管理機能」について詳しく紹介する。

■診断参考レベル： Japan DRLs 2020の対応

実際に施設で実施した検査結果と「日本の診断参考レベル（2020年版）（Japan DRLs 2020）」の線量データの比較表示を行うことが可能となっている。検査日や検査室などを指定して集計することで，特定の期間や装置で実施した検査における線量の平均値・中央値・最小／最大値などが自動算出される。さらに，DRLs 2020と比較表示できるため，施設の被ばく量の全体最適化に寄与することが期待できる（図2）。

■データ表現方法の充実

旧バージョンの被ばく管理機能では，グラフなどのデータ表現がアプリ上ではできず，被ばく線量の個別最適化を検討するためにはExcelなどのツールを別途活用する必要があった。新バージョンでは，ヒストグラム表示，箱ひげ図，散布図での表現がアプリ上で可能

である（図2）。

■照射録への活用

従来バージョンでは，モダリティから取り込んだ線量情報は，Excelなどのデータ形式での出力しかサポートしておらず，照射録のような定型フォーマット帳票での出力が難しかった。新バージョンでは，検査実績情報とともに線量データを出力することが可能となり，線量データの活用の幅が広がっている（図3 a）。

■検査情報と線量情報の関連 付けとデータの活用

線量管理を実施する時，線量情報と検査情報を紐付けて管理することの重要性は言うまでもないが，線量管理システムを構築する上で課題となることが多い。iRadシリーズ製品の被ばく管理機能は，線量情報をRISのデータベース内で管理できることが最大のメリットであり，特に複雑なシステム連携などを実施すること

なく情報の関連付けをすることができる。前述の散布図でのデータ参照機能では，体重あるいは年齢ごとの線量の分布を確認し，特にほかの検査と比較して乖離がある検査を発見した場合は散布図内のプロットされた点をクリックするだけで，検査実績情報や線量データを確認することができる（図3 b）。さらに，その検査に関する一連の検査実績情報を確認し，被ばく管理用の記録としてコメントを記載したり，次検査に注意事項を残すために，通常業務で使用している患者コメント・検査コメントなどの機能を使用することができ，データの収集・分析から結果のフィードバックまでを一連で実施することが可能となった。

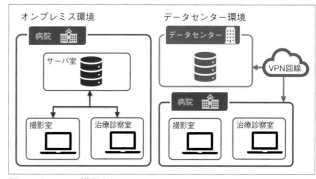

図1　システム構築例

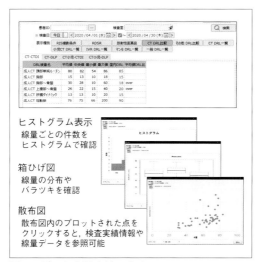

図2　データ表現方法の充実

ヒストグラム表示
線量ごとの件数をヒストグラムで確認

箱ひげ図
線量の分布やバラツキを確認

散布図
散布図内のプロットされた点をクリックすると，検査実績情報や線量データを参照可能

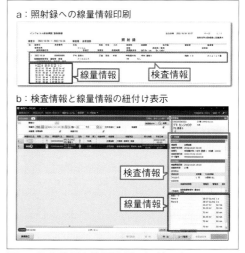

a：照射録への線量情報印刷

線量情報　検査情報

b：検査情報と線量情報の紐付け表示

検査情報　線量情報

図3　検査情報と線量情報の紐付け表示

【問い合わせ先】ヘルスケア事業統括本部放射線システム営業部　TEL 03-6866-3790　URL https://service.infocom.co.jp/healthcare/

〈0913-8919/23/¥300/論文/JCOPY〉

3. 被ばく線量管理システム「FINO.XManage」の技術紹介

中野　里香　コニカミノルタジャパン（株）ヘルスケアカンパニー IoT 事業統括部病院戦略部

当社の被ばく線量管理システム「FINO.XManage」は，「新しい価値の創造」を理念として，線量管理システムの独自で新しい価値をめざし，より効率的に医療被ばくの最適化ができるシステムを追究し，開発・サポートに日々努めている。

FINO.XManage は，「日本の診断参考レベル（2020年版）（Japan DRLs 2020）」に対応している。DICOM Radiation Dose Structured Report（RDSR）による線量情報取得はもちろんのこと，さらに，RDSR 未対応装置においても画像情報連携や DICOM Dose Report 画像の光学文字認識（OCR）機能（オプション）などにより，施設環境に合わせた最適な線量情報取得を実現する。

■画像と線量の一元管理

線量管理・線量記録の実施においては，画質を考慮した被ばく線量の最適化が重要となる。FINO.XManage では，被ばく線量の最適化を目的として，画像と線量の一元管理を提案している。検査プロトコール単位や患者単位など，さまざまなグラフの作成が容易である。グラフの外れ値から対象患者の線量情報と画像を同時に確認することで，線量超過の原因検討が行える（図1）。CT 検査では，SSDE・SD 値の測定（オプション），一般撮影では exposure index 値，deviation index 値の表示が可能となり，線量と画像を管理する上での指標となる。

■一般撮影線量管理機能

当社の一般撮影用コンソール「CS-7」を X 線発生装置と連携することで，撮影条件が自動入力され，RDSR 情報として出力することが可能となる。撮影技師名，再撮影フラグ・再撮影理由，撮影プロトコールの出力も可能であり，FINO.XManage との連携を強化している。

また，一般撮影において，診断参考レベルとの比較には入射表面線量が用いられるが，CS-7 は撮影条件と画像から体厚と照射野サイズを推定し，NDD 法を用いて入射表面線量を算出することが可能である。算出結果の高精度化を実現し，さらに，推定した体厚情報も FINO.XManage に出力することで，患者体厚を考慮した線量管理や評価を実現する。

■「NEOVISTA I-PACS QA」との連携

検像システム NEOVISTA I-PACS QA 上で，FINO.XManage を直接起動することができる。検像時に対象患者の線量情報を表示する機能や閾値を超過した検査のアラート表示機能を有しているため，日常業務において，より円滑に線量管理が可能となる。手入力機能も有し，RDSR 未対応装置のデータ入力もより効率的に支援する。

■カンファレンス・職員研修支援

目的とするグラフを容易に作成可能なカンファレンス機能，議事録や資料を保存・参照可能なファイル管理機能，症例集や教育ツールとしてデータの登録が行えるブックマーク機能を有している。また，患者説明に活用できる線量レポートを，モダリティごとに作成・印刷することもできる。

ほかにも，義務化された職員研修を支援する機能として e-learning 機能を搭載し，研修の受講，習熟度の確認，受講状況管理をすべて FINO.XManage 内で行える。

さらに，日本医学放射線学会提供の線量管理実施記録に基づいた帳票を出力できる機能を搭載したことで，プロトコール見直しから教育，医療監査まで，幅広いサポートが実現可能となった。

■一般撮影マネージメント機能「RADInsight」

一般撮影マネージメント機能 RADInsight は，再撮影数の最適化や業務効率化を支援する FINO.XManage のオプション機能である（図2）。PACS 送信画像と再撮影画像を一括管理することで容易に比較でき，再撮影削減の教育・検討に活用できる。

また，撮影室／曜日／時間帯ごとの撮影傾向，撮影部位／撮影者ごとの撮影所要時間などをグラフ化して表示することで，実態に合わせた勤務体制の最適化などを支援する。

◎

FINO.XManage は，画像と線量情報を同時に参照しながら，効率的な被ばく線量の評価，および最適化や義務化に求められる教育のサポートに加え，RADInsight による一般撮影業務の最適化をサポートする。診断参考レベルの改訂などといった今後の動向を踏まえ，医療現場の声を大切に，開発・サポートを継続し，当社独自の技術・価値により注力した満足度の高い支援をめざし進めていく。

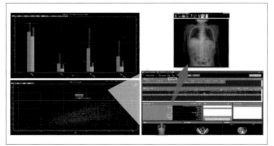

図1　グラフ表示画面

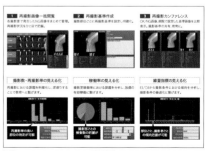

図2　RADInsight 概要

【問い合わせ先】ヘルスケアカンパニー IoT 事業統括部　URL https://www.konicaminolta.jp/healthcare/

4. teamplay Dose

岡部 萌子 シーメンスヘルスケア(株)デジタル&オートメーション事業部

■シーメンスの医療クラウド プラットフォーム

「teamplay digital health platform（以下，teamplay）」は，自社ならびに他社のクラウドベースのソリューションを展開するシーメンスの医療クラウドプラットフォームである。現在，teamplayは国内約600以上の医療施設に導入されており，クラウド化におけるセキュリティ面での不安は，上記実績に加え，EuroPriSe（European Privacy Seal）の取得，米国HIPAA（Health Insurance Portability and Accountability Act）に準拠するなど，個人情報を保護するデータプライバシーの部分に十分配慮した設計を行っている。「teamplay Dose」は，teamplayで提供される線量管理をサポートするサービスである。

■teamplay Doseによる線量管理

teamplay Doseは，DICOMデータ（RDSRまたはDICOMヘッダなど）を自動解析・可視化し，適正な線量で検査が行われているか，モニタリング・記録・分析・最適化を促すことができる線量管理システムである。CT検査では，$CTDI_{vol}$やDLPのほかに，被検者の体格を考慮したSSDEや実効線量（mSv）も自動算出するため，即座に実態を確認することができる。血管撮影装置では，IVR基準点（RP）や面積線量（DAP）なども管理でき，一般的にRDSRに非対応の核医学装置でも，実投与量（MBq）や1kgあたりの実

投与量の情報を評価することができる。DRLs 2020や施設内目標値を超過した検査をフィルタリングするアラート管理機能を備え，部位や装置，オペレータ別などの視点で分析が行え，評価すべき検査をすぐに特定できる（図1）。イベントとして検出された各検査に対してコメントが保存でき，プロトコールの見直しに必要な情報を記録することが可能である。

■DRLsとの比較

teamplay Doseは，検査プロトコール，もしくは撮影プロトコールごとにマッピングされたRadLexコードをルールとして保存し，DRLs 2020と比較する。一度保存したルールは記憶されるため，同じ検査プロトコールのデータはAuto Mappingにより自動処理される。撮影プロトコール単位でもルール保存が可能なため，追加部位撮影時でも部位を認識し，適したRadLexコードがAuto Mappingされる。追加撮影が発生することも多い日常業務において，固定されたプロトコールでの運用が難しい場合もあり，有用な機能となっている。基準値を超えた検査イベントから，極端に目標値を超過した検査の抽出も可能なため，さまざまな観点でのプロトコールごとの線量の最適化をサポートする。

■患者個人の累積実効線量

teamplay Doseは，Patient Dose Viewにて患者単位の累積被ばく線量（mSv）の確認が可能である。患者IDで検索すると，複数モダリティでの累積実効線量が

容易に確認できるため，PACSに検査単位で保存されているPatient Dose（Doseレポート）を確認するより，患者個人の累積実効線量をスピーディに確認することができる。「診療用放射線に係る安全管理体制に関するガイドライン」[1]によれば，放射線診療を受ける患者に対し，放射線診療実施前後に説明を求められた際に対応が必要であると記載があり，患者ケアの観点で有用である。

■マンモグラフィにおける装置の 線量・稼働状況のモニタリング

「teamplay Mammo Dashboard」は，ブレストケアを行っている施設向けに開発されたアプリケーションであり，施設固有のKPIの概要を提供し，ワークフローの最適化の可能性を明らかにし，より精度の高い検査をサポートする。DICOM画像のタグ情報より各指標を組み合わせたグラフを確認することで関係性を把握できる。平均乳腺線量，圧迫圧，圧迫厚，乳腺密度などの撮影詳細を分析し，改善の必要性と効率の良い検査・運用を特定可能である。患者スループット，検査時間，検査種別などのKPIをモニタリングし，ワークフローの理解を深めるのに役立てることができる。DRLs 2020で提示されている平均乳腺線量の基準値は，Over View画面上で簡単に確認できるため，日々の多忙な業務の中では有用な機能と考える（図2）。

●参考文献
1）日本医学放射線学会：診療用放射線に係る安全管理体制に関するガイドライン. 2019.

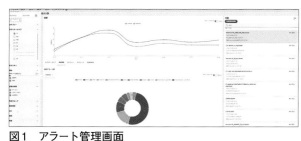

図1 アラート管理画面

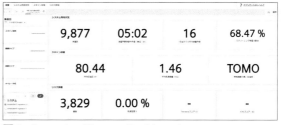

図2 teamplay Mammo Dashboard

5. 被ばく線量管理システム「DoseChecker」の機能特長

伊達　大輔 （株）ジェイマックシステム営業部営業推進グループ

被ばく線量の管理・記録，および被ばく線量の最適化が義務化され，多くの医療施設で撮影プロトコールの見直しや検討が行われている。しかし，被ばく線量の管理・記録には膨大な作業が必要になる。そこで弊社は，既存ユーザーや各医療施設からヒアリングを行い，線量管理システム「DoseChecker」を開発し，全国の医療施設に導入いただいている。

■製品概要

現在，被ばく線量の管理・記録に関する診療報酬については，条件が厳しく，診療報酬を得ることができない医療施設が多い。弊社の線量管理システムDoseCheckerは，機能面をシンプルにすることで開発コストを抑え，さらに，弊社システムを導入ずみのユーザーについては，既存システムのハードウエアにて構築することで，より導入コストを抑えることが可能になる。そのため，病床数の少ない病院やクリニックでも業務効率の改善や立ち入り検査の準備に貢献できるシステムとなっている。

■機能特長

DoseCheckerは，各検査装置やPACSからDICOM Radiation Dose Structured Report（RDSR）を取得し，線量情報の管理・記録などを行うことができる。RDSRに患者の体重などの情報が記載されていない場合やRDSR未対応の装置については，情報を入力・修正できる機能を有しているため，データがない場合にも対応可能である。

また，弊社の放射線部門業務管理システム「ACTRIS」と連携することで，線量情報により多くの情報を組み合わせることができ，施設の実情に合わせた医療被ばく線量の最適化をサポートできる。

以下に，DoseCheckerの主な機能特長を紹介する。

1. 診断参考レベル（DRLs）との比較

事前にDRLsの項目に，施設の撮影プロトコール名や標準体重，スキャンタイプなどを設定することで，簡単にDRLsの数値と施設線量の比較を行うことができる。また，施設線量がDRLsの数値を超えると表示色が変わる機能を持っているので，検討するべき撮影プロトコールを一目で把握しやすい構造になっている。

2. 箱ひげ図と散布図による プロトコールの全体像分析

各種比較の機能は，線量情報を箱ひげ図や散布図で表示し，施設の線量情報をより直感的に把握することが可能である。また，プロトコール名や体重，年齢などのさまざまな要素で集計することで，多角的な視点でDRLsに記載されている撮影プロトコール以外も客観的に比較して見つめ直すことができ，撮影プロトコールの最適化につなげられると考えている。

3. 線量検知

ユーザー側で任意の線量範囲を設定でき，その範囲外の線量データを持つ検査を自動で検知する機能を有している。その検知された検査に対し，コメントや対策を記すことができるので，線量が多かった検査に対しフィードバックを行い，自施設に合わせた線量の最適化を支援する（図1）。

4. 帳票出力

DoseCheckerで収集した線量データを用いて，患者への説明用資料や，日本医学放射線学会のガイドラインを参考にした線量管理の実施記録を出力することが可能である。また，DoseCheckerから直接帳票を出力できるので，手軽に資料を活用した運用を行うことができる。

◎

弊社は引き続き，多くの医療施設へ手の届きやすい線量管理システムをお届けすることをめざしていく一方で，近いうちに想定されているDRLsの改訂に備え，機能の改善や追加などのアップデートを随時行っていく予定である。そして何より，ユーザーの声を大切にしており，ヒアリング活動や情報共有のサポートなど，ユーザーの満足度を高める活動を行っている。そこでユーザーから得た意見や要望を製品に反映していくことで，DoseCheckerをより満足度の高い製品にし，多くの医療施設に提供し続けていく。

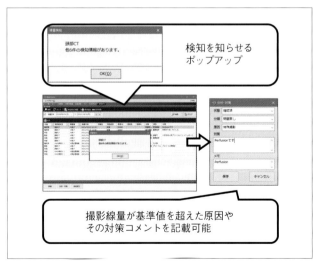

図1　線量検知システム

【問い合わせ先】営業部営業推進グループ　TEL 011-221-6262　URL https://www.j-mac.co.jp/

〈0913-8919/23/￥300/論文/JCOPY〉

6. 線量管理から業務効率化まで 線量管理システム「DOSE（ドーズ）」

青木実花咲 　(株)東陽テクニカ ライフサイエンス・ソリューション

2020年4月に施行された「医療法施行規則の一部を改正する省令」によって医療放射線の線量管理と記録が義務化され，医療被ばく線量管理を取り巻く環境は急速に変化している。

線量管理システム「DOSE」は，より早く線量管理が義務化されている欧州において600施設以上で使用されており，さまざまなモダリティの線量管理だけでなく，患者の被ばく線量・放射線科業務の最適化に貢献する。本稿では，DOSEの特長を紹介する。

■柔軟な線量情報の取得

DOSEは，CT，アンギオ，マンモグラフィ，一般撮影，核医学などのさまざまなモダリティをサポートしている。線量情報はDICOM Radiation Dose Structured Report（RDSR）から取得することが基本だが，古い撮影装置には未対応のものも多く存在する。そのため，RDSRのほか，DICOMヘッダ，スクリーンキャプチャによるデータ取得にも対応しており，撮影装置ベンダー・モデルに依存せず，院内

のさまざまな撮影装置の線量管理が可能である。

■診断参考レベルとの比較

線量管理は，まず診断参考レベルとの比較が基本となる。CTなどは検査プロトコール単位での比較が必要だが，施設や装置によって独自のプロトコール名を使用していることが多い。比較するためには，まず，これらを対応させなければならない。撮影装置によって日本語の対応/非対応もあるため，院内でプロトコール名を統一するのは非常に困難である。DOSEはプロトコール名のグループ化機能を持っており，あらかじめ対応表を設定しておくことで，自動的に診断参考レベルのプロトコール名と院内で使用されているプロトコール名を紐付けることが可能である。また，診断参考レベルに変更があった場合や，施設独自の診断参考レベルの値追加に対応するための柔軟な仕組みが設けられている。

その比較結果は一覧で簡単に確認できるようになっている。モダリティ側の設定や運用を変更することなく，効率的な比較が可能である。

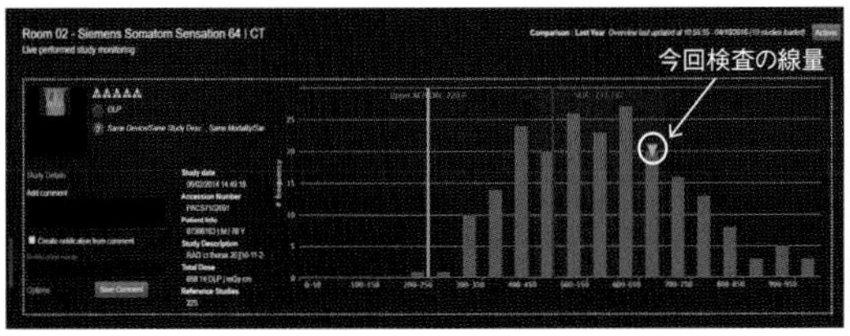

■異常を早期に感知できる日常管理

発生した異常の原因にはさまざまな要素があるが，DOSEは個々の検査のSSDEやSSDE$_{WED}$，ブラインドスキャンの自動算出，ポジショニング評価などの複数の角

度からの分析で，その特定を助ける。

また，診断参考レベルを超えていなければ何もしなくてよい，というわけでもない。例えば，IVRなどは皮膚障害のリスクがあり，診断参考レベルには規定されていない要素を考慮する必要がある。DOSEでは，事前に設定した特定項目の値が基準値を超えた時にアラートを出す仕組みや，実施した検査をほかの検査の線量とすぐに比較できるライブダッシュボード機能も設けている（図1）。迅速なレビューを実施できることで，異常を早期発見することができる。

■患者の被ばく相談対応

患者にとって理解が難しい診断参考レベルであるが，DOSEは患者からの被ばく相談に対応できるよう，検査ごとの線量レポートも用意している。説明に使用する文章や図をカスタマイズできるため，施設ごとの運用に沿ったレポートを用いた説明が可能である。

また，各モダリティの線量値を実効線量へと変換することにより，モダリティをまたいだ患者の総被ばく線量の把握を可能とする（図2）。これらは，電子カルテなどの他システムから直接参照することにより，院内のスムーズな情報共有を可能とする。

そして，妊婦や小児に対する被ばく相談時に指標の一つとして提供できるのが，システムに内蔵されたボクセルファントムモデルを用いた，CTやIVRの実効線量・臓器線量の推計である（図3）。成人，小児，妊婦など20種類以上のモデルを搭載し，患者に応じた精度の高いシミュレーションが可能である。

◎

急速に変わりゆく環境の中で，東陽テクニカは，DOSEを通して簡便な線量管理と患者に安心して検査を受けてもらうための環境構築に貢献していきたいと考える。

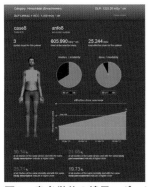

図1 ライブダッシュボード機能

図2 患者単位の線量レポート

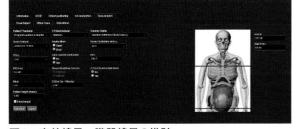

図3 実効線量・臓器線量の推計

【問い合わせ先】ライフサイエンス・ソリューション　TEL 03-3245-1351　URL https://www.toyo.co.jp/medical/

〈0913-8919/23/￥300/論文/JCOPY〉

7. ベンダーニュートラルで豊富な線量解析機能を有する「Radimetrics」

中神龍太朗　バイエル薬品(株)ラジオロジー事業部

「Radimetrics」は，マルチモダリティに対応したWeb参照型の線量管理システムであり，「日本の診断参考レベル（2020年版）（Japan DRLs 2020）」および国際放射線防護委員会（ICRP）勧告に基づいた線量管理指標の管理・記録に対応している。異なるベンダー，装置バージョン，モダリティから出力されるRadiation Dose Structured Report（RDSR）やDose sheet，DICOM画像のタグから，検査情報および線量情報を自動的に取得・統合し，検査ごとの照射線量や被検者の被ばく線量を管理・記録することができる。

■Radimetricsの特長

1. CTにおける線量管理

モンテカルロシミュレーションにより，CT検査時の被検者の臓器吸収線量および実効線量を算出する。新生児用，妊婦用など，性別や年齢，体格に応じた50種類以上のボクセルファントムを備えており，妊婦ファントムを基にしたシミュレーションでは，胎児の吸収線量も算出することができる。実際のCT検査データを基に再シミュレーションが可能であるため，撮影範囲を狭くした際の臓器吸収線量低減効果などを確認し，撮影プロトコールの最適化に役立てることもできる（図1）。CTの位置決め画像やアキシャル画像から被検者の体形情報を自動解析

し，Size-Specific Dose Estimates（SSDE）の算出にも対応している[1,2]。

2. 血管撮影における線量管理

一部装置については，線量レポート画像から検査時の撮影線量や総線量，総透視時間などの線量情報を取得することができる。RDSR出力に対応した装置については，RDSRから撮影だけでなく，透視イベントごとの照射情報についても取得可能となっている。取得したイベント情報を基に，各撮影や透視における線量（面積線量もしくは基準点線量）を時系列で表示することや，入射皮膚線量マップを作成することができ，確定的影響へのリスク検討に役立てることができる（図2）。

3. Total Dose Management

当社のCT用インジェクタ「Stellant」およびMRI用インジェクタ「MRXperion」との接続により，造影情報の管理も可能である。注入の途中停止の有無や，注入された造影剤量などを，患者情報や検査情報と紐付け，自動的に記録することができる。線量情報，造影情報を一元的に管理することで，施設内における安全管理体制の構築に役立てられる。

4. その他の機能

核医学検査においては，画像のDICOMタグやRadiopharmaceutical Radiation Dose Structured Report（R-RDSR）から放射性核種投与条件を取得することで，検査情報，放射性核種情報，実投与量，さらには実効線量[3]を算出し，それらを一元的に管理することができる。また，PET/CTやSPECT/CT検査に対しては，CT撮影時の実効線量[4]と併せた管理も可能である。

最新のRadimetricsソフトウエアバージョンでは，換算係数*を用いた実効線量計算に対応している。ICRP Publicationに準拠したCT，核医学検査の実効線量計算機能に加えて，他モダリティについても換算係数を設定することで，実効線量を計算することが可能となり，複数のモダリティ検査を受けた被検者における累積線量を実効線量にて評価することが可能である。

◎

Radimetricsは，線量管理を行う上で有用となる情報を効果的に記録し，多彩な解析機能をもって日々の線量管理をサポートするだけでなく，CT・MRI検査における造影情報を併せた一元管理により，施設内の安全管理体制構築を支援する。

＊ICRPなどの関連団体により換算係数がまだ公開されていない検査やモダリティにおいては，ご施設で係数を決定いただく必要があります。

●参考文献
1) Size-Specific Dose Estimates (SSDE) in Pediatric and Adult body CT Examinations. *AAPM Report*, 204, 2011.
2) Use of Water Equivalent Diameter for Calculating Patient Size and Size-Specific Dose Estimates (SSDE) in CT. *AAPM Report*, 220, 2014.
3) ICRP Publication 128 : Radiation Dose to Patients from Radiopharmaceuticals : A Compendium of Current Information Related to Frequently Used Substances. *Ann. ICRP*, 44 (2 Suppl.), 2015.
4) ICRP Publication 103 : The 2007 Recommendations of the International Commission on Radiological Protection. *Ann. ICRP*, 37 (2-4), 2007.

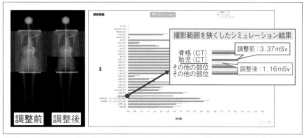

図1　モンテカルロシミュレーションを用いた撮影条件の検証例

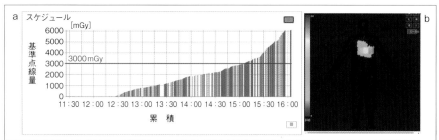

図2　基準点線量の時系列表示（a）および入射皮膚線量マップ（b）

【問い合わせ先】ラジオロジー事業部　TEL 0120-609-040　URL https://radiology.bayer.jp

〈0913-8919/23/￥300/論文/JCOPY〉

8. クラウド型線量管理システム「MINCADI（ミンキャディ）」 システムの特徴と法令対応 （販売元：PSP　開発元：A-Line）

北中　康友　（株）A-Line代表取締役

改正医療法施行規則の施行に伴い，国内にはさまざまな線量管理システムが上市されたが，そのほとんどがオンプレミス型となっている。弊社の「MINCADI」は数少ないクラウド型のシステムで，その独自の機構を生かした線量管理の機能をご紹介したい。

■クラウド型システム

MINCADIでは，線量管理に必要なデータのみを，セキュアな通信を利用してクラウドサーバに保存している。昨今の社会・地理的情勢を鑑み，堅牢・冗長な保存性を持つクラウドサーバとなっている。また，提供するWebサービスは，すべてのユーザーが最新のものを利用できる環境としている。そのため，診断参考レベル（DRLs）や法令改正などへの対応も，すべてのユーザーが遅滞なく対応可能であると考えている。

■すべてのプロトコールにおける 線量管理

法令対応の一つである線量管理において，

MINCADIでは，DRLsとの比較以外に，クラウドの特徴を生かした他施設比較というサービスを提供している。クラウドに保存されたすべてのユーザーのデータを利用し，任意のモダリティ，部位，期間，体形などの検索条件から，自施設の中央値および他施設のそれぞれの中央値，全体の75パーセンタイル値などを表示することで，すべてのプロトコールにおいて，線量管理が可能となっている（図1）。

また，各施設で使用されているあらゆる装置がMINCADIに登録されている。他施設比較の中で，さらに同機種のみで絞りこむことにより，どのような撮影条件，画像処理条件を他施設が利用しているか参照可能で，これを基に，プロトコールの見直しができるのではないかと考えている。

■立ち入り検査対応

2021年度までは，年に1度の院内への立ち入り検査は，諸般の事情で，ほとんどの地域で実施されなかった。しかし，2022年度は，複数の地域から立ち入り検査が実施されたとの報告と，一部では，

線量管理の実施記録など細かな部分まで検査があったとの報告を受けている。

MINCADIでは，帳票機能およびCSV出力機能で，立ち入り検査に必要とされるすべてのレポートに対応している。帳票機能に関しては，日本医学放射線学会から提示されているサンプルを基に，管理者などの押印やコメントが記載された表紙をつけて，よりレポートとして利用可能な形にしたものを提供している（図2）。このような機能もすべてWebシステムのアップデートで対応しており，使用方法などもWebにて紹介している。

◎

クラウド型を採用している線量管理システムMINCADIを紹介した。クラウド型のシステムには，提供できるサービスだけでなく，メンテナンス性においてもメリットがあると考えており，ポストコロナのニューノーマルとしての一つのサービス形態であると考えている。今後もより社会に適合した形の，線量管理システムの開発を進めていく。

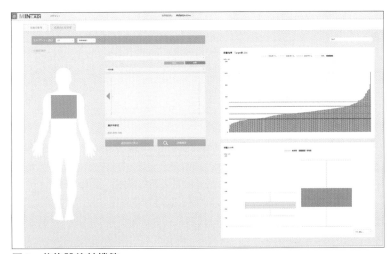

図1　他施設比較機能

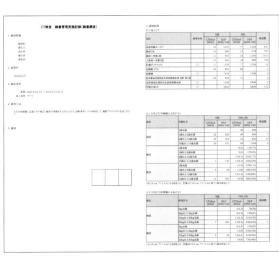

図2　帳票機能

【問い合わせ先】（株）A-Line　TEL 06-6195-3266　URL http://www.alinejapan.com

〈0913-8919/23/¥300/論文/JCOPY〉

INNERVISION (38・1) 2023　85

9. 循環器レポート「Kada-Report」オプション 「放射線被ばく線量管理レポート」

板垣 百合子　フォトロン M & E ソリューションズ（株）顧客サポートグループ

■ 循環器レポート「Kada-Report」

弊社開発の循環器向けレポートシステム Kada-Report は，心臓血管カテーテル検査用のカテレポートと生理検査用のエコーレポートが標準実装されたレポートシステムであり，看護記録フォームと使用材料登録機能を活用した医事連携や，NCD レジストリへの転記機能なども利用可能な，現場の業務効率向上をめざした製品となっている。

■ 放射線被ばく線量管理レポート

「放射線被ばく線量管理レポート」は Kada-Report のオプション製品であり，血管撮影装置から出力される DICOM 情報から，患者の放射線被ばくに関する情報を抽出し，診断・治療における局所皮膚被ばくの状況および患者個人に対する累積線量の管理を可能にするシステムである。

透視線量，撮影線量を，撮影方向ごとに線量計算し，多角的な集計を行うことができ，撮影方向情報により患者の皮膚被ばく線量値を算出できる。最大皮膚被ばく線量や皮膚被ばく線量位置を色分けした分布図として表示することができ，角度ごとの照射情報を視覚的にわかりやすく管理することができる（図1）。

被ばく情報は CSV 形式，PDF 形式，紙媒体へ出力ができ，Kada-Report と連携することで PCI 成功率，病変別成功率，使用デバイスも集計可能である。また，PACS，電子カルテ，統合管理システムとの連携により，院内システム上から被ばくレポートを閲覧することもできる（図2）。

本システムは，FileMaker データベースにより柔軟なカスタマイズが可能となっている。システム稼働前に，記録項目や印刷レイアウトなどを，ユーザーの要望に沿って任意かつ柔軟にカスタマイズすることが可能である。

■ DICOM 画像と RDSR のメリット，デメリット

血管撮影装置から出力される被ばく情報は，DICOM マルチフレーム画像と Radiation Dose Structured Report（RDSR）の2種あり，そのどちらの情報でも運用可能である。

DICOM マルチフレーム画像の場合，動画サーバに受信した DICOM マルチフレーム画像を使用し，任意のタイミングで被ばく情報をレポートへ反映することが可能なため，手技中に患者の被ばく状況を観察することができる。しかし，透視線量と撮影線量を区別することができず，また，透視のみで完了する手技などではレポートを作成することができない。

一方，RDSR から被ばく情報を取得する場合には，透視・撮影の被ばく情報が個別に DICOM タグへ記録されるため，透視線量と撮影線量の比較も可能となる。ただし，RDSR は検査が終了しないと血管撮影装置より出力されないため，手技中に患者の被ばく状況を観察することができない。

装置によって RDSR の出力ができない機種もあるため，自院の装置ではどちらが運用に適しているかを確認し，院内環境に合った選択を行うことで，適切な被ばく線量管理が実現できると考える。

■ 今後の展開

2020 年度に診断参考レベルが改訂され，医療現場では被ばく低減への取り組みが推進されている。しかし，血管撮影装置は，CT や一般撮影とは異なり，診断のほかに治療にも用いられる装置であるため，手技の違い，患者の体重や体格，撮影部位だけでなく，撮影方法やアーム角度など，多くの条件が複雑に絡み合う。だからこそ，目的ごとに自院の被ばく線量が最適化されているかを判定，見直すためのツールとして，放射線被ばく管理レポートが重要な役割を担う。

弊社の放射線被ばく線量管理レポートでは，装置メーカーの隔たりなく統一した値で情報の管理を行うことができるため，例えば，異なる装置メーカーの血管撮影装置を保有している施設では，特に大きな有用性を示すことができるだろう。

現在の動画ネットワークシステムの多くは診療科ごとに用途が分かれており，Kada-Report も心臓血管カテーテル検査に特化したレイアウトが標準実装され，そのオプションである被ばく線量管理レポートにおいても心臓血管カテーテル検査に特化した内容となっている。しかしながら，血管撮影装置は頭部，腹部，下肢など多くの手技に使用されるため，将来的にはすべての手技を網羅し，具体的かつ詳細な線量の最適化を手助けするシステムの構築をめざしていきたい。

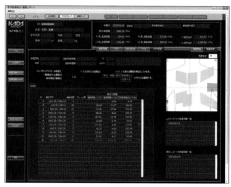

図1　角度ごとの被ばく線量と照射情報シェーマ

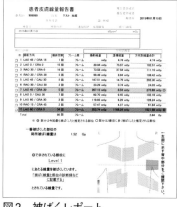

図2　被ばくレポート

【問い合わせ先】医用画像システム営業部　TEL 03-3518-6282　URL https://www.photronmandesolutions.co.jp/medical

〈0913-8919/23/￥300/論文/JCOPY〉

10. 線量管理ソリューション 「ShadeQuest/DoseMonitor」の概要・特徴のご紹介

鏑木　善誉　富士フイルム医療ソリューションズ㈱技術開発本部第一技術部製品企画課

　被ばく線量管理のためのソリューション製品である「ShadeQuest/DoseMonitor (SQ/DM)」の概要を説明する。SQ/DMでは，線量管理業務に必要な次の機能をサポートする。
① 線量管理に必要なデータを収集・記録し参照する機能
② 日々蓄積したデータを診断参考レベル（DRLs）などに沿う形で，施設としての線量を評価し，自施設のプロトコールの見直しなどの判断を支援する機能

■本製品のシステム構成

　SQ/DM用の専用サーバ（物理ハードによるサーバ，仮想環境でのサーバのいずれにも対応可能）を導入し，PACSサーバよりDICOM Radiation Dose Structured Report (RDSR) 情報などを収集する。また，それと並行して，RISサーバより検査オーダ情報，患者情報，実績情報を収集する。専用サーバ上でDICOM情報とRISの情報を紐付けした統合データベースを作成し，各種の機能を提供している。

■データの収集

　RDSRのほかにも，次に示すさまざまな手法で線量管理に必要となるデータを収集する。

1. RISとの連携による情報収集

　患者プロファイル情報，オーダ情報，撮影実施情報（MPPS情報もここに含む）は，RISと連携して情報取得を行う。

2. 核医学検査における実投与量の線量管理

　Radiopharmaceutical Radiation Dose Structured Report (R-RDSR) の取り込みのほかに，RIS実施画面で登録された薬品ごとの実投与量・薬品名などを収集し管理する。RISから当該情報が取得できないケースでは，本製品上で実投与量を登録（自動で半減期計算，RI薬品マスタを内蔵）も可能である。

3. CTのRDSR情報の補完

　シーケンスごとのacquisition protocol名がセットされていない場合には，RISのオーダ情報に不足する情報を任意に付加して，シーケンス単位での評価データを提供可能である（RIS製品により制限あり）。

4. 血管造影・IVRのプロトコール比較

　血管造影・IVRの「日本の診断参考レベル（2020年版）」の指標との比較には，RISのオーダ情報と検査時に登録されるコメントなどを利用することが可能である。

5. その他のモダリティ

　一般撮影，マンモグラフィ，診断透視の各装置のデータの取り扱いも可能である。

■製品の利用方法について

　本製品は，患者単位画面，検査プロトコール単位画面（グラフツール画面）など，収集したデータを線量管理に必要となる形式で表示するための，いくつかの画面を用意している。

1. 患者単位画面

　オーダ（撮影）ごとの線量情報を表示する。検査の選択により，シリーズごとの線量情報を展開表示でき，特定の患者や特定オーダの線量詳細情報を確認することができる。本画面から，線量情報レポートの表示も可能である。

2. プロトコール単位画面

　検索・絞りこみの後，対象情報をグラフ表示し線量を確認する。施設データとDRLsや施設ごとの基準値との比較ができる。本製品を導入することで，日常の業務フローの一環として被ばく線量の管理・チェックを行うことが可能となる。診断RISのオーダ情報のほかに，PACSで用意されている画像ビューワ参照機能と連携し，当該検査にリンクした画像を確認できる（図1）。本製品上で，チェック結果のコメントや外れ値を指定することが可能である。

3. グラフツール・CSV出力

　グラフツールには，用途に応じ，棒グラフ，箱ひげ図，度数分布図，散布図を用意している。例えば，施設の蓄積データを箱ひげ図として表示し，施設の中央値と，DRLsの比較を行うことができる（図2）。

　また，データを表計算ソフトウエアに連動（CSV出力）して表示・分析することが可能となっている。

■製品の拡張性

　法令で義務化された範囲のモダリティを対象にスタートして，その後，順次範囲を広げていくといった使い方が可能なライセンス体系を用意している。また，稼働後の機能レベルアップに関しては，年間保守バージョンアップ契約により対応している。

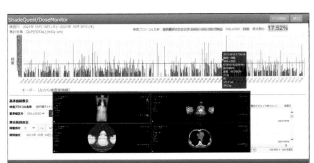

図1　プロトコール単位画面からの画像ビューワとの連携

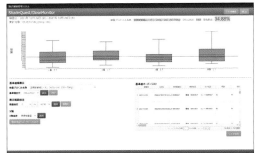

図2　箱ひげ図の画面

【問い合わせ先】ソリューション本部　TEL 03-6452-6880　URL https://www.fujifilm.com/ffms/ja

11. 線量管理システムの特徴と最新機能 「SYNAPSE DS」×「DOSE MANAGER」

中野　伸哉　富士フイルムメディカル（株）ITソリューション事業部

医療法施行規則の一部改正に伴う線量記録の義務化から2年が経過した。装置ごとの線量の記録・管理が求められる一方で，検査種や装置ごとに求められる情報が異なり，一元管理する上での課題となっている。当社では，PACS「SYNAPSE」の線量管理オプションソフトウエアである「SYNAPSE DS」と，キュアホープ社が開発した大規模施設向けの被ばく線量管理システム「DOSE MANAGER」を販売している。本稿では，それぞれのシステム概要と特徴について紹介する。

■SYNAPSE DSの特徴

1. シンプルで機能的な設計

SYNAPSE DSは，シンプルで機能的な線量管理システムをコンセプトに開発された製品であり，装置から出力されたRadiation Dose Structured Report（RDSR）や各モダリティの被ばく線量の値であるDose Reportから取り込んだ線量情報を一元管理するシステムとなっている（図1）。最大の特徴は，SYNAPSE導入施設[*1]では専用サーバが不要であり，低コストで運用開始できるという点で，SYNAPSE共通のワークリストである「Smart Worklist」上から線量入力が可能となっている。

2. 統計機能

統計についても箱ひげ図と散布図に対応しており，部位や年齢といった条件をプリセットとして保存することで，簡便に

データの比較が可能である。また，グラフの作成と同時に，抽出したデータのIDや検査日などをまとめたデータベースと帳票のテンプレートも出力されるため，検査内容，患者情報なども容易に確認できる仕様となっている。さらに，検査画像についても登録画面からワンクリックで閲覧でき，症例ごとの検査方法や撮影範囲を考慮した線量管理にも対応している。

3. コメント入力機能

線量入力画面にはコメント入力とタグの登録機能があり，特殊な検査や再撮影を行った検査にタグ付けすることで，ワークリスト上でも確認可能となり，データを再確認する際や医療従事者同士での情報共有にも便利な機能を搭載している。

■SYNAPSE DSの最新機能

施設内での線量情報を共有したいというニーズに応えるため，Web連携機能を実装した。これにより，RISや電子カルテから検査履歴と線量のサマリを呼び出すことで，施設内でのスムーズな線量情報の共有が可能となった。また，当社のRISである「SYNAPSE Workflow Manager」との連携機能を実装することで，RISとのオーダ情報連携も可能となった[*2]。

■DOSE MANAGERの特徴

1. 照射線量情報の自動収集

DOSE MANAGERは，院内すべてのX線管球搭載モダリティの線量情報を管

理対象とすることを想定し，それぞれに仕様が異なる照射線量情報をPACS，RIS，モダリティなど，さまざまな情報ソースから取得可能な設計となっている。

取得するデータはRDSRを中心としているが，現状でRDSRに対応していない装置も多いことから，Modality Performed Procedure Step（MPPS）による検査実施情報の取得なども重要な要素となる。本システムでは，RISとの接続により，MPPSからの情報取得にも柔軟に対応することが可能である。

2. 被ばく線量情報の活用

DOSE MANAGERサーバは，Webブラウザからのリクエストを受信し，「Dose History View」や「Dose Report View」などの画面情報を構成し，返信する機能も有している。これらを用いることで簡単に患者被ばく線量の確認・理解ができ，院内共有やインフォームド・コンセントなどにも利用することができる。

■DOSE MANAGERの最新機能

DOSE MANAGERでは，新機能としてRI検査における実効線量および臓器線量の算出機能を実装した。これによりRI検査についても投与量の管理だけでなく，被ばく線量の管理が可能となった。

◎

診療用放射線に係る安全管理体制の運用開始に伴い，日本における線量管理の体制が大きく変化している。富士フイルムメディカルは，今後もシステム環境に合わせた柔軟なサービスの提供をめざし，開発を進めていく。

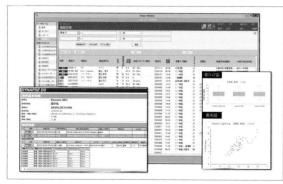

図1　シンプルで機能的な線量管理システム

*1 SYNAPSEバージョン，導入時期の構成により，導入ができない場合があります。詳細は弊社営業までお問合せ下さい。
*2 SYNAPSE DSのRIS連携は弊社RISのみ対応の有償オプションです。

【問い合わせ先】営業本部マーケティング部　TEL 03-6419-8033　URL https://www.fujifilm.com/fms/

〈0913-8919/23/￥300/論文/JCOPY〉

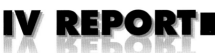

医療放射線防護連絡協議会が第33回「高橋信次記念講演・古賀佑彦記念シンポジウム」を3年ぶりに現地で開催

医療放射線防護連絡協議会は，第33回「高橋信次記念講演・古賀佑彦記念シンポジウム」を2022年12月9日（金）に（株）千代田テクノル本社ビル（東京都文京区）で開催した。同協議会の年次大会として毎年12月に開催される同講演・シンポジウムは，新型コロナウイルス感染症の影響で2020年，2021年はオンラインで開催されたが，今回は規模を縮小しつつ3年ぶりの現地開催となった。「放射線被ばく線量を考える」をテーマとした講演やシンポジウムに続いて全登壇者と参加者による恒例の総合討論が行われ，医療従事者や行政，研究機関などの立場から率直な意見が寄せられた。なお，全体の司会進行は菊地　透氏（同協議会総務理事）が務めた。

同協議会会長の佐々木康人氏による開会挨拶の後，教育講演として黒澤忠弘氏（産業技術総合研究所）が「線量評価方法の動向」と題して講演を行った。黒澤氏は，ICRU（国際放射線単位測定委員会）Report95「Operational Quantities for External Radiation Exposure」で新たに示された実用量の定義について具体的に解説した。

続く高橋信次記念講演では，米原英典氏（原子力安全研究協会）が登壇し，「我が国の国民線量の算定＊生活環境放射線第3版の概要＊」と題して講演を行った。「生活環境放射線（国民線量の算定）」（原子力安全研究協会発行）は，1992年の初版以降，2011年12月に新版，2020年11月に第3版が発行されている。第3版の編集委員長を務めた米原氏は，第3版の特徴として，新版では掲載が見送られた2011年3月の東京電力福島第一原子力発電所の事故に伴うデータが

盛り込まれ，事故後や復旧期の住民の外部被ばくや作業者の被ばくデータなどがまとめられていることを紹介した。さらに，医療被ばくについて，国民一人あたりの平均線量は過去10年間で低減しているものの，世界の平均値との比較では依然として高いレベルにあると指摘した上で，単なる低線量化ではなく，線量の最適化が重要ではないかと述べた。

休憩を挟んで，「今後の線量評価を考える」をテーマに古賀佑彦記念シンポジウムが行われ，各分野から3名のシンポジストが講演を行った。まず，医療領域から大野和子氏（京都医療科学大学）が登壇し，ICRUの勧告に対する医療関係者の反応を基に，医療関係者への実用量に関する教育の不足や計測機器の更新に伴う負担のあり方などについて指摘した。続いて，原子力領域での状況について横山須美氏（藤田医科大学）が解説し，原子力領域では中央登録センターにおいて原子力放射線業務従事者の線量データなどを一元管理する体制が整備されていることなどを紹介した。

最後に，個人放射線被ばく線量測定業界の立場から，個人線量測定機関協議会（個線協）の篠崎和佳子氏（千代田テクノル）が講演を行った。個線協は測定サービス機関相互の技術的協議団体で，産業テック（株），千代田テクノル，長瀬ランダウア（株），ポニー工業（株）の4社が加盟している。各社の線量測定サービスで使用している線量計は現在の実用量に最適化されているため，新しい実用量の導入により線量の過大／過小評価が生じる可能性がある。篠崎氏は，それに伴う課題を整理し，測定サービス機関として，国内外の動向を注視しつつ，

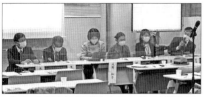

3年ぶりの現地開催となり，熱い討論が行われた。

線量計の設計やアルゴリズムの変更，使用者・管理者の混乱解消に向けた検討を行っていくとした。

総合討論に先立ち，吉澤道夫氏（日本原子力研究開発機構原子力科学研究所）が指定発言「新しい実用量の検討を進めるには」を行った。吉澤氏は，ICRUの変更は測定のみならず線量体系全体の大きな変更であり，特にエネルギーが低いX線領域では換算線量の値が低くなることを指摘した。その上で，新しい実用量の検討を進めるには，国や事業者，線量測定サービス機関などのステークホルダー同士の連携や国際的な動向を考慮したロードマップの策定が必要であり，特に放射線審議会など国の積極的な関与が重要だと述べた。

最後に行われた総合討論では，各講演に対する多くの質問や意見が登壇者や参加者から寄せられた。特に，医療従事者の個人線量管理について，医師は施設間の異動が多く，また自身の被ばく線量測定結果を持たずに異動することから，被ばく線量を積算で理解している者は少ないという現状が報告され，個人被ばく線量の一元管理システム構築の必要性が改めて指摘された。

問い合わせ先

医療放射線防護連絡協議会 事務局
TEL 052-526-5100　FAX 052-526-5101
http://jarpm.kenkyuukai.jp

菊地　透氏
（同協議会総務理事）

佐々木康人氏
（同協議会会長）

黒澤忠弘氏
（産業技術総合研究所）

米原英典氏
（原子力安全研究協会）

大野和子氏
（京都医療科学大学）

横山須美氏
（藤田医科大学）

篠崎和佳子氏
（個人線量測定機関協議会
／千代田テクノル）

吉澤道夫氏
（日本原子力研究開発機構
原子力科学研究所）

XR（extended reality）とメタバースによる医療デジタルトランスフォーメーション

杉本　真樹[*1, 2]／末吉　巧弥[*1]

＊1 帝京大学沖永総合研究所 Innovation Lab　＊2 帝京大学医学部外科学講座肝胆膵外科

医療・ヘルスケア分野におけるデジタルトランスフォーメーション（DX）が，新型コロナウイルス感染症（COVID-19）のまん延以降，急速に進んでいる。政府は「医療DX推進本部」を発足し，全国医療情報プラットフォームの創設や電子カルテの標準化などの施策を通じて，医療サービスの効率化や質の向上により，国民の保健医療の向上を図っている。

医療DXで関心を集めている技術として，医用画像の3D解析を応用した，virtual reality（VR：仮想現実）（図1），augmented reality（AR：拡張現実）（図2），mixed reality（MR：複合現実）（図3）といった extended reality（XR）と，metaverse（メタバース）（図4）がある。医用画像によるXRとメタバースは，すでに画像診断や手術支援，患者説明，医学教育や遠隔医療などで活用されている。仮想空間の中で医療者や患者のアバター（分身）がコミュニケーションを図ることで，新たな医療サービスが提供されるなど，さらなる発展が期待されている[1)~12)]。

XRとメタバースの医療活用

XR技術が日常生活で最も活用される場面として，メタバースが注目されている。現実世界とVR，およびデジタルオブジェクトを融合させたメタバースは，現在はエンターテインメントだけでなく，教育やコミュニケーション，社会的および経済的システムにも新しい機会を提供している。つまり社会生活の場は，物理的な世界だけでなく，仮想世界にも及んでいると言える。VRは，人間の想像力をはるかに超えた領域に向かって進歩し，医療・ヘルスケア業界にも新しい機会を提供している。

すでに，XR技術は医療業界で広く活用されている。例えば，VRヘッドセットを介して，360°あるいは180°の広角撮影画像や2眼の3Dビデオカメラによる立体視映像を利用し，臨床現場に没入するような体験を提供するもの（図5）や，アニメーションCGによるVRシミュレータを利用して，診断から治療まで，複雑な医療行為を再現したり追体験したりするもの（図6）がある。

一方，医用画像を利用したXRは，画像診断の精度向上の支援から治療計画や外科医の手術精度の改善，医療専門家のトレーニングのコスト軽減など，外科学や放射線医学，インターベンショナル・ラジオロジー（IVR）を中心に大きな可能性を秘めている。特にARは，検査や治療の手技中にリアルタイムでガイダンスや指示を提示させることも可能である。ARを手術室で使用すると，外科医は患者の体を切開する前に，患者の解剖学的構造を立体的に確認できるため，手術の精度を高めてエラーのリスクを低減し，外科手術の効率を向上させる。その結果，手術時間を短縮し，侵襲を軽減できると期待されている。

ARは，外来や処置室，超音波診断装置を利用した低侵襲手技や血管造影などのIVRにおいても広く活用されている。例えばX線透視，CT，MRI，DSA，USなどをガイドにした診断的IVRとして，腫瘍の生検や，血管や管腔構造へのアプローチなどがある。また，治療的IVRとしては，カテーテルを用いた薬剤投与，インプラントやステント，コイルなどの挿入，狭窄部位の治療などがある。一般的にIVRの手技では，手元でデバイスを操作しアプローチする際に，対象臓器をX線透視やUSなどのディスプレイを確認しながら操作する。つまり，操作している手元と対象臓器，ディスプレイのそれぞれの位置が互いに離れてい

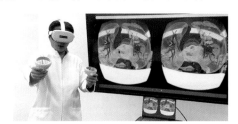

図1　Virtual reality（VR：仮想現実）の医療活用

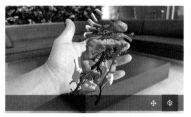

図2　Augmented reality（AR：拡張現実）の医療活用

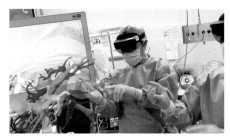

図3　Mixed reality（MR：複合現実）の医療活用

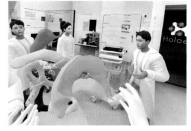

図4　Metaverse（メタバース）の医療活用

〈0913-8919/23/￥300/論文/JCOPY〉

るため，この3か所の位置関係を頭の中で想像しながら手技を行う必要がある。安全で正確な手技を行うには，この物理的制限を超える，熟練した空間認識力が要求される。

放射線科におけるXRおよびメタバースは，放射線科医と診療放射線技師が，仮想環境で3D医用画像データを利用し，患者体内に没入するような体験をすることで，立体空間的かつ直感的な診断や治療計画の立案を実現する。

メタバースは，ユーザー同士やユーザーとデジタルオブジェクトの相互作用が可能な仮想世界である。メタバースを利用して，世界中の医療関係者をつないだカンファレンスや情報共有も可能である。また，遠隔地の患者への医療アドバイスや専門家同士の知識の伝達のほか，医用画像データの保存，視覚化，分析にも活用できる。これにより，放射線科医はより詳細なデータにアクセスし，より迅速で正確な診断ができるようになる。さらに，メタバースは放射線科医と他科の医師や技師とのコラボレーションを促進し，知識や洞察を共有することで，より良い治療計画の立案を可能にする。メタバースはトレーニングや教育にも利用でき，最新の技術や技法を学ぶことができる。

医療トレーニングにおける XRのメリット

XRは医療者と学生の学習，エンゲージメント，およびトレーニングの成果を高める強力なツールと言える。このツールは，実臨床に近いシナリオに没入させることで，コンテンツと対話しながら，より深い医療行為の体験学習となる。学習内容に積極的に没頭することで，複雑な概念を容易に理解することができる。これにより，大きな自信が得られ，トレーニング中に学んだことを行動に移す自信が向上する。コスト削減の点でも，費用対効果が高く，修練時間の節約にも貢献する。特に，医療現場の実際に近いVR体験は集中力が高まり，従来のeラーニングでは得られない経験値の獲得につながる。XRやメタバースは，

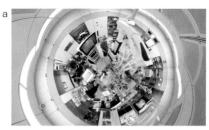
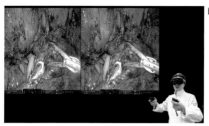

図5　VRヘッドセットによる臨床現場の没入体験
a：360°広角撮影画像によるVR体験
b：2眼3Dビデオカメラによる立体視映像を利用したVR体験

コンテンツや自分以外のアバターなどとの対話が生まれるため，感情的なつながりを感じることができ，長く記憶に残りやすいと言われている。

XRとメタバースの医療活用の 展望

XRとメタバースは，今後患者ケアや医学教育，および研究の改善にどのように利用できるか，さまざまな検討がされている。XRは，診断や治療から患者の教育，コミュニケーションに至るまで，医療行為に革命を起こす可能性がある。一方，プライバシーに関する懸念やセキュリティ，悪用の可能性など，倫理的な側面も今後の検討が必要である。また，医師，患者，研究者が安全な仮想環境で協力し，情報を共有できる新しいタイプの医療コミュニティを創出するメタバースの可能性がさらに検討されている。

XRとメタバースは，人間の感覚，知能，能力を拡張し，物理現象の限界を超える。医療分野では，遠隔診療やロボット手術，人工知能（AI）などのDXをさらに拡張するソリューションとして期待されている。それにより，これまでの医療の限界を超え，正確で安全な医療の提供と暗黙知の解消，次世代への伝承，世界への共有を推進する可能性を秘めている。

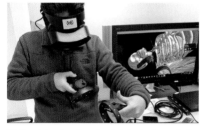

図6　アニメーションCGによるVRシミュレータを利用した医療行為の再現

●参考文献
1) Holoeyes株式会社
https://holoeyes.jp
2) Sugimoto, M. : Cloud XR (Extended Reality : Virtual Reality・Augmented Reality・Mixed Reality) and 5G networks for holographic medical image-guided surgery and telemedicine. In : Hashizume, M. (eds). Multidisciplinary Computational Anatomy-Principles and Clinical Application of MCA-based Medicine. Springer. Singapore, 381-387, 2022.
3) Sugimoto, M. : Extended Reality (XR : VR/ AR/MR), 3D Printing, Holography, A.I., Radiomics, and Online VR Tele-Medicine for Precision Surgery. In : Takenoshita, S., Yasuhara, H. (eds). Surgery and Operating Room Innovation. Springer. Singapore, 65-70, 2020.
4) Saito, Y., Shimada, M., Sugimoto, M., et al. : Current topics of simulation and navigation in hepatectomy. Ann. Gastroenterol. Surg., 6 (2) : 190-196, 2021.
5) Kitagawa, M., Sugimoto, M., Haruta, H., et al. : Intraoperative holography navigation using a mixed-reality wearable computer during laparoscopic cholecystectomy. Surgery, 171 (4) : 1006-1013, 2022.
6) Ito, K., Sugimoto, M., Tsunoyama, T., et al. : A trauma patient care simulation using extended reality technology in the hybrid emergency room system. J. Trauma Acute Care Surg., 90 (5) : e108-e112, 2021.
7) Aoki, T., Koizumi, T., Sugimoto, M., et al. : Holography-guided percutaneous puncture technique for selective near-infrared fluorescence-guided laparoscopic liver resection using mixed-reality wearable spatial computer. Surgical Oncology, 35 : 476-477, 2020.
8) Sato, Y., Sugimoto, M., Tanaka, Y., et al. : Holographic image-guided thoracoscopic surgery : Possibility of usefulness for esophageal cancer patients with abnormal artery. Esophagus, 17 (4) : 508-511, 2020.
9) Saito, Y., Sugimoto, M., Imura, S., et al. : Intraoperative 3D Hologram Support With Mixed Reality Techniques in Liver Surgery. Ann. Surg., 271 (1) : e4-e7, 2020.
10) 杉本真樹，末吉巧弥 : XR (VR, AR, MR), Hologram, Metaverse, Tele-surgery, Tele-medicine. 日本コンピュータ外科学会誌, 24 (3) : 173-176, 2022.
11) 杉本真樹，末吉巧弥 : MetaverseとXR (Extended reality) による空間動作追従型遠隔手術支援・手技追体験トレーニング・シミュレーション・ナビゲーション. 日本コンピュータ外科学会誌, 24 (2) : 89-90, 2022.
12) 杉本真樹 : 医療現場のデジタル革新DX : VR/ AR/MR/XR/ホログラム手術支援/オンライン遠隔医療. INNERVISION, 36 (11) : 20-24, 2021.

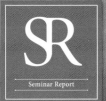

第13回世界核医学会ランチョンセミナー6

Innovative PET/CT Imaging in Patient Care

第13回世界核医学会が，2022年9月7日（水）〜11日（日）に国立京都国際会館（京都府京都市），12日（月）と13日（火）に石川県立音楽堂（石川県金沢市），10月3日（月）〜11月30日（水）にWebでハイブリッド開催された。9月9日（金）に行われたキヤノンメディカルシステムズ株式会社共催のランチョンセミナー6では，京都大学大学院医学研究科放射線医学講座（画像診断学・核医学）の中本裕士氏が座長を務め，東京医科歯科大学大学院医歯学総合研究科先端人工知能医用画像診断学講座の土屋純一氏が，「Experience with Clinical Use of Deep Learning Technology（臨床におけるDeep Learning技術の使用経験）」をテーマに講演した。

Experience with Clinical Use of Deep Learning Technology（臨床における Deep Learning 技術の使用経験）

土屋　純一　東京医科歯科大学大学院医歯学総合研究科先端人工知能医用画像診断学講座

東京医科歯科大学医学部附属病院では，キヤノンメディカルシステムズ社製のデジタルPET/CT「Cartesion Prime」を日本で初めて導入した。Deep Learningを応用した画像再構成技術である"Advanced intelligent Clear-IQ Engine-integrated（AiCE-i）"を搭載後，これまでに2000件以上のPET検査を実施している。本講演では，当院での使用経験を踏まえ，AiCE-iの概要や，デジタルPETの画質におけるAiCE-iの効果，病変検出や病期分類にAiCE-iがもたらす効果などについて述べる。

AiCE-iの概要

1. 技術的な特徴

Cartesion Primeは，同社の従来型PET/CTである「Celesteion」と比較し，基本性能が大幅に向上している。PET検出器に半導体光センサ（silicon photo multiplier：SiPM）を採用したほか，time-of-flight（TOF）時間分解能は280ps未満に向上，PETの体軸方向検出器幅は270mmに拡大し，さらにはAiCE-iが搭載された。

AiCE-iは，大量のデータセットを分析し，ノイズと信号を識別するよう学習させることで，PETデータ用のneural networkを構築している。これにより，コントラストを損なうことなくデータからノイズ成分を効果的に除去し，画質を向上させることが可能となる。なお，AiCE-iはFDG-PETのみを対象とし，全身に適用することができる。

われわれは，AiCE-iのプロトタイプ（Deep Learning Reconstruction：DLR）の開発に携わり，その研究成果を報告した[1]。図1はDLRのアルゴリズムで，aはdeep convolutional neural network（DCNN）の構造，bは集積部のコントラストを重視したDCNNのトレーニングの概要である[1]。DCNNのトレーニングには，高品質なPETデータと低品質なPETデータのほか，損失関数の計算時にそれぞれのボクセルに異なる重み付けを割り当てるためのウエイトマップも使用しており，出力時に小さな特徴もしっかりと保存するよう学習させている。これにより，DLRを適用した画像〔DLR（＋）〕では，DLRを適用しない画像〔DLR（－）〕と比較して，例えば頭部では大脳皮質と髄質の境界のコントラストが明瞭となり，神経核や歯状

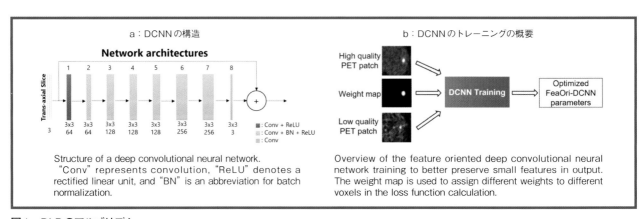

a：DCNNの構造

Network architectures

3x3 64 / 3x3 64 / 3x3 128 / 3x3 128 / 3x3 128 / 3x3 256 / 3x3 256 / 3x3 3

■：Conv + ReLU
■：Conv + BN + ReLU
■：Conv

Structure of a deep convolutional neural network. "Conv" represents convolution, "ReLU" denotes a rectified linear unit, and "BN" is an abbreviation for batch normalization.

b：DCNNのトレーニングの概要

High quality PET patch → Weight map → DCNN Training → Optimized FeaOri-DCNN parameters ← Low quality PET patch

Overview of the feature oriented deep convolutional neural network training to better preserve small features in output. The weight map is used to assign different weights to different voxels in the loss function calculation.

図1　DLRのアルゴリズム
（参考文献1）より引用転載）

〈0913-8919/23/¥300/論文/JCOPY〉

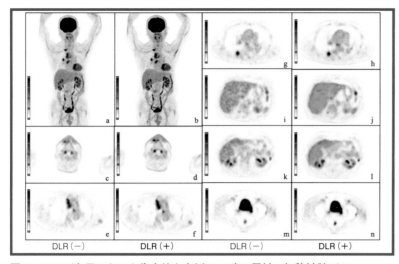

図2 DLRが有用であった代表的な症例：67歳，男性，転移性肺がん
a, b：MIP像　c, d：頸部　e, f：胸部・縦隔リンパ節転移　g, h：胸部・肺転移
i, j：肝臓　k, l：腎臓　m, n：膀胱
（参考文献1）より引用転載）

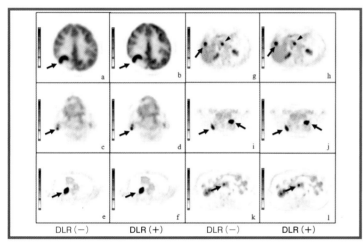

図3 その他の代表的な症例
a, b：脳転移　c, d：耳下腺腫瘍　e, f：肺がん　g, h：大腸がん術後・リンパ
節転移・肝転移　i, j：乳がん術後・骨転移　k, l：大腸がん術後・リンパ節転移
（参考文献1）より引用転載）

表1 cPETとdPETにおけるSUVパラメータ
（参考文献1）より引用転載）

Organs		cPET mean ± SD	dPET mean ± SD	P-value
Aortic arch	SUV max	1.63 ± 0.26	1.72 ± 0.26	< 0.0001
	SUV mean	1.34 ± 0.20	1.44 ± 0.20	< 0.0001
	SUV peak	1.48 ± 0.21	1.57 ± 0.21	< 0.0001
Semioval center	SUV max	2.28 ± 0.43	2.19 ± 0.39	0.04
	SUV mean	1.85 ± 0.45	1.76 ± 0.37	0.003
	SUV peak	2.28 ± 0.43	2.37 ± 0.47	< 0.0001
Liver	SUV max	2.25 ± 0.43	2.09 ± 0.27	< 0.0001
	SUV mean	1.76 ± 0.33	1.81 ± 0.30	0.456
	SUV peak	2.00 ± 0.37	1.92 ± 0.24	< 0.0001
Lung	SUV max	0.33 ± 0.30	0.31 ± 0.09	0.033
	SUV mean	0.26 ± 0.23	0.24 ± 0.07	< 0.0001
	SUV peak	0.31 ± 0.27	0.29 ± 0.08	0.006
Left ventricle	SUV max	1.62 ± 0.29	1.64 ± 0.27	0.19
	SUV mean	1.32 ± 0.24	1.41 ± 0.27	< 0.0001
	SUV peak	1.59 ± 0.32	1.63 ± 0.30	0.006
Parotid gland	SUV max	1.33 ± 0.37	1.49 ± 0.43	< 0.0001
	SUV mean	1.11 ± 0.30	1.20 ± 0.33	< 0.0001
	SUV peak	1.22 ± 0.34	1.30 ± 0.37	< 0.0001
Quadriceps muscle	SUV max	0.64 ± 0.16	0.67 ± 0.17	< 0.0001
	SUV mean	0.50 ± 0.12	0.54 ± 0.12	< 0.0001
	SUV peak	0.58 ± 0.13	0.60 ± 0.13	< 0.0001
Spleen	SUV max	1.87 ± 0.30	1.92 ± 0.31	0.023
	SUV mean	1.59 ± 0.26	1.30 ± 0.37	< 0.0001
	SUV peak	1.70 ± 0.26	1.69 ± 0.24	< 0.0001

核，赤核の描出が良好となるほか，胸部では血管の輪郭や肋骨の生理的なFDG集積が明瞭となり，解剖学的部位が認識しやすくなる。腹部では脂肪や肝臓のノイズが少なくFDG集積が均一に描出され，腎盂へのFDG集積も明瞭となる。また，骨盤内も骨髄や腸のFDG集積や膀胱の輪郭が明瞭となる。

2. 症例提示

図2は代表的な症例で，67歳，男性，転移性肺がんである[1]。DLR（＋）では，肺結節のFDG集積がきわめて明瞭で，肝臓の描出も均質であり，ノイズが低減されている。

図3はその他の代表的な症例で，a・bは脳転移，c・dは耳下腺腫瘍である[1]。右2列の画像では微小なリンパ節転移や複数の骨転移を認めるが，DLR（＋）の方がFDG集積がより明瞭である。

表1にSUVパラメータを示す[1]。DLRを適用したデジタルPET画像（deep learning processed PET：dPET）の方が，従来の再構成によるPET画像（conventional PET：cPET）よりも基本的にSUV$_{max}$が高いが，これはDLRを適用することでSUV$_{max}$がノンフィルタの画像に近くなるためである。また，DLRを適用すると肝臓のSUV$_{max}$が低下するが，これはDLRによって肝臓のノイズが低減するためである。

デジタルPETの画質におけるAiCE-iの効果

1. 検討の目的と方法

現在では，多くの施設でデジタルPETが導入されており，より鮮明でシャープな画像の取得が可能になっていると思われる。そこで，デジタルPETの画像にAiCE-iを用いることでさらなる画質向上が可能か，ファントム実験を行い視覚的に画像を評価した。また，SUVパラメータの解析も行った。使用装置はCartesion Primeで，FDG-PET検査の条件は4時間以上の絶食，FDG：3.7MBq/kg，安静時間：投与後60分，収集時間：90秒／bed，再構成条件はiteration 2，subset 12，Gaussian filter 3mmとした。

2. 結 果

図4は，体重60kgの日本人患者を想

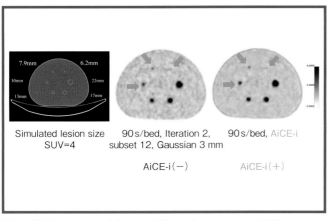

図4　体重60kgの日本人患者を想定したファントムの画像

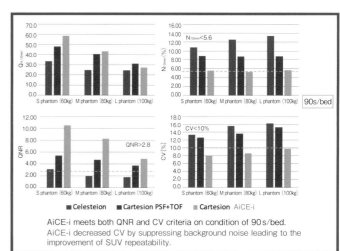

AiCE-i meets both QNR and CV criteria on condition of 90 s/bed. AiCE-i decreased CV by suppressing background noise leading to the improvement of SUV repeatability.

図5　物理評価の結果

表2　臨床画像の視覚評価スコアの比較

	AiCE-i（-）	AiCE-i（＋）	P value
Delineation	3.5±0.63	4.00±0.26	<0.0001
Noise	2.77±0.68	3.77±0.68	<0.0001
Overall image quality	3.07±0.58	3.84±0.53	<0.0001

AiCE-i improved visual grading socres regarding delineation, noise, and overall image quality.

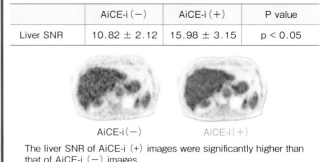

	AiCE-i（-）	AiCE-i（＋）	P value
Liver SNR	10.82 ± 2.12	15.98 ± 3.15	p < 0.05

The liver SNR of AiCE-i（＋）images were significantly higher than that of AiCE-i（-）images.

図6　肝SNRの比較

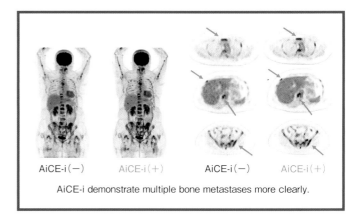

AiCE-i demonstrate multiple bone metastases more clearly.

図7　症例1：転移性乳がん（50歳，女性）

定したファントムの画像を，AiCE-i適用の有無で比較している。AiCE-iの適用なし〔AiCE-i（-）〕でも7.9mm球を視認できるが，AiCE-iを適用〔AiCE-i（＋）〕することで球の周囲に見られるノイズが抑制され，より明瞭となる。これは，体重100kgの日本人患者を想定したファントムでも同様であった。

図5は物理評価の結果である。AiCE-i（＋）では，90秒/bedの条件でコントラストノイズ比（$Q_{H.10mm}$ to N_{10mm} ratio：QNR）と変動係数（coefficient of variation：CV）共に基準をクリアしている。AiCE-iはバックグラウンドノイズを抑制することでCVを低減し，SUVの再現性の向上に貢献している点は特に注目に値する。

次に，臨床画像におけるAiCE-iの効果を総合的に評価した。スクリーニングまたは悪性腫瘍の検出を目的に当院を受診した30症例（男性13，女性17）を対象に，AiCE-i（-）とAiCE-i（＋）の画像を取得し，描出能，ノイズ，全体の画質について視覚評価を行い，SUVパラメータを比較した。その結果，描出能，ノイズ，全体の画質のいずれもAiCE-i（＋）の評価が高かった（表2）。SUVパ

ラメータは，プロトタイプのパラメータ（表1）と似た傾向を示した。また，肝SNRは，AiCE-i（-）と比較しAiCE-i（＋）の方が有意に高かった（図6）。

3. 症例提示
1）代表的な症例

症例1（図7）は，50歳，女性，転移性乳がんである。AiCE-i（＋）にて多発骨転移がより明瞭に描出されている（→）。

2）低集積病変

症例2（図8）は，71歳，男性，慢性リンパ性白血病である。AiCE-i（＋）にて低集積のリンパ腫病変がより明瞭に描出されている（→）。肝臓や脾臓のノイズが少なく，均一に描出されているため，病変の活動性も識別しやすい。

症例3（図9）は，37歳，女性，高安動脈炎である。炎症へのFDG集積は悪

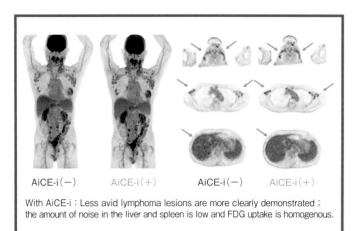

AiCE-i（−） AiCE-i（＋） AiCE-i（−） AiCE-i（＋）

With AiCE-i : Less avid lymphoma lesions are more clearly demonstrated ; the amount of noise in the liver and spleen is low and FDG uptake is homogenous.

図8 症例2：慢性リンパ性白血病（71歳，男性）

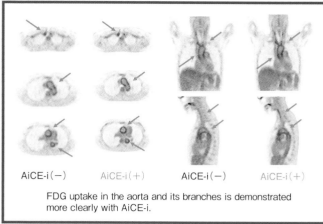

AiCE-i（−） AiCE-i（＋） AiCE-i（−） AiCE-i（＋）

FDG uptake in the aorta and its branches is demonstrated more clearly with AiCE-i.

図9 症例3：高安動脈炎（37歳，女性）

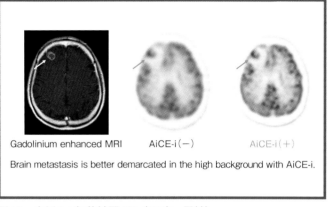

Gadolinium enhanced MRI AiCE-i（−） AiCE-i（＋）

Brain metastasis is better demarcated in the high background with AiCE-i.

図10 症例4：転移性腎がん（60歳，男性）

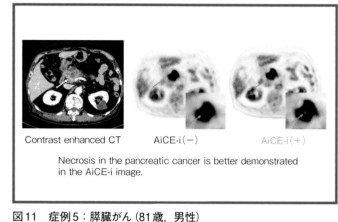

Contrast enhanced CT AiCE-i（−） AiCE-i（＋）

Necrosis in the pancreatic cancer is better demonstrated in the AiCE-i image.

図11 症例5：膵臓がん（81歳，男性）

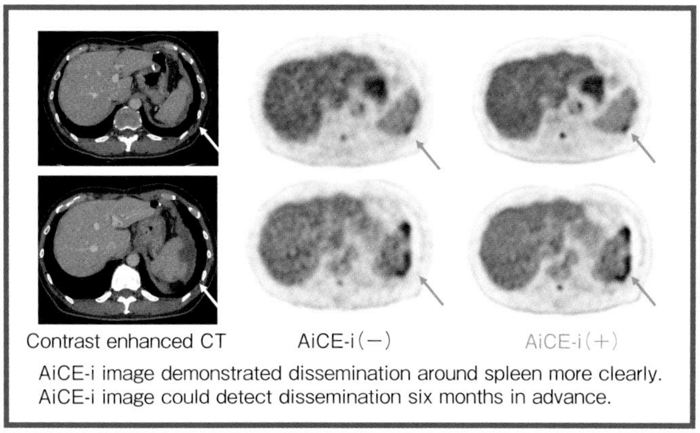

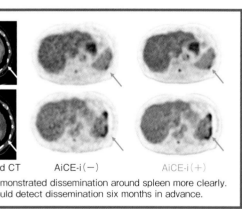

Contrast enhanced CT AiCE-i（−） AiCE-i（＋）

AiCE-i image demonstrated dissemination around spleen more clearly. AiCE-i image could detect dissemination six months in advance.

図12 症例6：胃がん術後（61歳，男性）

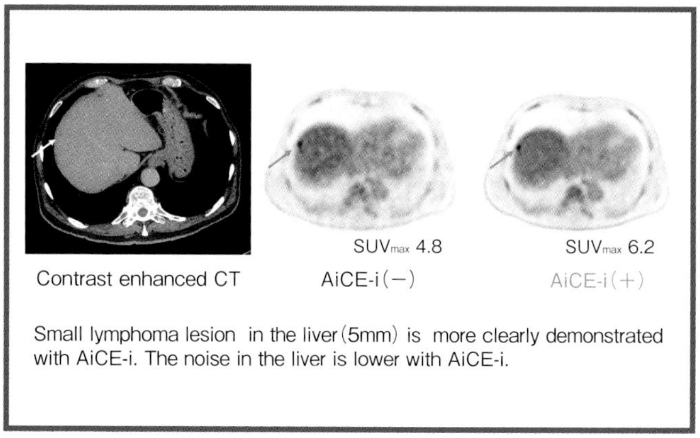

Contrast enhanced CT SUVmax 4.8 AiCE-i（−） SUVmax 6.2 AiCE-i（＋）

Small lymphoma lesion in the liver（5mm）is more clearly demonstrated with AiCE-i. The noise in the liver is lower with AiCE-i.

図13 症例7：悪性リンパ腫（71歳，女性）

性腫瘍よりも弱く検出しづらいが，AiCE-i（＋）では大動脈や分枝のFDG集積が明瞭である（→）。

3）バックグラウンドの集積が高い症例

症例4（図10）は，60歳，男性，転移性腎がんである。AiCE-i（＋）にて，バックグラウンドの集積の高い脳転移が良好に描出されている（→）。

症例5（図11）も，バックグラウンドの集積が高い疾患の代表的な症例で，81歳，男性，膵臓がんである。AiCE-i（＋）のPET画像では，造影CT画像と一致する位置に白い領域を認め（→），膵臓がんの中央にある壊死を明瞭に描出できている。

症例6（図12 下段）は，61歳，男性，胃がん術後である。AiCE-i（＋）にて脾臓周囲の播種が明瞭に描出されている（←）。図12 上段は本検査の半年前に撮像した画像であるが，AiCE-iを適用していれば脾臓周囲の小さな播種性病変を検出できていた可能性がある。

4）微小病変

症例7（図13）は微小病変の代表的な症例で，71歳，女性，悪性リンパ腫である。肝右葉の表面にある5mmほどのFDG集積は，AiCE-i（＋）にてより明瞭

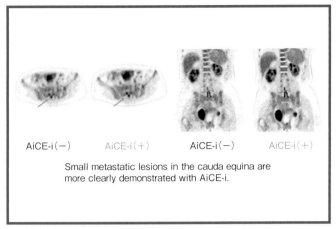

AiCE-i（−）　　AiCE-i（＋）　　AiCE-i（−）　　AiCE-i（＋）

Small metastatic lesions in the cauda equina are more clearly demonstrated with AiCE-i.

図14　症例8：肺がん術後（64歳，女性）

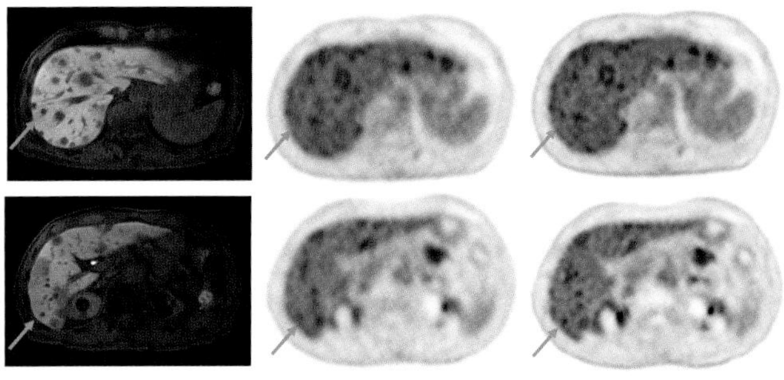

表3　肝転移における病変検出数，SUV$_{max}$，TBRの比較

	AiCE-i（−）	AiCE-i（＋）	P value
Lesion numbers	113	129	<0.001
SUV$_{max}$	9.62±4.87	12.35±7.45	0.005
TBR	3.77±1.51	4.80±2.40	0.005

PET image with AiCE-i detects more liver metastases.

表4　すりガラス陰影におけるSUV$_{max}$，視覚評価スコア，TBRの比較

	AiCE-i（−）	AiCE-i（＋）	P value
SUV$_{max}$	1.57±0.56	1.69±0.69	<0.001
Score	0.85±0.38	1.31±0.63	0.04
TBR	0.65±0.26	0.74±0.30	0.04

SUV$_{max}$ and visual grading score were significantly higher with AiCE-i.

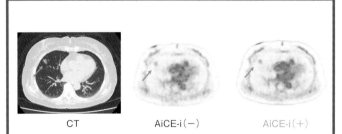

EOB contrast MRI delayed phase　　AiCE-i（−）　　AiCE-i（＋）

PET images with AiCE-i detect more liver metastases.

図15　病変検出におけるAiCE-iの効果
74歳，男性，転移性膵臓がん症例における肝転移の検出

CT　　AiCE-i（−）　　AiCE-i（＋）

PET image with AiCE-i demonstrates FDG uptake in GGO more clearly.

図16　すりガラス陰影におけるAiCE-iの効果

に描出されている（→）。AiCE-iによって肝臓のノイズが低減され，微小な病変も検出可能となる。

症例8（**図14**）も微小病変の代表的な症例で，64歳，女性，肺がん術後である。AiCE-i（−）では骨髄のFDG集積に隠れて病変を見逃す可能性があるが，AiCE-iを適用することで馬尾の微小な転移性病変が鮮明となる（→）。

病変検出や病期分類に AiCE-iがもたらす効果

1．病変検出における効果

病変検出におけるAiCE-iの効果について，肝転移を中心に検討を行った。対象は，肝転移のある16症例（男性12，女性4）で，EOB造影MRIを基準としてFDG-PETで描出されている病変数を算出し，AiCE-i（−）とAiCE-i（＋）の画像を比較，SUVパラメータも評価した。MRIとPETは間隔を空けずに施行した。**図15**は代表的な症例で，74歳，男性，転移性膵臓がんである。AiCE-i（−）と比較し，AiCE-i（＋）の方がより多くの肝転移の検出が可能であることがわかる。検討の結果，病変検出数，SUV$_{max}$，target-to-background ratio（TBR）のいずれも，AiCE-i（＋）の方が良好であった（**表3**）。

次に，すりガラス陰影のある13症例（男性4，女性9）について，AiCE-i（−）とAiCE-i（＋）の画像を視覚的に比較

してスコア化し，SUVパラメータも評価した。**図16**は代表的な症例であるが，すりガラス陰影のわずかなFDG集積も，AiCE-i（＋）では鮮明に描出されている。また，SUV$_{max}$と視覚的グレードスコアはAiCE-i（＋）の方が有意に高かった（**表4**）。現在，すりガラス陰影について，AiCE-i（＋）の画像を用いて腫瘍の層別化に取り組んでいる。

頭頸部領域において，当院は口腔がんの症例が非常に多いことが特徴である。PET検査では，頭頸部の収集時間は240秒と長い時間をかけて撮像し，その後，90秒の全身撮像で口腔がんの画像を取得している（**図17**）。頭頸部がんの20症例を対象に，長時間撮像と，AiCE-i（＋）全身短時間撮像のPET画像を視覚的に評価し，正常組織のSUVパラメータも分析した。視覚評価の結果，長時間撮像とAiCE-i（＋）全身短時間撮像のグレードスコアに有意差を認めなかった（**表5**）。また，SUVパラメータ

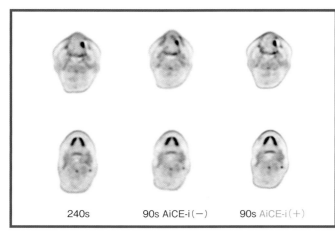

240s   90s AiCE-i(−)   90s AiCE-i(＋)

図17 頭頸部における撮像時間およびAiCE-iによる画像の変化

表6 臨床画像の視覚評価スコアの比較

	long acquisition SUVmax	long acquisition non-filter SUVmax	short acquisition AiCE-i (＋) SUVmax
tonsil	5.52 ± 1.62	6.35 ± 2.00	6.85 ± 1.73
spine	1.66 ± 0.42	1.78 ± 0.42	1.72 ± 0.47
erecter spinae	1.5 ± 0.30	1.69 ± 0.31	1.52 ± 0.29
parotid gland	2.01 ± 0.40	2.24 ± 0.44	2.04 ± 0.44

SUV parameters in healthy tissues were not significantly different.

表5 頭頸部における視覚評価スコアの比較

	long acquisition	short acquisition + AiCE-i	P value
Noise	4.10 ± 0.316	4.30 ± 0.483	0.133
Delineation	3.90 ± 0.316	3.70 ± 0.483	0.545
Overall image quality	4.10 ± 0.316	3.90 ± 0.316	0.76

Visual grading was not significantly different between long-time acquisition image and short-time acquisition AiCE-i image.

表7 病期分類におけるAiCE-iの効果
乳がん術後症例におけるリンパ節転移の診断能の比較

		Sensitivity	Specificity	PPV	NPV	Accuracy
Reader 1	AiCE-i (−)	57.14%	94.59%	80.00%	85.37%	84.31%
	AiCE-i (＋)	64.29%	89.19%	69.23%	86.84%	82.35%
Reader 2	AiCE-i (−)	42.86%	94.59%	75.00%	81.40%	80.39%
	AiCE-i (＋)	50.00%	91.89%	70.00%	82.93%	80.39%

PET images with and without AiCE-i were found to have an equivalent diagnostic ability.

については，長時間撮像，長時間撮像のノンフィルタ，AiCE-i（＋）全身短時間撮像についてそれぞれSUVmaxを比較したところ，有意差は認めないものの，AiCE-i（＋）全身短時間撮像の値は長時間撮像のノンフィルタの値とやや近似していた（**表6**）。

なお，検査時間は，長時間撮像＋AiCE-i（−）の全身短時間撮像が合計13分，AiCE-i（＋）全身短時間撮像が合計9分であり，AiCE-i（＋）全身短時間撮像では検査時間を31％短縮することができる。

2. 病期分類における効果

病期分類におけるAiCE-iの効果について，乳がん術後の53症例を対象に，AiCE-i（−）とAiCE-i（＋）におけるリンパ節転移の診断能を比較したところ，診断能や感度，特異度はいずれも同等であった（**表7**）。

次に，リンパ腫の40症例（男性22，女性18）を対象に，病期分類および治療効果判定について検討した。初回検査および治療効果判定や再発疑いのためにPET検査を行った症例について，核医学専門医1名がAiCE-i（−），もう1名がAiCE-i（＋）の画像を読影し，検出された横隔膜上病変，横隔膜下病変，節外病変が陽性か陰性かを評価した。疾患はホジキンリンパ腫，びまん性大細胞型B細胞リンパ腫（DLBCL），濾胞性リンパ腫などである。病期分類および治療効果判定の結果は，AiCE-i（−），AiCE-i（＋）共に完全に一致しており，AiCE-iは日常診療で使用可能であることが示された。

まとめ

AiCE-iは，画質向上や検査時間の短縮を可能とするほか，腫瘍の層別化にも有用であり，非常に有望な技術であると考える。

＊Advanced intelligent Clear-IQ Engine-integrated（AiCE-i）は画像再構成処理の設計段階でAI技術を用いており，自己学習機能は有しておりません。

＊記事内容は，講師のご経験や知見による，ご本人のご意見や感想が含まれる場合があります。

●参考文献
1）Tsuchiya, J., et al. : Deep learning-based image quality improvement of ^{18}F-fluorodeox-yglucose positron emission tomography : A retrospective observational study. *EJNMMI Phys.*, 8（1）：31, 2021.

一般的名称：X線CT組合せ型ポジトロンCT装置
販売名：PET-CTスキャナ Cartesion Prime PCD-1000A
認証番号：301ACBZX00003000

土屋 純一
Tsuchiya Junichi

2009年 東京医科歯科大学卒業。2019年 同大学大学院にて医学博士号を取得。放射線科医，核医学専門医の研修を経て，2021年〜同大学院医歯学総合研究科先端人工知能医用画像診断学講座。

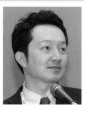

No.13 高線量率密封小線源治療装置「BRAVOS」国内第1号機の使用経験

小野　智博　京都大学医学部附属病院放射線治療科
松下　矩正　京都大学医学部附属病院放射線部

はじめに

京都大学医学部附属病院（当院）は，バリアン社の小線源治療計画装置（TPS）「BrachyVision」および小線源治療装置「BRAVOS」を国内初導入した（図1）。若手スタッフを中心にコミッショニング作業を実施し，日本放射線腫瘍学会のガイドラインに基づいた『密封小線源治療 診療・物理QAマニュアル』[1]や，さまざまな講演資料を基に検証内容を選定した。本稿では，そのコミッショニング内容と初期臨床経験について示す。

BrachyVision Version 16.1 のコミッショニングについて

BrachyVision Version 16.1は，国内薬事承認を2021年4月9日に取得し，当院において2022年3月に国内初導入したTPSである。コミッショニング内容としては，大きく「線量計算精度の評価」「独立検証システム」「アプリケータ検出能と線源位置の評価」を行った。

線量計算精度の評価では，「Brachytherapy Dosimetric Parameters」[2]（University of Valencia 提供）から線源パラメータを入手し，TPS登録値との確認および線量計算値と比較することにより計算精度を検証した。比較のため，任意の停留時間にて1つの線源からの線量分布の広がりを，線源中心より±10cmの範囲内でプロファイル評価した。線源中心から0.5cm以内での誤差は±10％程度と大きくなったが，それ以外はすべて±2％以内で良好に一致した。また，過去の実臨床症例を用いてタンデム-オボイド，シリンダー合わせて10症例の線量分布を計算し，ターゲット，リスク臓器の線量指標，グリッドサイズおよびその線量計算時間を評価した。従来，当院にて稼働していた他社製TPSにて得られた線量分布と比較し，各線量指標に大きな差はなく，BrachyVisionを用いても従来と同等の線量分布を得られることを確認した。計算グリッドサイズは，CTスライスXY方向に対し2.5mm²，1.25mm²，0.5mm²を比較し，ターゲット，リスク臓器の線量指標に大きな差がないことを確認した。一方，三次元線量分布の計算時間は，おのおの0.5秒以内，4秒以内，20秒以内と差を認めた。実臨床を考慮し，計算精度が同程度であることから，最も計算時間の短い2.5mm²グリッドサイズを実臨床で用いる運用とした。独立検証システムとして，各線源位置の停留時間から評価点における投与線量（AAPM-TG43）[3]の計算式を基に独自計算して比較することで，停留時間の妥当性を評価した。BrachyVisionはバリアン社の放射線治療計画装置「Eclipse」とシームレスな連携が可能であり，独立検証システムをそのスクリプト機能に組み込み，2022年9月より臨床運用している[4]。また，BrachyVisionで検出したアプリケータ（タンデム-オボイド，シリンダー）と実際の線源の位置関係を評価するため，付属のX線マーカー（バリソースアプリケータII）を用いてCT画像上の位置関係を評価した（図2）。事前に検証した全症例で適切にアプリケータ位置を検出し，X線マーカー位置が正しい位置であることを確認した。

上記の評価により，当院システムにおける可能なかぎりのコミッショニング作業を実施したが，BrachyVisionの計算線量と実測線量の評価について課題が残った。そこで，放射線治療品質保証研究開発応用機構による第三者評価に依頼し，ゲルファントムを用いた計算線量／実測線量の評価を実施した。試験はCT撮影から照射までのEnd to End試験を兼ね，指定の線源配置および停留時間を設定して空間的な線量分布を評価することを可能とし，機構の評価基準内にて良好に一致することを確認した。

BRAVOS のコミッショニングについて

アフターローダーシステムであるBRAVOSのコミッショニングは，『密封小線源治療 診療・物理QAマニュアル』に基づき，主に線源強度測定，線源停止位置の精度検証，線源停止時間の精度検証，End to End試験を実施した。

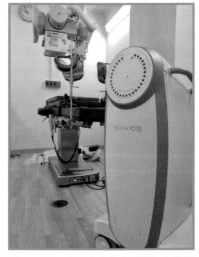

図1 当院に導入された小線源治療装置 BRAVOSと治療室内風景

〈0913-8919/23/￥300/論文/JCOPY〉

上記のうち，BRAVOSに特徴的な方法である線源停止位置の精度検証に関してのみ本稿で紹介する。

BRAVOSには「CamScale位置確認システム（CamScale）」（**図3**）というシステムが付属しており，線源停止位置を簡便かつ定量的に評価することができる。BRAVOSとCamScaleを専用の移送チューブでつなぎ，検証を実施する。CamScaleの内部にはスケールとカメラが内蔵されており，90cm，120cm，150cmの停留位置におけるダミーワイヤおよび線源ワイヤの位置誤差が自動で計算される。**図3右**は，上段がダミーワイヤ，下段が線源ワイヤで，左から90cm，120cm，150cmの停留位置を示す。自動かつ定量的であるため，実施者の主観にとらわれることなく安全に実施することが可能である。また，誤差が許容値を超えた場合には，ユーザーにより停止位置のキャリブレーションが可能である。キャリブレーションではユーザーによる数値の入力などが不要であるため，ミスのリスクが少ないことも特長である。

初期臨床使用経験について

BrachyVisionおよびBRAVOSのコミッショニングを終え，2022年4月28日に実臨床導入した。初期臨床症例はシリンダータイプのアプリケータを用いた症例であり，TPSを複数台用いてターゲット・リスク臓器の描出，プランニングを同時並行することで業務の効率化にも努めた。事前に作成した運用マニュアルに則り医師，診療放射線技師，看護師，医学物理士が連携し，患者の入室から治療計画，照射，退室まで大きな問題なく実施することができた。

臨床使用していく中で感じたBRAVOSの特長は，①安全性，②効率性，③操作性である。①安全性においては，チェック機構の充実が特長である。毎回の照射前にはアプリケータ先端までの距離を測定および補正するため，治療計画におけるチャンネル長の設定ミスや線源移送ケーブルの選択ミスを防止することができる。また，照射直前にコンソール画面に表示されるチェック項目をユーザー側で編集することができるた

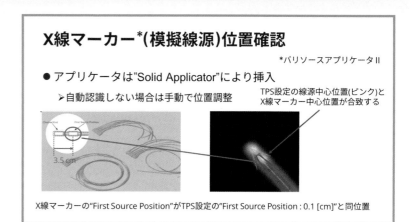

図2　X線マーカーを用いた線源位置確認

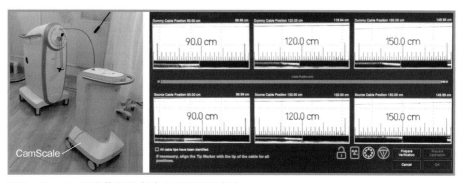

図3　CamScale実施風景（左）と実施画面（右）

め，各施設に適したチェック項目を作成することが可能となる。②効率性における特長の一つは，前述したCamScaleである。コミッショニングだけではなく，日常的な品質管理の効率化においても非常に有用である。もう一つの特長は，Eclipse ver.16以降ではCTデータを複製することにより，複数端末で同時に操作が可能なことである。当院では，CTデータを3つに複製し，医師によるターゲットコンツーリング，医学物理士によるリスク臓器コンツーリング，診療放射線技師によるアプリケータの再構成を同時進行することで，短時間での治療計画を実現した。③操作性においては，同システムはバリアン社の放射線治療情報システム「ARIA」やEclipseとシームレスな連携が可能である。当院では以前からEclipseを実臨床で運用していたことから，BrachyVisionでの治療計画に関する操作が直感的に可能であった。

おわりに

BrachyVision Version 16.1およびBRAVOSのコミッショニングを実施し，

国内第1号機の臨床使用を開始した。本稿執筆現在（2022年11月）ではタンデム-オボイド，シリンダー症例以外に，付属のアプリケータである「マルチチャネルシリンダー」による加療も経験している。今後は組織内照射併用腔内照射に向けた準備や，不均質補正を考慮する計算アルゴリズム（AcurosBV），また，新規最適化計算アルゴリズム（Volume Evolutionary Gradient Optimizer：VEGO）の可能性を模索し，より安全で効率的な手法の検討を進めていく。

●参考文献
1) 日本放射線腫瘍学会小線源治療部会，編：密封小線源治療 診療・物理QAマニュアル 第2版．金原出版，東京，2022.
2) Brachytherapy Dosimetric Parameters. https://www.uv.es/braphyqs/
3) Nath, R., Anderson, L.L., Luxton, G., et al. : Dosimetry of interstitial brachytherapy sources : Recommendations of the AAPM Radiation Therapy Committee Task Group No. 43. American Association of Physicists in Medicine. *Med. Phys.*, 22(2) : 209-234, 1995.
4) Zhou, D., Nakamura, M., Sawada, Y., et al. : Development of independent dose verification plugin using Eclipse scripting API for brachytherapy. *J. Radiat. Res.*, 2022 (Epub ahead of print).

AI医療機器の最適な開発環境
「NVIDIA Clara Holoscan」が医療DXを加速する

検査・診断用から手術支援ロボット，遠隔医療，デジタルツインまで
医療の可能性を広げる機器開発の最新動向

人工知能（AI）を搭載した医療機器が臨床現場に広がり始めた。GPUを手がけるNVIDIAは，AI医療機器開発のためのプラットフォーム「NVIDIA Clara Holoscan」を提供している。開発者は，これを用いることで短期間で効率的にAIを製品に実装し，上市できるようになった。スタートアップから大手まで，多くのAI企業や医療機器メーカーが採用するNVIDIA Clara Holoscanを中心に，AI医療機器開発の最新動向を探った。

GPUだけでなく開発環境を提供するNVIDIA

NVIDIAのGPUは，AIの研究開発におけるデファクトスタンダードとなっており，用途や規模などに応じて豊富な製品をラインアップしている。このGPUを中心としたハードウエアに加えて，システムソフトウエア，プラットフォーム，アプリケーション・フレームワークという4つのレイヤーをベースに，研究開発環境を提供できるのがNVIDIAの強みだ。プラットフォームは，自動運転やロボティクスなど産業分野別に用意しており，ヘルスケア分野に向けては「NVIDIA Clara」を展開している。

NVIDIA Claraには，AI医療機器開発向けの「NVIDIA Clara Holoscan」，医用画像向けの「NVIDIA Clara Imaging」，ゲノム解析向けの「NVIDIA Clara Parabricks」，創薬向けの「NVIDIA Clara Discovery」，スマートホスピタルのための「NVIDIA Clara Guardian」というプラットフォームがあり，研究者・開発者はそれぞれの分野で最適な環境での研究開発が可能である。そして，こ

れらのプラットフォームで利用できるアプリケーション・フレームワークには，医用画像用「MONAI」，フェデレーテッドラーニング用「FLARE」，創薬用「BioNeMo」などが用意されている。

以下では，NVIDIA Clara Holoscanを中心に，AI医療機器開発の最新動向を紹介する。

医療機器の開発はソフトウエア・デファインドへ

近年，医療機器の開発にもAIが大きなウエイトを占めるようになった。CTやMRIといった画像診断装置には，AIを用いて開発された画像再構成技術や検査の自動化技術が実装されるようになり，将来的にはすべての装置にこれらの技術が搭載されることが予想される。放射線治療装置でも，常に位置や形状が変化する臓器に対してAIにより最適な照射ができる適応放射線治療が可能となった。また，内視鏡装置や超音波診断装置のように，撮影・走査で得られたデータをリアルタイムで解析処理して，病変候補を検出することもできるようになってきた。

かつて医療機器開発は，ハードウエア中心の「ものづくり」であった。しかし，AIなどの高機能・高性能な製品を速やかに医療現場に届けることが求められる現在，ソフトウエア中

心の開発の重要性が高まっている。短期間で効率的な開発を行うために，ソフトウエア・デファインドへと移行しているのだ。ソフトウエア・デファインドで開発することにより，ユーザーのニーズに応じて医療機器本体，エッジサーバ，クラウドで，AIソフトウエアを提供できるようになる。そこで，NVIDIAでは，ソフトウエア・デファインドでのAI医療機器を開発できるように，NVIDIA Clara Holoscanを用意した。

超低遅延を実現し，国際標準規格にも対応したNVIDIA Clara Holoscan

NVIDIA Clara Holoscanでは，学習済みモデルやリファレンスアプリケーションといった開発に必要なハードウエア・ソフトウエアをまとめて提供している。その中に，開発者向けキットとして，「Clara AGX 開発者キット」がある。さらに，2023年前半には，「Jetson AGX Orin」モジュールを搭載して高速化を図り即応性に優れたAIアプリケーションを効率的に開発できる，「NVIDIA IGX Orin 開発者キット」の提供を予定している。

この開発者向けキットは，内視鏡装置や超音波診断装置といったリアルタイムでの処理が求められるAI医療機器を開発するために，映像や超音波などの多様なセンサをサポートしている。また，社内検証では4K解像度で240Hz（240fps）という高リフレッシュレートの映像ストリームの画像処理を10ミリ秒以内という超低遅延で実現している。加えて，AIの画像認識も50ミリ秒以内という優れた即

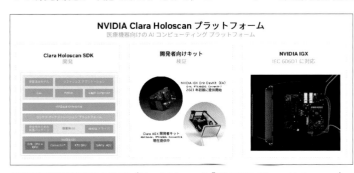

AI医療機器開発のためのプラットフォーム「NVIDIA Clara Holoscan」

〈0913-8919/23/¥300/論文/JCOPY〉

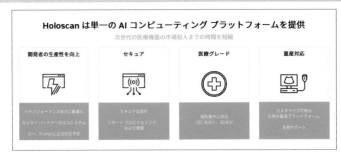

NVIDIA Clara Holoscan は AI 医療機器開発の課題を解決

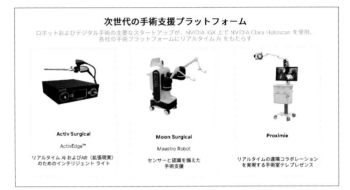

手術支援ロボットや遠隔医療システムにも AI を実装可能に

応性の高さを特長としている。

一方で,国際規格である IEC 60601(医用電気機器の安全規格),IEC 62304(医療機器ソフトウエアのライフサイクルプロセス規格)にも対応。医療機器を長期利用できるように,ハードウエアの安定稼働とソフトウエアのサポートを可能にしている。

手術支援ロボットや遠隔医療システムの開発にも対応

2022年11月の時点で,全世界で70以上の医療機器メーカーが NVIDIA Clara Holoscan に基づいた評価,検証,あるいは製品開発を行っている。医療機器メーカーにとっては,NVIDIA Clara Holoscan によって AI 医療機器開発の生産性が向上し,上市までの時間を短縮できる。加えて,国際規格に準拠した製品開発が容易になるほか,カスタマイズや量産にも対応しやすいというメリットも得られる。

さらに,検査・診断用途だけでなく,手術支援ロボットや遠隔医療システムの開発にも,NVIDIA Clara Holoscan の活用が広がっている。米国の Activ Surgical は,拡張現実(AR)を用いてリアルタイムで血流などの情報をオーバーレイし手技の安全性を高める手術

支援システム「ActivSight」を開発した。また,フランスの Moon Surgical は,手術支援ロボット「Maestro」の開発に NVIDIA Clara Holoscan を用いることで,開発期間を6か月短縮。2022年12月には米国食品医薬品局(FDA)の510(k)クリアランスを受けた。ほかにも,英国の Proximie は,リアルタイムで手技のコンサルティングを行える遠隔手術支援システムの開発を行っている。

医療におけるデジタルツインの開発も視野に

さらに,今後医療への応用が見込まれるデジタルツインやメタバースにも,NVIDIA Clara Holoscan の活用の場が広がろうとしている。デジタルツインを構築するためのプラットフォームである「NVIDIA Omniverse」と組み合わせることで AI 医療機器の開発も行える。

例えば,仮想環境において手術室を構築し,ヒトの体内を3Dモデル化して,リアルタイムの物理シミュレーションに基づき鉗子の操作に合わせて臓器を変形させるといった手術シミュレーションも取り組まれている。今後,NVIDIA Clara Holoscan を用いたデジタルツインの技術が,医療にイノベーションをもたらすかもしれない。

MONAI と NVIDIA Clara Holoscan の連携にも期待

医療機器の開発に当たっては,医用画像 AI も重要である。NVIDIA は2019年に,「PyTorch」をベースにした機械学習のためのライブラリであるオープンソースフレームワークの MONAI(Medical Open Network for AI)のコミュニティ創設に参加。以降さまざまな機能モジュー

ルの開発や最新 AI モデルの実装,GPU 環境への最適化など,ソフトウエアの実装面で中心的な役割を担っている。現在では,欧米諸国における医用画像 AI の研究開発において,MONAI はデファクトスタンダードになりつつあり,多くの医療機関,医療機器メーカーなどが採用している。

NVIDIA は,2022年11月27日〜12月1日に開催された第108回北米放射線学会(RSNA 2022)の期間中に,英国の National Health Service(NHS)が中心となって推進しており,フロントエンドを含めた診断支援アプリケーション配備環境を提供する「AI Deployment Engine(AIDE)」の開発にも貢献し,4病院で稼働したと発表した。さらに,同じく RSNA 2022期間中には,「MONAI Deploy」の新機能として,「MONAI Application Package(MAP)」が加わったこともアナウンスした。MAP は開発した AI アプリケーションをパッケージ化。日常診療のワークフローに組み込むことが可能となり,ユーザーが容易に利用できるようにする。

NVIDIA では,今後,MONAI と NVIDIA Clara Holoscan との連携を想定している。MONAI で開発した AI アプリケーションを,NVIDIA Clara Holoscan を搭載した医療機器にシームレスに実装することも可能になるだろう。

医療 DX 実現に向け求められる AI 医療機器の効率的な開発

新興感染症や超高齢社会,生産年齢人口の減少など,日本の医療は数々の課題を抱えている。これらの課題を解決するためにデジタルトランスフォーメーション(DX)が推進されており,AI 医療機器の活用に期待が高まっている。それだけに,効率的な開発を行い,いち早く臨床の場に届けることが求められている。NVIDIA Clara Holoscan がより多くの開発者に活用されることを期待したい。

ニュースレター登録

ニュースレターの内容は,NVIDIA のヘルスケア関連の最新情報,日本の事例や開催予定イベント案内などがある。

国内学会
セミナー報告

第50回日本磁気共鳴医学会大会ランチョンセミナー1

The next stage of Canon MRI

開　催：2022年9月9日（金）　座　長：丹羽　徹（東海大学医学部専門診療学系画像診断学）
（キヤノンメディカルシステムズ株式会社共催）

講演1 Vantage Centurianで広がる躯幹部検査の可能性

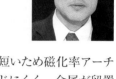

大田　英揮　東北大学大学院医学系研究科先進MRI共同研究講座／同大学病院放射線診断科

キヤノンメディカルシステムズ社製3T MRI「Vantage Centurian」は，最大傾斜磁場強度（Gmax）100mT/mのハイパワーなグラディエントシステムと，Deep Learning Reconstruction（DLR）である「Advanced intelligent Clear-IQ Engine（AiCE）」が搭載された高性能な装置である。本講演では，これらの強みを生かした躯幹部検査の可能性について報告する。

Vantage Centurianにおける画質改善技術

Gmax 100mT/mの効果として，single shot EPIの拡散強調画像（DWI）では，b = 10000s/mm^{2}という非常に高いb値においても，歪みが少なくSNRの良好な画像を日常的に取得可能となる。また，新しいDWI再構成技術である「Reverse encoding Distortion Correction（RDC）DWI」が搭載された。RDC DWIは，forwardとreversesのb0画像からシフトマップを推定し，その値を初期値としてforwardとreversesの各MPG画像から同様にシフトマップを推定することで，B0不均一

とMPGパルスによる渦から生じる歪みを補正する技術である。これにより，例えば高b値の画像をT2強調画像と高精度にフュージョンすることも可能となる（図1）。

AiCEは，臓器の輪郭や病変の辺縁の情報を失うことなくノイズだけを効果的に除去することができる。加算回数1回の画像にAiCEを併用することで，再構成に要する時間を延長することなく加算回数10回に匹敵する高画質の取得が可能なほか，画質向上と撮像時間短縮のどちらかに特化させることもできる。また，AiCEはどの撮像法にも適用可能である。

躯幹部検査への新たな活用

1. UTE Time-SLIP

血管内治療によって金属コイルが留置された症例では，CTによる局所の評価が困難である。そこで当院では，MRIにてultra short TE（UTE）とTime-SLIP法を組み合わせた「UTE Time-SLIP」を試みてい

る。TEが非常に短いため磁化率アーチファクトなどが生じにくく，金属が留置された部位にも応用可能と考える。

図2，3は，右腎動脈瘤に対するコイル塞栓術後の症例である。T2強調画像（図2a）で描出できないコイル充填部の動脈瘤内の残存血流が，UTE Time-SLIP（c）ではbSSFP Time-SLIP（b）と比較してより明瞭に描出されている[1]。また，UTE Time-SLIPに特有のストリークアーチファクトは，AiCEを適用（W.I.P）することで抑制され，描出能が向上する（図3）。

2. Fast 3Dモード

「Fast 3Dモード」は，k-spaceの充填方法を工夫することで3D撮像を高速

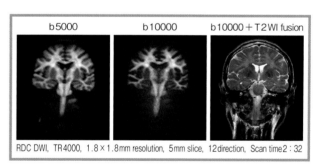

図1　ボランティアにおける高b値RDC DWI
single-shot EPI，冠状断像

RDC DWI, TR4000, 1.8×1.8mm resolution, 5mm slice, 12 direction, Scan time 2：32

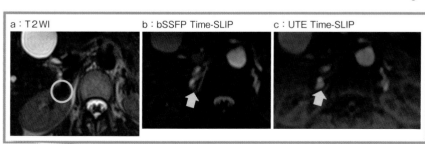

図2　UTE Time-SLIPによる金属コイル充填部の評価

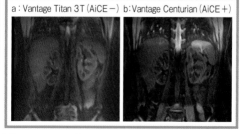

図3　AiCEによるUTE Time-SLIPのストリークアーチファクトの抑制

〈0913-8919/23/¥300/論文/JCOPY〉

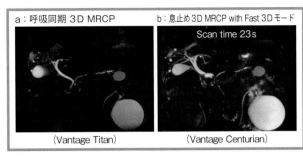

a：呼吸同期 3D MRCP　　b：息止め3D MRCP with Fast 3Dモード

Scan time 23s

（Vantage Titan）　　（Vantage Centurian）

図4　Fast 3Dモードによる息止め3D MRCP

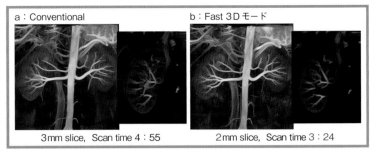

a：Conventional　　b：Fast 3Dモード

3mm slice, Scan time 4：55　　2mm slice, Scan time 3：24

図5　bSSFP Time-SLIP MRAへのFast 3Dモードの適用

化する技術であり、「Fast 3D Multiple」と「Fast 3D Wheel」の2種類がある。通常の撮像法（Cartesian scan）では1TRごとに1列ずつ信号収集を行うのに対し、Fast 3D Multipleでは1TRごとに2列ずつジグザグに信号収集を行うことで、撮像時間を従来の2/3あるいは1/2に短縮する。また、Fast 3D Wheelでは、k-space中心部から車軸状にジグザグに信号収集を行うことで、撮像時間を最大1/2に短縮する。

ボランティアを対象に、従来法とFast 3D Wheel＋AiCEによる冠動脈MRAを比較したところ、Fast 3D Wheel＋AiCEでは撮像時間を約1/4に短縮しても、従来法と遜色のない画質が得られ、かつ主要な血管においてはコントラストも問題ないという結果であった。

図4は、IgG4関連疾患のフォローアップ症例である。当院では従来、3D MRCPは呼吸同期撮像を行っていたが、Fast 3Dモードを用いた撮像では20秒程度の息止めで良好な画像が得られ（図4 b）、脈管や膵管、胆管の描出能も従来法と同等、あるいはそれ以上であった。なお、Fast 3Dモードにおける息止め時間について検討したところ、約15秒の息止めが可能であれば、その後は多少の体動があっても比較的良好な画像が取得可能であった。

Fast 3Dモードは、bSSFP Time-SLIPのMRAにも応用可能である。撮像時間を短縮し、かつスライス厚を薄くすることもできる（図5）。

3. mASTAR

臨床応用については検討段階であるが、非造影4D MRAについて述べる。これは、mASTARを用いて、ラベリング後に時間をおいて複数のフェーズを撮像することで、擬似的にダイナミックな画像を得る手法である。

実際に、右腎動脈起始部に狭窄のある腎血管性高血圧症の症例にmASTARを適用したところ、左腎動脈の方が早期に描出され、右腎動脈の血流遅延が視覚的にとらえられた。

腹部ダイナミックMRIの新しい取り組み

1. Dynamic DLR（W.I.P.）

フォンタン術後症例に合併するフォンタン関連肝疾患（FALD）や肝硬変、高齢の患者など、MR撮像時の息止めが困難な患者に対する腹部ダイナミックMRIとして、stack-of-starsが注目されている。stack-of-starsでは、自由呼吸下での腹部画像の取得や、時間分解能を比較的高めて広範囲を撮像可能であり、view sharing（VS）やcompressed sensing（CS）を適用することで、画質や時間分解能の改善を図ることもできる。

さらに、新たな試みとして、DLRを適用したstack-of-stars再構成（Dynamic DLR）を提案している。Dynamic DLRでは、スポーク数の異なるさまざまな時間分解能の画像を用いて機械学習を行うことで、時間分解能と画質を両立した再構成を行うことが可能となる。

Dynamic DLRについて、VSを併用した再構成と比較した。症例画像の比較において、VSなし（No-VS）では高ノイズな画像となるが、VS5（5倍の信号データを用いたVSありの再構成）ではやや画質の改善した画像が得られる。Dynamic DLRでは明らかにノイズが低減した。また、定量評価として、各再構成法について肝実質と大動脈にROIを設定したtime intensity curve（TIC）を比較したところ、Dynamic DLRは、グラフの立ち上がりの傾きが急峻で乱れ

もなく、VS5よりも良好であった。time to peak（TTP）やpeak enhancement（PE）ratio、SNR、standard error（SE）of the washout curveの結果もDynamic DLRが最も良好であり、定性評価においてもDynamic DLRの画質や血管描出が最も優れていた。

次に、CSを併用した再構成とDynamic DLRを比較した。その結果、Dynamic DLRの方がSNRが高く、TICの立ち上がりも良好であった。

2. 動脈相自動検出法の開発（W.I.P.）

Dynamic DLRでは、自由呼吸下での多時相のダイナミック撮像が可能であるが、多数の画像が取得されるため、現在、Deep Learningを用いて動脈相を自動的に検出するアルゴリズムを開発中である。本法による動脈相の検出精度を、さまざまな再構成法で得られた画像について検証したところ、どの再構成法でも良好に動脈相の自動検出が可能であった。

まとめ

Vantage Centurianは、Gmax 100mT/mやAiCE、RDC DWI、Fast 3Dモードなどによって、躯幹部検査におけるさまざまな課題を解決し、良好な画像の取得が可能である。今後は腹部ダイナミックMRIにおいて、Dynamic DLRや動脈相自動検出法など、新技術の開発と臨床応用が期待される。

●参考文献
1) Mori, R., Ota, H., et al., *J. Magn. Reson. Imaging*, 53（6）：1926-1937, 2021.

大田　英揮
Ota Hideki

2000年　東北大学医学部卒業。University Washington, Michigan State Universityなどを経て、2009年～東北大学病院放射線診断科助教。2018年～同大学大学院医学系研究科先進MRI共同研究講座／同大学病院放射線診断科准教授。

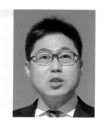

講演2 Deep Learning Reconstruction の新たな展開

桐生　茂　国際医療福祉大学放射線医学講座

本講演では，Deep Learning Reconstruction (DLR) の概要やクリニカルアプリケーションについて述べた上で，DLRの新たな展開として，DLRで顕在化する課題（アーチファクト）と，その解決策であるIterative Motion Correction (IMC) について報告する。

DLRの概要

人工知能（AI）の技術は近年，急速に進歩しており，MRIの撮像においてはDeep Learning (DL) を用いた画像再構成 (DLR) が実臨床で用いられている。DLRは，画像再構成の過程のどの部分にDLを適用するかによって，image domain，k-space domain，complex image domain などに分類される。キヤノンメディカルシステムズのDLRである「Advanced intelligent Clear-IQ Engine (AiCE)」は，complex image domainで，フーリエ変換後の複素数画像を対象としたSNR向上技術である。AiCEでは，低周波成分を学習ネットワークから除外して高周波成分のみを学習させることで，コントラストを維持したまま効率の良いノイズ除去 (denoise) が可能となる。

DLRの応用としては，denoiseのほか，high resolution 化，parallel imaging (PI) やcompressed sensing (CS) への適用，auto map，motion correction などが報告されている。以下では，AiCEによるdenoiseや新しいhigh resolution 技術，motion correction 技術について，国際医療福祉大学成田病院（当院）で

の研究なども踏まえて報告する。

AiCEによるdenoiseの研究

当院では，現在稼働している4台のキヤノンメディカルシステムズ社製MRIのすべてにAiCEが搭載されており，臨床研究に活用している。AiCEを用いたdenoiseによって画像のSNRが向上するため，その高いSNRを解剖学的構造の描出能の向上や，撮像時間の短縮，1.5Tの画像にAiCEを適用することで3T相当の画像を取得する，などに応用することができる。

当院にて，1.5T MRIにAiCEを適用して評価したところ，微細な血管などの正常解剖構造の描出が良好となった[1]。

また，頭部のT2強調画像，FLAIR，拡散強調画像 (DWI) について，3T，1.5T，1.5T + AiCEの画像を比較したところ，1.5T + AiCEは3Tと同等の画質であった。なかでもDWIの1.5T + AiCEの画像では，3Tの画像で見られる磁化率アーチファクトを抑制しつつ，3T相当の高いSNRが得られていた[2]。

呼吸同期MRCPと短時間撮像の呼吸停止下MRCP + AiCEを比較した研究では，呼吸停止によって低下した画質がAiCEによって改善されることが定性的に示された[3]。denoiseによって得られたSNRを撮像時間短縮に生かした例である。

膝の1.5T MRIにAiCEを適用し3Tの画像と比較した研究では，1.5T + AiCEの方がノイズが少なく，3T相当の高いSNRが得られ，半月板や靭帯，軟骨などの構造が明瞭となった[4]。

さらに，加算回数を減らして撮像時間を短縮したwhole body DWIにAiCEを適用した研究では，加算回数を8回 (8NEX) から2回 (2NEX) に減らして撮像時間を短縮しても，8NEXの画像と比較して2NEX + AiCEの方がリンパ節のCNRが向上していた。一方で，ADCの定量測定値にほぼ変化は見られなかったことなどを報告した[5]。

DLによる high resolution 技術の開発

キヤノンメディカルシステムズでは現在，短時間で撮像した低解像度の画像にDLRを適用することで高分解能化する，high resolution DLR (W.I.P.) の開発が進められている。

図1は実際の画像である。cは元画像 (a) にhigh resolution DLRを適用して高分解能化を図ったのに対し，bではマトリックスを元画像 (a) の半分に下げて撮像時間を短縮し，そこにhigh resolution DLRを適用して分解能を向上している。これにより，元画像の約半分の撮像時間でも，より明瞭な画像の取得が可能となる。

DLによるIMCの開発

AiCEを元画像に適用することでガウシアンノイズが低減されるものの，背景に埋もれていたモーションアーチファクトが明瞭となってしまうことが，AiCEの一つの課題となっている。キヤノンメディカルシステムズでは，このモーションアーチファクトへの対策として，IMCを用いたアプロー

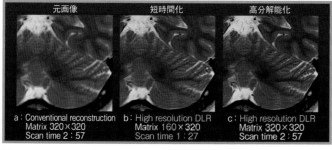

a : Conventional reconstruction Matrix 320×320 Scan time 2 : 57
b : High resolution DLR Matrix 160×320 Scan time 1 : 27
c : High resolution DLR Matrix 320×320 Scan time 2 : 57

図1　High resolution DLR の画像例 (W.I.P.)

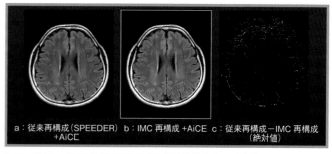

a : 従来再構成 (SPEEDER)　b : IMC再構成 +AiCE　c : 従来再構成−IMC再構成
+AiCE　　　　　　　　　　　　　　　　　　　　　　　　（絶対値）

図2　IMC：剛体の動き補正（動きの見られない症例）

〈0913-8919/23/￥300/論文/JCOPY〉

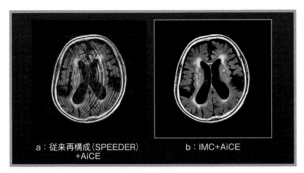

図3 IMC：剛体の動き補正（動きのある症例）

a：従来再構成（SPEEDER）+AiCE　　b：IMC+AiCE

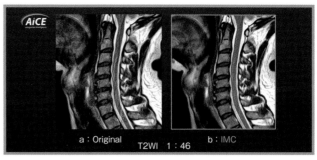

a：Original　T2WI　1：46　　b：IMC

図4 IMC：剛体＋非剛体の動き補正（頸椎）

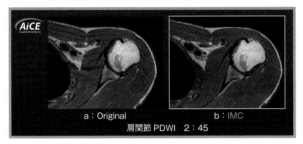

a：Original　肩関節PDWI　2：45　　b：IMC

図5 IMC：剛体＋非剛体の動き補正（肩）

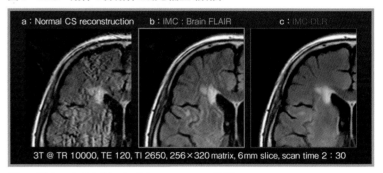

a：Normal CS reconstruction　b：IMC：Brain FLAIR　c：IMC-DLR

3T @ TR 10000, TE 120, TI 2650, 256×320 matrix, 6mm slice, scan time 2：30

図6 動きのある症例におけるIMC-DLRの効果（W.I.P.）

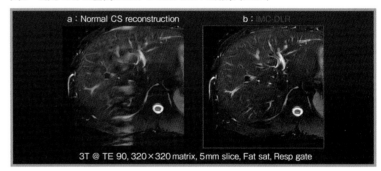

a：Normal CS reconstruction　b：IMC-DLR

3T @ TE 90, 320×320 matrix, 5mm slice, Fat sat, Resp gate

図7 腹部の脂肪抑制T2強調画像におけるIMC-DLRの効果（W.I.P.）

チが製品化されている。一般的な体動補正法（JET法）では撮像時にradial収集を行う必要があるほか，コントラストが通常の撮像と異なる，ストリークアーチファクトが発生するなどの課題がある。一方，IMCでは，Cartesian収集したデータに対して再構成のみで体動補正が可能であり，コントラストが変化しないという利点がある。

現在，キヤノンメディカルシステムズでは，「剛体の動き」を補正する技術と，「剛体＋非剛体の動き」を補正する技術の2つのIMCが製品化されている。

1. 剛体の動き補正技術

剛体の動き補正は，CG-SENSEとiterative再構成を組み合わせた技術である。

図2は当院で撮像した動きの見られない症例であるが，従来再構成＋AiCE（a）とIMC＋AiCE（b）を差分するとnullに近い画像となり（c），IMC＋AiCEによって画像はほぼ変化しないことがわかる。

図3は動きのある症例であるが，従来再構成＋AiCE（a）と比較し，IMC＋AiCE（b）では体動が補正されているのが一目瞭然である。本症例ではすべての断面において，IMC＋AiCEにより良好に体動が補正されていた。

2. 剛体＋非剛体の動き補正技術

剛体＋非剛体の動き補正は，Navigatorとsynthetic k-spaceを用いて剛体と非剛体の収集を行う技術である。

図4は頸椎の画像である。喉の動きは剛体補正では十分な補正が難しいが，

IMCの非剛体補正（b）では良好に補正されている。

図5は肩の画像である。肩も撮像時に痛みなどで動きが生じやすいが，IMCの非剛体補正（b）にてモーションアーチファクトが補正されている。

3. IMC-DLR（W.I.P.）

上記の2種類のIMC技術でも除去できないアーチファクトに対し，DLを組み込んだ体動補正技術（IMC-DLR）の開発が進められている。CS再構成を活用し，動きの成分のみをDLRで処理することで体動補正を行う。

図6は動きのある症例であるが，IMCの剛体の動き補正（b）で残存するモーションアーチファクトが，IMC-DLR（c）ではきわめて良好に補正されている。

図7は腹部の脂肪抑制T2強調画像であるが，やはりIMC-DLR（b）ではモーションアーチファクトがきわめて良好に補正されている。

まとめ

DLはさまざまな新技術への活用が進められており，今後のさらなる発展が期待される。

●参考文献
1）Yasaka, K., et al., *Jpn. J. Radiol.*, 40（5）：476-483, 2022.
2）Tajima, T., et al., *Clinical Radiology*, （Accepted）.
3）Tajima, T., et al., *Eur. J. Radiol.*, 144：109994, 2021.
4）Akai, H., et al., *Magn. Reson. Med. Sci.*, 2022（Epub ahead of print）.
5）Tajima, T., et al., *Magn. Reson. Imaging*, 92：169-179, 2022.

桐生　茂
Kiryu Shigeru

1994年　山梨医科大学医学部卒業。東京大学医学部附属病院放射線科入局。米国ハーバード大学ベスイスラエルディーコネスメディカルセンター留学などを経て，2010年　東京大学医学研究所附属病院放射線科准教授。2018年〜国際医療福祉大学放射線医学講座主任教授。2020年〜同大学成田病院放射線科部長，国際遠隔放射線診断センター長を兼任。2022年〜同大学成田病院副院長

血管撮影領域における X線撮影装置の保守管理

粟井　一夫　榊原記念財団旧病院開発準備室顧問
（前・日本心臓血圧研究振興会附属榊原記念病院放射線科副部長）

患者は高品質の医療サービスを求めて医療機関を受診します。そのため，医療従事者は求められている質の高い医療を提供できるように，設備や医療機器などを整備しておく必要があります。担当者が日常業務において実施している機器の性能保持，機械的・電気的な安全性の保持，放射線被ばくに対する防護の最適化などの管理はその中に含まれるものです。

1920年以前のX線撮影装置は，X線管が遮蔽されておらず，高電圧リード線が露出したままの状態で使用されていましたから，放射線機器の安全管理は，X線と高電圧に対する防護が主な内容でした。その後，X線管が保持容器に収納されるとともに，リード線が絶縁体と保護被覆で覆われた高電圧ケーブルに置き換えられた防電撃・防X線措置が施されたX線撮影装置が登場してからは現在のような装置の保守管理に目が向けられるようになりました。

X線撮影装置は高電圧大電流から弱電までが混在した機器で，従来は単独で使用されるのが普通でした。しかし，近年は複雑かつ多様化した医療技術に対応するため，いくつかの機器を組み合わせて使用することが多くなり，それらを同時に監視，管理することが困難な状況になってきました。例えば，血管撮影装置ではさまざまな機器が複合的に同時使用されるため，機器個々の管理だけでは不十分で，総合システムとして安全性を管理する体制が求められます。このような状況にもかかわらず，放射線診療機器は家電製品や自動車のように工場で完全に組み立てられた状態で出荷されることは少なく，いまだに多くの機器が使用される施設において組み立てられています。

このような状況において，X線撮影装置の安全を担保することを目的とした保守管理のためのさまざまな装置点検が実施されてきました。また，医療機器の品質，有効性，安全性の確保を目的とした法令も整備されてきました。今回は，そのような中から血管撮影装置の保守管理に使用されていた機器に関するお話をします。なお，今話ではX線撮影装置で使用されているX線フィルムの品質管理についてもお話しします。

保守管理が必要な理由

現在のX線撮影装置では，管電圧，管電流および照射時間をあらかじめ照射前に設定するプリセット方式が採用されています。この方法は，事前に照射条件が判明しているという利点がある半面，フィードバック制御されている装置はほとんどないため，設定した条件と実際の動作値が等しい保証はありません。したがって，装置設置時に各照射条件の指示値を校正するとともに，定期的に確認して精度を維持する必要があります。

保守管理は，装置設置時の受け入れ試験データが起点となり，定期点検，始業/終業点検につながっていくトレーサビリティ的な作業と，突発的な故障への対応に分けられます。ある程度の時間を割ける定期点検はともかくとして，日常的に行う始業/終業点検は短時間で済ませる工夫が必要です。

保守点検の変遷

1. 侵襲的な作業

図1に，筆者が国立循環器病センター（現・国立循環器病研究センター）に入職したころのX線撮影装置が故障した時の修理手順を示します。まず，故障の原因と思われるユニットが収納されているキャビネット（図1 a）を開けるとともに，ユニットが表示されている電気回路図を取り出し（b），想定される故障箇所を選択してオシロスコープやテスターなどの測定器を接続し（c），波形や数値を計測して（d）装置の異常箇所を抽出し，復旧作業を行います。血管撮影装置は動きの速い臓器や血流を画像化する必要があるため，単位時間あたりに大出力

X線を照射できる三相多層整流方式の装置が使用されており，1970年代からは高電圧テトロード制御の定電圧形X線高電圧装置が登場し，撮影精度が向上しました。テトロード管（図2）は，高電圧スイッチング素子だけでなく高電圧制御素子としても使用されており，安定した高電圧X線を得るために有用な素子でしたが，構造は高耐圧の真空管であるため耐用年数や突発的な破損による交換が生じていました。図3はテトロード管を収納しているユニットですが，テトロード管は長時間使用すると発熱で高温になるため，冷却を目的とした油浸構造になっています。そのため，この当時の修理は侵襲度の高い作業となり，長時間を要しました。その後，高電圧発生装置がインバータ式になると，このような侵襲度の高い作業は減少するとも

〈0913-8919/23/¥300/論文/JCOPY〉

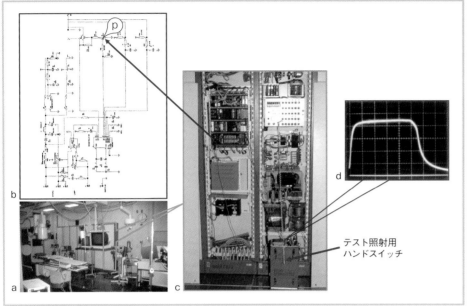

図1　X線撮影装置の修理手順の一例
a：X線撮影装置とキャビネット
b：修理対象部分の電気回路図
c：キャビネットを開けてオシロスコープを接続しているところ
d：オシロスコープで計測された波形

テスト照射用
ハンドスイッチ

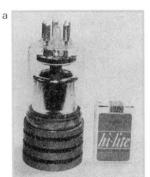
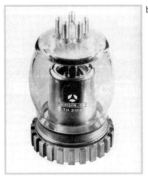

図2　テトロード管
a：型番不詳（Toshiba：現・Canon）
b：TH5186（TOMSON-CFS：仏）
（a：文献1）より許可を得て転載，b：カタログより抜粋）

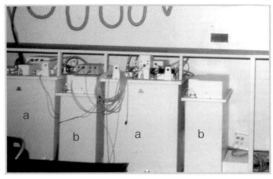

図3　KXO-2050 X線高電圧制御ユニット（Toshiba：現・Canon）
a：高電圧制御用テトロードタンク
b：パルス透視用アダプタ（高電圧波尾切断用テトロードユニット）PFA-01A
（上記以外に高電圧トランスユニットがあります）

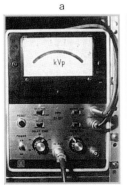
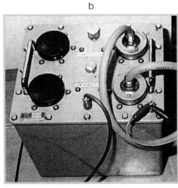
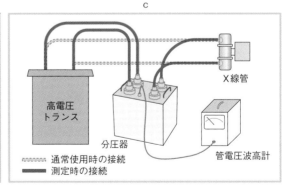

高電圧
トランス

分圧器

X線管

管電圧波高計

〰〰〰　通常使用時の接続
━━━　測定時の接続

図4　管電圧波高計と高電圧ケーブルの接続方法
a：管電圧波高計　b：分圧器　c：接続方法
（文献2）より許可を得て転載）

に，作業時間も短縮されるようになりました。

　臨床現場の担当者は，装置故障による検査の中断や中止および延期をできるだけ少なくするため，日常の始業／終業点検や定期点検を実施していますが，このころはユーザーが点検に使用できる測定器などの機器は限られていました。そのような中，**図4**は私たちが使用できる数少ない機器の一つで，X線撮影装置の管電圧波高値を直接測定するものです。オシロスコープを接続すると管電圧波形や照射時間を観察することもできましたが，高電圧ケーブルを取り外す（**図4 c**）などの作業が必要なため，装置

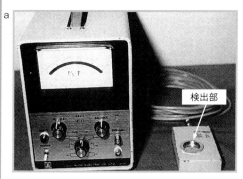
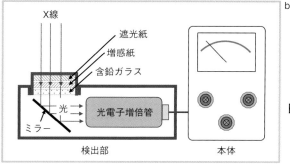

図5　蛍光量計と構造
a：蛍光量計
b：構造
（a：文献2）より許可を得て
転載）

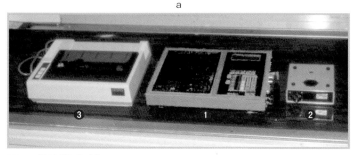
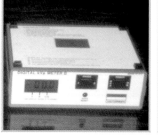
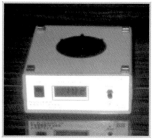

図6　非接触型測定器
　a：X線出力アナライザ NERO 6000（Victoreen）　　　b：DIGITAL kVp METER Ⅱ MODEL 07-473（Victoreen）
　　❶本体　❷検出器　❸プリンタ　　　　　　　　　　c：RAD-CHECK X線量計 MODEL 06-525（Victoreen）

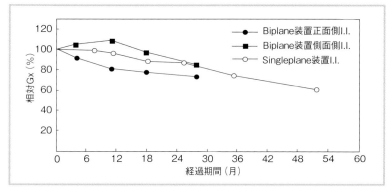

図7　I.I.の相対Gx値比較（I.I.：東芝RTP9204FD-G3）
　　（文献3）より許可を得て転載）

に侵襲が加わり，測定に手間と時間を要していました。

2．非接触な測定の可能性

　図5に示す蛍光量計は1970年ごろに開発された測定器で，フィルムを現像しないと得られなかった写真濃度を蛍光量値から把握することができました。また，オシロスコープを接続すれば，間接的に高電圧波形や撮影時間を観察することも可能でした。この測定器の特徴は，装置に非接触で安全に測定を行えることです。管電圧，管電流の測定は不可能ですが，蛍光強度波形を分析することで，装置の異常を発見することもできました。このように，非接触で測定が行えるこの測定器は，臨床現場における日常のX線撮影装置管理用機器の

方向性を示すものでしたが，測定値が国際単位系（International System of Units：SI）の枠組みに含まれていないこともあり，残念ながらこれ以上発展することはありませんでした。

3．非接触型測定器の登場

　1981年に，X線撮影装置に直接接続することなく管電圧や管電流，照射時間などを測定できる非接触型測定器が発売されました（図6 a）。これまでの測定器が装置に接続しないと測れなかったり，単一項目の測定しかできなかったのに対して，この測定器は，管電圧，照射時間，線量，半価層，出力波形という多項目を，非接触かつ高精度で測定できるものでした。
　図6 bの管電圧計は60〜120kVの管

電圧，図6 cは0〜1.999Rまでの線量が非接触測定できるものです。それぞれ単一機能ではあるものの，図6 aの測定器と同等の精度を有するだけでなく，安価なため臨床現場で入手しやすく使い勝手の良い測定器でした。

4．経年劣化する機器への対応

　1952年にImage Intensifier（I.I.）が製品化されてから，心血管撮影技術が急速に発展しました。I.I.は，臓器や血流を動画で観察するためには必須の機器ですが，使用するにつれて輝度が低下して変換係数（Gx）が低下するという特性を持っています（図7）。輝度低下には，長期間の保管による自然的な低下と，使用により生じる疲労低下があります。疲労低下は，出力蛍光体の焼け，出力ガラス基板の透明度低下などが原因ですが，低下の程度はI.I.個々の特性や使用状態によって異なり，一律ではありません。I.I.の輝度低下を放置すると患者の被ばく線量増加や画質低下を招くことになるため，臨床現場でI.I.の輝度を把握することが重要となります。I.I.の輝度低下に対しては，光学系の絞りを広げることで線量増加を防止できますが，調整範囲を超える大幅な輝度低下への対策はI.I.の交換しかありません。そのため，ここでもI.I.の輝度を把握することは重要です。

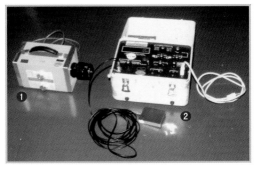

図8　I.I.のGx測定に必要な測定器
❶ 輝度計　❷ 線量計

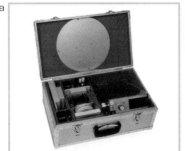
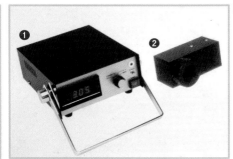
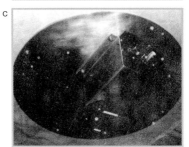
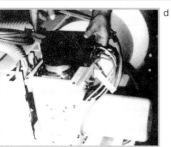
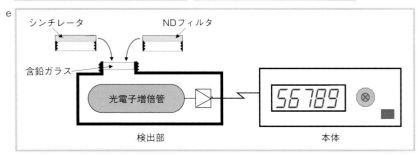

図9　I.I.の相対Gx値を測定する機器 RCFメータ（Toshiba：現・Canon）
　　a：本体・アダプター式
　　b：❶ 本体　❷ 検出器
　　c：I.I.入力側検出器取り付け補助具
　　d：I.I.出力側検出器取り付け補助具（検出器をI.I.の二次側に取り付けたところ）
　　e：構造
　　（c, d：文献3）より許可を得て転載）

I.I.のGx測定は，図8に示すような測定器を使用して行います。しかし，二次側のTVカメラを取り外して出力蛍光面の輝度を直接測るなど，臨床使用する装置で行うのは困難なため，相対的な測定法が取り入れられるようになりました。図9は相対的なGx値を測る測定器で，入射X線量を測る時は検出器の入射口にシンチレータを，出力光量を測る時はNDフィルタ（ニュートラルデンシティフィルタ）を取り付けて使用します。従来，線量計と輝度計が必要だったものが，RCFメータは1つの測定器で入射X線量と出力光量の両方を測ることができます。また，専用の取り付け補助具（図9 c, d）を用いることで簡便かつ精度よく検出器を取り付けられるため，測定に要する労力と時間が大幅に軽減できました。

図10もI.I.の出力光量を測定できる輝度計で，補助具を用いることでX線シネカメラの開口部と同じ光軸に設置することができます。図11 aは，実際に測定しているところですが，図11 bのようにTVモニタの輝度測定にも使用できました。

X線フィルム系の品質管理

X線撮影装置の品質管理とともに，照射されたX線を受光するX線フィルム系の品質管理もX線撮影装置から照射したX線を有効利用するためには重要であり，これらは表裏一体と言えます。

X線フィルムの性能は，コントラスト，解像度（鮮鋭度），ノイズによって決定されますから，使用者はこの3要素を正確に把握する必要があります。この分野での先駆けとなったのはシカゴ大学カート・ロスマン放射線像研究施設で，

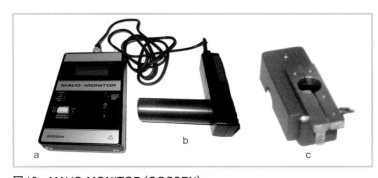

図10　MAVO-MONITOR（GOSSEN）
　　a：本体　b：測定プローブ　c：取り付け補助具

1960年代から専用の測定装置を開発し，先駆的な研究を重ねてきました。図12は，カート・ロスマン放射線像研究施設で開発された装置の一例です。わが国でも，いくつかの施設がカート・ロスマン放射線像研究施設の手法を取り入れて同様の測定装置を開発し，増感紙／フィルムシステムの物理的な解析を行いました。図13は熊本大学，図14は国立循環器病センターで開発した測定装置です。図14の装置は，増感紙／フィルムシステムだけでなく，X線シネフィルムおよびDSAの測定もできるのが特徴でした。

これらのX線フィルム系で培われた画像評価技術は，その後のデジタル撮影技術に応用されて現在まで継承されています。

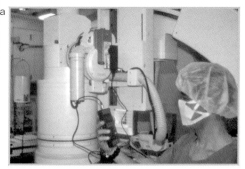
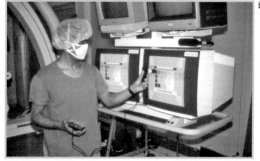

図11　MAVO-MONITOR使用例
　　　a：シネマガジンマウント部に取り
　　　　　付けて，I.I.出力光量を測定し
　　　　　ているところ
　　　b：TVモニタの明るさを測定して
　　　　　いるところ

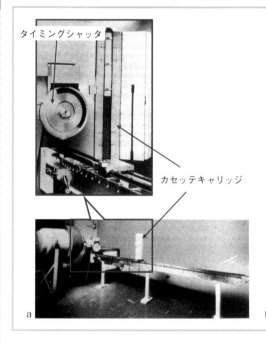
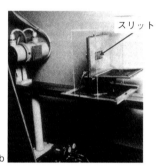

タイミングシャッタ
カセッテキャリッジ
スリット

図12　シカゴ大学カート・ロスマン放射線像研究
　　　施設に設置された放射線画像システムの
　　　基本的画像特性測定装置
　　　a：強度スケールX線センシトメータ
　　　　　点焦点（≒小さな焦点）から照射されるX線は，
　　　　　距離の逆二乗で減衰する性質を利用してフィ
　　　　　ルムに正確な比露光を照射できるようにカセッ
　　　　　テキャリッジが移動（25.4～320cmの範囲
　　　　　を22段階）します。安定した露光を得るため
　　　　　X線は連続して照射され，カセッテキャリッジ
　　　　　移動中にX線がフィルムに照射されないよう，
　　　　　シャッタのタイミングが調整されています。
　　　b：MTF測定用スリット撮影装置
　　　　　スリットは，幅5～10μmで2mm厚のプラ
　　　　　チナ合金が使用されています。スリットにX線
　　　　　が垂直入射するように調整できます。
　　　（文献5）より許可を得て転載）

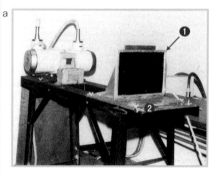
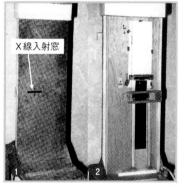

X線入射窓

図13　熊本大学が開発したMTF測定用スリット像撮影
　　　装置とX線センシトメータ
　　　a：MTF測定用スリット像撮影装置
　　　　❶ スリットを組み込んだ真空カセッテ
　　　　　スリット幅10μm，4mm厚のタングステン合金が
　　　　　使用されています。
　　　　❷ アライメント装置
　　　　　スリットにX線が垂直入射するように調整します。
　　　b：強度スケールX線センシトメータ
　　　　❶ カセッテスライダ（X線入射側）
　　　　　X線入射窓：9mm×80mm
　　　　❷ カセッテスライダ裏側（増感紙／フィルム取り付け側）
　　　（a：文献6），b：文献7）より許可を得て転載）

◎

　筆者が国立循環器病センターに入職した当時，X線撮影装置が故障した場合，担当者はメーカに修理を要請するのと並行して，溶断したヒューズや遮断されたブレーカの有無を確認し，切断や遮断箇所を発見した時は，それらを復旧させるとともに装置の動作を点検し，正常に動作する場合は検査を再開していました。図15は，血管撮影装置のキャビネット内に配置されているヒューズユニット

で，担当者は，事前にこのようなヒューズやブレーカの配置場所を把握しておくことで，故障時の稼働停止時間の短縮を図っていました。ただし，ヒューズ溶断やブレーカ遮断となる根本的な原因が究明されていない状況での対症療法であり，いわば"怪我の功名"的なものなので，場合によってはさらに大きな故障が生じる可能性を内包していました。その後，医療安全に関する法令が改正され，病院・診療所に医療機器の安全使用を

確保するための責任者を配置するとともに，安全使用のための研修，情報収集（取扱説明書，添付文書の管理など），保守点検の計画と実施を行うことが義務づけられるなど状況の変化がありました。このようなことから，X線撮影装置に対するメーカとの保守契約締結が一般化していきました。図16は，わが国における血管撮影装置の保守点検実施率と平均買い換え年数を示したものですが，1993年には50％に満たなかった保守点

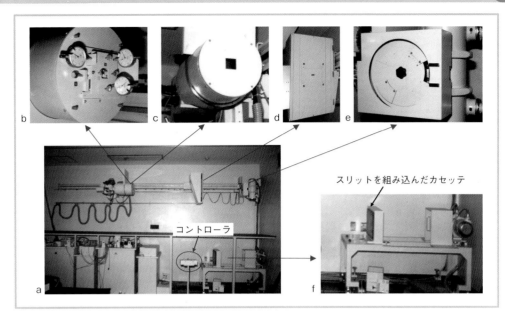

図14　国立循環器病センターが開発した放射線画像システムの基本的画像特性測定装置（Toshiba：現・Canon）
a：装置全容
b：X線シネフィルムMTF測定用スリットユニット
c：X線シネフィルムセンシトメトリー用マスク
d：増感紙／フィルム用カセッテキャリッジ
e：タイミングシャッタ
f：増感紙／フィルム用MTF測定スリット撮影装置

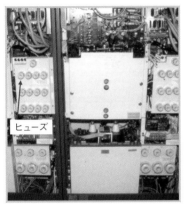

図15　血管撮影装置キャビネット内のヒューズユニット

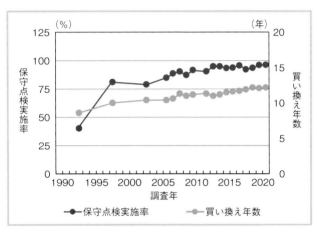

図16　わが国の血管撮影装置における保守点検と買い換えの状況
保守点検実施率は、「メーカとの保守契約」「故障の都度メーカを呼んで点検」「院内で保守点検」の3項目を合計したもので、点検の質までは評価していません。
（文献9）よりデータを引用）

検実施率が，2021年には96.3％と，ほぼ全施設において保守点検が実施されています。一方，装置の使用期間は年々長期化しており，1998年には10年を超え，2008年以降は11年以上，2019年からは12年以上と高止まりの傾向にあり，添付文書に記載されている耐用期間を超えて使用されています。これは，保守点検の実施による装置の延命化が図れた結果ではなく，医療経済の厳しさを裏づけるものと考えるべきです。昨今の世界情勢から，この傾向は今後も進むことが予測されるため，日常の保守点検の重要性がさらに増しています。

　メーカとの保守契約締結率が高くなることは，X線撮影装置の安全性の担保と安定稼働という点では喜ばしいことです。また，自動化された装置制御によって安全性はさらに高まっています。その半面，X線撮影装置を使用してい

る診療放射線技師の装置に対するかかわりが希薄になっているように感じます。平易な表現をすれば，自分たちが使う装置の性能を十分に把握することから保守管理は始まると言っても過言ではありません。いかにシステムが整備されたとしても，最後に判断するのは使用者ですから，保守契約時代における診療放射線技師の"鼎（かなえ）の軽重"が問われていると考えます。

●参考文献
1）渡辺広行，大久保寿男，西尾功作，他：テトロードバルブによる高圧スイッチングX線装置．東芝レビュー，26（2）：145-152, 1971.
2）日本放射線技術学会編：臨床放射線技術実験ハンドブック（上巻）．通商産業研究社，東京，1996.
3）三和秋雄：I.I.の輝度測定について．全国シネ撮影技術研究会誌，1：16-27, 1989.
4）JIS Z 4721:1987 医用X線イメージインテンシファイア
5）日本放射線技術学会画像部会監修：放射線医療技術学叢書（3）放射線画像の特性と測定．日本放射線技術学会出版委員会発行，1988.
6）東田善治，松本政典，洞田貫誠志，他：増感紙-フィルム系のMTF測定のためのスリット像撮影装置の開発．Fuji Medical Forum, 154-155：31-35, 1987.
7）東田善治：増感紙-フィルム系 1. Intensity scale センシトメトリー．INNERVISION, 3（11）：26-30, 1988.
8）粟井一夫，若松孝司，吉岡俊明，他：X線シネフィルムのセンシトメトリー 10. X線シネセンシトメトリー専用装置の開発．日本放射線技術学会雑誌，44（2）：112, 1988.
9）日本画像医療システム工業会編：第19回（2021年度）画像医療システム等の導入状況と安全確保状況に関する調査報告書（概要）．日本画像医療システム工業会発行，2022.
10）日本放射線技術学会専門委員会編：放射線技術QCプログラム．日本放射線技術学会出版委員会発行，1988.
11）佐藤伸雄編：放射線診療における品質管理．医療科学社，東京，1997.

粟井　一夫　（Awai Kazuo）

1979年 新潟大学医療技術短期大学部診療放射線技術学科卒業。同年，国立循環器病センター（現・国立循環器病研究センター）放射線診療部に入職，心臓カテーテル室脳血管部門主任，ガンマナイフ照射室主任（併任）などを歴任。2005年 国立病院機構南京都病院副機構技師長，2008年 国立病院機構福井病院（現・国立病院機構敦賀医療センター）技師長，2011年 公益財団法人日本心臓血圧研究振興会附属榊原記念病院などを経て，2021年4月より公益財団法人榊原記念財団（旧・日本心臓血圧研究振興会）旧病院開発準備室顧問。

愛媛大学とGEヘルスケアジャパン，
乳房MR画像のAI診断支援技術の共同研究を発表

愛媛大学とGEヘルスケア・ジャパン（株）は，乳房MR画像における人工知能（AI）を活用した診断支援技術を共同で研究する。2022年12月6日（火）には愛媛大学（愛媛県東温市）で記者発表会を開催し，研究概要を紹介した。

両者が取り組むのは，1回の撮像で複数のコントラスト画像を得られるSynthetic MRIのデータからradiomics特徴量を用いて，機械学習により腫瘍の良悪性を判定するというもの。Synthetic MRIは，通常のMR撮像と異なり，一度にT1値，T2値といった複数の定量値を得られ，それを基にT1 map画像，T2 map画像

などを作成できる。そこで，今回発表された共同研究では，造影前後にSynthetic MRIを撮像し，T1 map画像，T2 map画像，PD map画像を取得。取得した画像から抽出できる528種類の特徴量から100種類を選択して機械学習を行い，乳がんの良悪性を判定した。研究では，造影前後の各18種類のフィルタと，6種類の機械学習の手法による1944通りの組み合わせから診断能を評価している。この結果，397スライス（良性：94，悪性：303）における評価指標（平均感度×平均特異度）が最も高かったのは，造影前フィルタにbilateral，造影後フィルタ

にcurvature flow，機械学習にNaive Bayesを用いたもので，0.48という結果を得られたという。

記者発表会には，愛媛大学からは，同大学大学院医学系研究科長の山下政克氏，同大学大学院医学系研究科放射線医学講座教授の城戸輝仁氏，同大学医学部附属病院放射線部講師の松田恵氏，同大学大学院医学系研究科医療情報学講座助教の松田卓也氏が出席。GEヘルスケア・ジャパンからは，執行役員アカデミック本部長の松葉香子氏，研究開発部シニアサイエンティストのハック・ハスナイン氏，研究開発部部長の植竹　望氏が参加した。

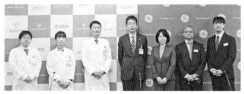

写真左から愛媛大学：松田卓也 氏，松田　恵 氏，城戸輝仁 氏，山下政克 氏，GEヘルスケア・ジャパン：松葉香子 氏，ハック・ハスナイン 氏，植竹　望 氏

問い合わせ先

GEヘルスケア・ジャパン株式会社
コーポレート コミュニケーション
TEL 0120-202-021
https://www.gehealthcare.co.jp

キヤノン，米国に新会社を設立して
PCCTの開発を加速しグローバル事業を強化

キヤノン（株）は，米国において新会社「Canon Healthcare USA, INC.」を設立することを決定し，2022年11月24日（木）に都内で米国を含めたメディカル事業に関する記者説明会を開催した。会見には，キヤノン専務執行役メディカルグループ管掌でキヤノンメディカルシステムズ（株）社長の瀧口登志夫氏，キヤノンメディカルシステムズ取締役上席常務の立崎　寿氏が出席した。

Canon Healthcare USA, INC.は，オハイオ州クリーブランドを本拠地として2023年1月に設立を予定する。アッ

プストリームマーケティングを行う"グローバルマーケティングセンター"を立ち上げ，最先端医療を担う医療機関とのネットワーク構築を通じて共同研究・開発を進め，フォトンカウンティング検出器搭載型X線CT（PCCT）の実用化を加速する。瀧口氏は，「キヤノングループの画像診断装置は，国内市場ではシェア1位だが世界では4位に甘んじている。グローバルでのさらなる成長のためには，米国でのプレゼンス向上が喫緊の課題であり，今回の新会社設立に至った。これまでキヤノンメディカルシステムズに集中していたマーケティング機能の一部を新会社に移管し，われわれがCTで展開してきた"Core 64""Core 320"（心臓CTに関するマルチセンタースタディ）のメソッドを生かして，PCCTの実用化に向けた共同研究の事業を開始して製品

化の加速をめざす」と述べた。

新会社の本拠地が予定されているクリーブランドは，ヘルスケア産業の集積地であり，2019年にキヤノンが買収したQED（Quality Electrodynamics）社の本社と工場がある。新会社の会長に就任予定の藤田浩之氏はQED社の社長を務めている。社長に就任予定の立崎氏は，「今後，3〜5年間で約3億米ドルを新会社に投資して米国でのプレゼンス向上によるグローバル競争力を強化する。その上でPCCTを早期に上市して2025年までにCTのグローバルシェア1位，画像診断装置において米国でのマーケットシェア10％以上（2021年時点で5％）をめざす」と語った。

瀧口登志夫 氏
（キヤノン専務執行役
メディカルグループ管掌）

立崎　寿 氏
（キヤノンメディカルシステムズ
取締役上席常務）

問い合わせ先

キヤノン株式会社
https://global.canon/ja/

富士フイルムメディカル
AI技術を活用して直腸の便有無判別を補助する「直腸観察ガイドplus」搭載のワイヤレス超音波画像診断装置「iViz air Ver.5」を発売

◆ 問い合わせ先
富士フイルムメディカル（株）
マーケティング部
TEL 03-6419-8033

　富士フイルムメディカル（株）は，軽量かつ長時間バッテリーで携帯性に優れたワイヤレス超音波画像診断装置「iViz air Ver.5（リニア／コンベックス）」を2022年12月1日に発売した。iViz air Ver.5コンベックスは，人工知能（AI）技術を用いて開発された「直腸観察ガイドPlus」（便有無判別アシスト機能）を搭載。直腸をスキャン中に便や空虚な直腸を検出してその位置を表示し，直腸診断を補助する。さらに，「便なし」「便あり」「硬便」の典型画像を参考に便性状を評価し，その後の処置方法の選択に役立てられるアノテーション機能と併せて，レポートが容易に作成できる。難しい操作が不要で，経験が浅いスタッフでも簡単に使用できる。さらに，今回の最新バージョンでは，検査履歴画面からUSBメモリにダイレクトに出力できるUSBダイレクト出力機能や，患者との画像共有，ほかの医師やインターンへの超音波手技の教育・トレーニングを目的とした外部モニタ出力機能が新たに搭載された。

EIZO
手術顕微鏡・内視鏡の映像を鮮明に表示可能な3機種の大画面4Kモニタを発売

◆ 問い合わせ先
EIZO（株）
ヘルスケア営業部
TEL 03-5764-3403

　EIZO（株）は，手術顕微鏡・内視鏡の4K映像を表示する54.6型「CuratOR EX5542」，48.5型「CuratOR EX4942」，42.5型「CuratOR EX4342」の大画面モニタ3機種を発売する。手術顕微鏡や内視鏡，手術支援ロボットの4Kカメラ映像を高解像度4K UHD（3840×2160ピクセル）で表示し，発光効率の優れたLEDバックライト搭載パネルを使用して高輝度700cd/m^{2}を実現する。大画面で高い臨場感を実現し，手術室内のチーム全員で共有でき，研修医の教育にも有用である。軽量化やVESA規格対応の取り付け穴ピッチにより，大画面モニタスタンドや天吊りアーム，壁掛け金具を活用して柔軟な設置が可能。入出力端子が豊富で，4K映像の色標準「BT.2020」のエミュレーション（擬似再現）とHDR（PQ方式，HLG方式）対応で映像をリアルに表示する。2映像同時表示で同時モニタリングが可能で，フェイルセーフ機能で安全面にも配慮している。

エルピクセル
大腸ポリープ候補を検出し大腸内視鏡検査を支援する「EIRL Colon Polyp」を発売

◆ 問い合わせ先

エルピクセル（株）
営業本部
TEL 03-6259-1713
E-mail eirl-cs@lpixel.net
https://marketing.eirl.ai/ja/contact/

カイゲンファーマ（株）
営業企画部
TEL 06-6202-8977
E-mail eirl-contact@kaigen-pharma.co.jp
https://www.kaigen-pharma.co.jp/inquiry/mail05/

　エルピクセル（株）は，大腸内視鏡の画像情報（動画）から隆起型および表面型（表面隆起型）の大腸ポリープ候補を検出して矩形で表示し，大腸ポリープ候補検出を支援する「医用画像解析ソフトウェアEIRL Colon Polyp」を2022年12月9日に発売した。初期導入費用を抑えた価格体系で，カイゲンファーマ（株）が総代理店として販売を行う。病変候補検出時のアニメーション表示により，アラートに気づきやすいUIを採用。矩形などの解析結果のみを元映像に重畳して表示し，映像の遅延を防ぎ，メインモニタの1画面で検査動画と解析結果の表示を完結する。医師の好みに合わせてアニメーションの表示時間，矩形の色や太さを設定できる。なお，国立研究開発法人日本医療研究開発機構革新的がん医療実用化研究事業「人工知能技術を用いた大腸内視鏡検査における病変検出・診断支援技術の開発」の支援を受け，東京慈恵会医科大学との共同研究の成果に基づき製品化された。

GEヘルスケア・ジャパン
医療現場でのコミュニケーションのバリアフリーを推進する新アプリケーションを導入

◆ 問い合わせ先
GEヘルスケア・ジャパン（株）
https://www.gehealthcare.co.jp/

　GEヘルスケア・ジャパン（株）は，リモート保守サービスの一環で提供するコミュニケーション・プラットフォーム「OriGEn」に，「バリアフリー」アプリケーション「こえとら」と「DeepL」を追加した。2021年4月のOriGEnサービス展開以降に寄せられた意見を基に立ち上げた「バリアフリー」プロジェクトの第一弾として追加された。こえとらは，国立研究開発法人情報通信研究機構（NICT）の研究開発成果である音声認識技術や音声合成技術を活用し，聴障者と健聴者のスムーズなコミュニケーションを支援するモバイルアプリ。手書き，音声，キーボード入力に対応し，入力方式は簡単に切り替えられる。DeepLは，DeepL GmbH（ドイツ）が開発した高精度の機械翻訳サービスで，検査や診察時の注意事項などを定型文にしてあらかじめ登録すれば，25か国以上の多言語に翻訳発声できる。また，音声入力を随時翻訳でき，検査や診察時のコミュニケーションにも活用できる。

富士通Japan
手術室の稼働率を向上し病院経営を支援する新ソリューションを提供開始

◆ 問い合わせ先
富士通Japan お客様総合センター
TEL 0120-835-554
受付時間：9時〜12時，13時〜17時30分
（土曜日・日曜日・祝日ほか同社指定の休業日を除く）

　富士通Japan（株）は，手術室の稼働率を向上し病院経営を支援するソリューション「Fujitsu リソース最適化エンジン Assignment Master」を開発，300床以上の大中規模病院向けに2022年12月7日より提供を開始した。同ソリューションは，手術室や手術機器，医師や看護師の予定などの制約条件をあらかじめ設定することで，富士通（株）独自開発の最適化エンジンが優先度の高い制約条件を満たすよう調整を行い，手術に必要なリソースを最大限に活用できる手術スケジュールを自動割振ボタンをワンクリックするだけで数十秒で自動作成する。手動で行っていた調整作業の時間を約95％削減，作業負担を軽減して医師や看護師の割り当て重複を未然に防ぐ。また，スタッフの経験値に依存しない割り当て業務の平準化を支援する。さらに，手術室の稼働率向上を実現して病院の経営改善を支援し，良質な医療サービス提供に貢献する。2025年度末までに70医療機関への導入をめざす。

富士フイルムメディカル
LED光源搭載内視鏡システム「ELUXEO」用上部消化管用経鼻スコープ「EG-840N」を発売

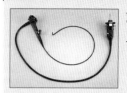

◆ 問い合わせ先
富士フイルムメディカル（株）
マーケティング部
TEL 03-6419-8033

　富士フイルムメディカル（株）は，4色のLED光源を搭載する内視鏡システム「ELUXEO」用上部消化管用経鼻スコープの新ラインアップ「EG-840N」を発売した。従来の経鼻スコープの先端径を維持しつつ，高解像度CMOSセンサを搭載しハイビジョン画質を提供する。また，微細な近接2mmの画質を実現するほか，粘膜表層の微細血管や粘膜の微細構造などを強調表示する「BLI」機能や赤色領域のわずかな色の違いを強調表示する「LCI」機能などの特殊光観察モードにも対応する。高弾発グラデーション軟性部による挿入性向上が期待されるほか，彎曲部の立ち上がり高さや曲がり角度をコンパクトに設計した。先端外径5.8mmの極細径と鉗子口径2.4mmを両立し，検査や処置中の吸引を支援する。上部消化管用内視鏡診断支援ソフトウエア「EW10-EG01」と組み合わせて使用でき，胃腫瘍性病変や食道扁平上皮癌などが疑われる領域をリアルタイムに検出できる。

日本ストライカー
「再製造心腔内超音波カテーテルV（日本ストライカー）」を発売

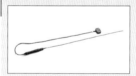

◆ 問い合わせ先
日本ストライカー（株）
https://www.stryker.com/jp/ja

　日本ストライカー（株）は，2022年12月1日に「再製造心腔内超音波カテーテルV（日本ストライカー）」を発売した。同製品は，先端部に超音波を送受信するトランスデューサを内蔵し，心臓などの構造や血流の画像化を行う医療機器。2020年4月に発売した国内初の再製造単回使用医療機器（R-SUD）である「再製造ループ電極カテーテル（日本ストライカー）」に続く国内2製品目のR-SUDとなる。R-SUDは，使用ずみの単回使用医療機器（SUD）を医療機器製造販売業者がその責任の下で適切に収集し，分解，洗浄，部品交換，再組み立て滅菌などの処理を行い，リバースエンジニアリング技術を用いて再使用できるようにした医療機器。欧米では，使用ずみSUDの院内での洗浄・滅菌，再使用による感染防止を目的に，2000年以降，厳しい安全基準を定めて再製造が行われており，日本でも医療の安全性向上を目的に法整備が行われ，2020年に同社から国内初のR-SUDが発売された。

キヤノン
米国に新会社「Canon Healthcare USA, INC.」を設立しメディカル事業を強化

◆ 問い合わせ先
キヤノン（株）
https://global.canon/ja/

　キヤノン（株）は，米国でのメディカル事業の成長を加速するため，オハイオ州クリーブランド市近郊で「Canon Healthcare USA, INC.」を2023年1月（予定）に設立する。キヤノンメディカルシステムズ（株）の本社に集中させていたメディカル事業のマーケティング機能の一部を新会社に移管し，2023年1月に「グローバルマーケティングセンター」を立ち上げ，アップストリームマーケティング（顧客を正確に把握し，ニーズに応えるための製品・サービスを決定する手法）を強化する。まずは，フォトンカウンティング検出器搭載型X線CTの実用化に向けて米国医療機関と共同研究を開始する。また，キヤノンメディカルシステムズの現地法人キヤノンメディカルシステムズUSAの販売・サービスに関する機能の一部を新会社に移設してダウンストリームマーケティング（顧客との最前線でのやり取りを通じて拡販を行う手法）と連携させ，米国の画像診断領域でのシェア向上をめざす。

GEヘルスケアとウィスコンシン大学マディソン校 ディープシリコン検出器を使用した フォトンカウンティングCT技術の米国初の 臨床評価を開始

◆ 問い合わせ先
GEヘルスケア・ジャパン（株）
https://www.gehealthcare.co.jp/

　GEヘルスケアとウィスコンシン大学マディソン校は，同社の
ディープシリコン検出器を用いたフォトンカウンティング技術搭
載CT「フォトンカウンティングCT」（PCCT）プロトタイプを用
いた米国初の臨床評価を開始した。PCCTは，空間分解能とス
ペクトル分解能で同時にブレークスルーを達成し，ケアエリア全
体のイメージングパフォーマンス向上を目標に設計されている。
カロリンスカ医科大学研究所との最初の臨床評価後の約1年間
の研究により，スキャン時間短縮を可能にするより大きな検出器
や冠動脈撮影のために設計された心電図同期撮影機能，動きに
よるブレ抑制のための撮影速度の高速化を開発，実現した。今
回の研究は，がんや循環器，脳神経領域などでの予後改善に役
立つイメージングパフォーマンスの飛躍的向上を目的とし，より
最適な再構成方法や画像表示ワークフロー，詳細な病態や疾患
での臨床的有用性を評価し，技術的フィードバックを提供する。

シーメンスヘルスケア フォトンカウンティングCT 「NAEOTOM Alpha」が岡山大学病院で 稼働開始

◆ 問い合わせ先
シーメンスヘルスケア（株）
https://www.siemens-healthineers.com/jp/

　シーメンスヘルスケア（株）は，フォトンカウンティング検出器
を搭載した次世代CT「NAEOTOM Alpha」の国内4台目が岡山
大学病院に導入され，同装置による診断が2022年12月5日に
開始されたと発表した。西日本ならびに国立大学病院では初の
導入となる。同装置は，Siemens Healthineers AG（ドイツ）と
半導体メーカー（株）アクロラドの研究開発により実用化され，
従来の検出器がX線光子を可視光に変換するのと異なり，各X線
光子とそのエネルギーレベルを直接検出するため，被ばくを低減
しつつ高精細・高分解能な画像を臨床利用できる。応用範囲は
腫瘍や心臓の診断から肺のフォローアップ検査まで幅広く，今回
の導入により同院が力を入れる循環器・小児循環器分野で迅速
に安全な治療を提供する一助となることが期待される。同院は，
国際水準の臨床研究などの中心的役割を担う臨床研究中核病院
や橋渡し研究支援拠点病院として産学官連携事業を推進している。

オリンパス 医療機器分野のスタートアップ企業を対象とした アクセラレーションプログラム「Olympus Asia Pacific Innovation Program」を開始

◆ 問い合わせ先
オリンパス（株）
http://www.olympus.co.jp

　オリンパス（株）は，医療機器・診断・デジタルヘルスのスター
トアップ企業を支援する非営利団体MedTech Innovator Asia
Pacificの協力の下，アクセラレーションプログラム「Olympus
Asia Pacific Innovation Program」を2022年12月5日に開始
した。本プログラムを通じて，診療水準を向上させるための次世
代の革新的ソリューションの支援をめざす。本プログラムでは，
医療機器分野において低侵襲治療や病変の検出，診断，治療に
貢献する革新的な技術を持つスタートアップ企業を対象に，
2023年5〜9月に対面やバーチャルでピッチイベントを2回行
う。最優秀賞受賞者には，同社によるメンターシッププログラム
と賞金7万5000米ドルが授与される。参加基準は，特に消化
器科，呼吸器科，泌尿器科領域のがんや疾患に対する低侵襲治
療や病変の検出，診断，治療における新たな方法の確立に重要
な役割を果たすソリューションを開発しているスタートアップ企業。

厚生労働省 医療機関向けセキュリティ教育支援 ポータルサイトを開設し サイバーセキュリティ対策研修を開始

◆ 問い合わせ先
厚生労働省医政局特定医薬品開発支援・医療情報担当参事官室
TEL 03-5253-1111

　厚生労働省は，2022年12月8日に「医療機関向けセキュリ
ティ教育支援ポータルサイト」（Medical Information Security
Training：MIST）を開設した。医療機関のさらなるサイバーセキュ
リティ対策の強化を図ることを目的に，医療機関の経営層や医療
従事者など階層別のサイバーセキュリティ対策研修を実施するほか，
医療機関内でのサイバーセキュリティ教育に活用できるコンテン
ツ集を掲載する。サイバーセキュリティ研修では，経営者向け，
システム・セキュリティ管理者向け，初学者（職員）向けのオン
ライン研修やeラーニングを用いたカリキュラムを用意し，これら
の教材は期間中何度でも受講できる。また，ランサムウエア感染
やWebサイト改ざんなどのサイバーセキュリティインシデント発
生時の相談・初動対応依頼窓口などを設置する。サイトには，研
修内容やコンテンツ集，講師・技術者リストなどが掲載される。
同ポータルサイトのURLは https://mhlw-training.saj.or.jp/

次号予告 2023年2月号（38巻2号）は1月25日発行です。

インナービジョンなど弊社刊行物のご注文・お申し込みは，インナビネットへ。

http://www.innervision.co.jp

INNERVISION
1月号　第38巻第1号（通巻442号）

令和4年12月25日発行　定価2,500円　年間購読料30,000円（郵便振替　00190-6-53037）

● 発　行　人　古屋敷政幸
● 編　　　集　三橋信宏，水谷高章，岡山典子，田村直美，三浦　翔，庄子祥子
● 制　　　作　坂本淳子，有吉るり子
● 広　　　告　斉藤豪介　●表紙デザイン　石塚亮事務所
● 発　　　行　（株）インナービジョン　〒113-0033　東京都文京区本郷 3-15-1
　　　　　　　TEL 03 (3818) 3502　FAX 03 (3818) 3522　http://www.innervision.co.jp
● 印　　　刷　欧文印刷（株）　　　　　　（禁・無断転載）

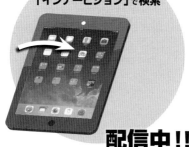
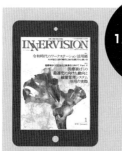